海派中医名家学术思想研究论丛·岳阳名医临证精粹

总主编 郑 莉 周 嘉

凌耀星
内科学术经验集

主　编 吴士延

主　审 凌耀星

U0312064

上海科学技术出版社

图书在版编目(CIP)数据

凌耀星内科学术经验集 / 吴士延主编. —上海：
上海科学技术出版社,2020.1
（岳阳名医临证精粹）
ISBN 978 - 7 - 5478 - 4587 - 5

Ⅰ.①凌… Ⅱ.①吴… Ⅲ.①中医内科学－中医临床
－经验－中国－现代 Ⅳ.①R25

中国版本图书馆 CIP 数据核字(2019)第 200119 号

凌耀星内科学术经验集
主编　吴士延

上海世纪出版(集团)有限公司
上海 科 学 技 术 出 版 社 出版、发行
（上海钦州南路 71 号　邮政编码 200235　www.sstp.cn）
浙江新华印刷技术有限公司印刷
开本 787×1092　1/16　印张 13.75
字数 200 千字
2020 年 1 月第 1 版　2020 年 1 月第 1 次印刷
ISBN 978 - 7 - 5478 - 4587 - 5/R · 1923
定价：48.00 元

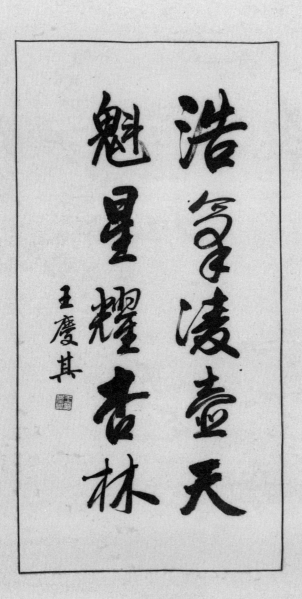

浩筆凌壺天
魁星耀杏林

王庆其教授题词

内容提要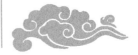

　　本书是"岳阳名医临证精粹"系列丛书中的一种，介绍了上海中医药大学附属岳阳中西医结合医院名医凌耀星的从医之路、学术影响和临证经验。全书分为名医之路、学术思想、经验特色、经典医案医话、名医工作室团队跟师心得体会集萃、附录六部分。凌耀星出身世家中医，为归安凌氏中医第十六代传人，重视中医经典研究，并结合临床提出"三焦的两个系统""脏腑虚实补泻规律""健脑养生论"等学说。书中详细介绍了凌耀星对《内经》、景岳学说等经典中医思想的研究心得，总结了临证加减具体的一百〇八法及煎汤代水、临床膏方等用药特色，并选摘了肿瘤、脑病等疑难杂病的临床应用经验，且收录了主要传承人在跟师学习实践中的体验或领会。本书既体现了医者的专业水平、临床实效，又有助于读者提高对中医经典理论与临床实践的认识理解和深入研究。

　　本书可供中医或中西医结合临床医师、中医院校师生及广大中医爱好者参考阅读。

丛书编委会

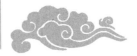

总主编

郑　莉　周　嘉

副总主编

郝微微　李　斌　沈　雁　梅国江　朱　亮

顾　问（按姓氏笔画排序）

王清波　东贵荣　乐秀珍　朱南孙　严隽陶

吴焕淦　何立人　何星海　余小明　张　天

张秋娟　陈汉平　金利国　房　敏　赵粹英

是全福　凌耀星　浦蕴星　黄振翘　曹仁发

彭培初　鲁孟贤

编　委（按姓氏笔画排序）

马晓芃　王　怡　刘慧荣　孙武权　肖　达

吴士延　周韶虹　顾　非　钱义明　徐　佳

董　莉　鲍春龄

编写办公室

汤　杰　闫秀丽　任　莹　徐邦杰　吕凯荧

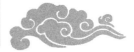

（代序）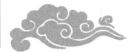

　　己亥仲夏，上海中医药大学附属岳阳中西医结合医院（简称"岳阳医院"）吴士延主任来青海路门诊找余，出示近编撰的大作《凌耀星内科学术经验集》，嘱书序文，颇感惶恐。凌耀星先生是我毕生最崇敬的中医大家之一，堪称女中豪杰，不仅学识渊博精湛，而且为人仁心厚道，是我终生为学、为医、为人之楷模。

　　初识凌耀星先生是我1978年在京城求学时，凌老师应我导师方药中先生的邀请，来到中国中医研究院（现中国中医科学院）研究生班讲学。尽管时间已经过去了40余年，我还清晰地记得凌老师所讲的题目是"论三焦的两个系统"。尤其难以忘怀的是先生满头银发，一口标准的普通话，声如洪钟，讲解条理清晰，分析鞭辟入里，论证丝丝入扣，新意迭现，演讲谈笑风生，妙趣横生，令我由衷地感觉到凌老师是研究《内经》的翘楚，中医的大家。我顿然而悟："研究学问就应该像凌先生这样。"出于对凌老师的崇拜，也深感自己中医经典知识的匮乏，毕业以后我选择了回上海中医学院（现上海中医药大学）教研《内经》。1984年我如愿以偿地来到凌老师的麾下，一方面继续向凌老师学习，一方面在教学中学习研究《内经》。

　　在进上海中医学院内经教研室之前，我对《内经》的认识只有二版《内经讲义》的肤浅了解，是凌老师把我引进《内经》之门。我聆听了先生的每一次讲课，认真记下了她对《内经》的许多独到的见解和深入的阐发。学习《内经》要把握好"读书与实践，探宝与挑刺，文理与医理，钻进去与跳出来"几个环节；"阴阳的基本概念与基本观点""神机与疗效的关系""脏腑的生理病理特点与虚实补泻规律""十二经脉病候与辨证论治的基本原理""以肺、脾、肾为中心的三焦气化系统，以心、肝、肾为中心的三焦相火系统"等。老师的这些独到的学术见解，解除了我对《内经》学习的许多困惑。先生曾说："教师上课，既需要有学问，又要像演员那样有表演才能。""教学的成败，不是看你教了多少，而是看学生听明白了多少。""要教好书，先要学会做人做学问，否则自己只有半瓶子醋，拿什么教学生？""作为教师，要会独立思考。我过去讲课每年都要修改补充讲稿，每一次都在肯定自己和否定自己的过程中提高。""读古人之书不得死于句下。""学习《内经》必须密切联系临床，也可以适当地与现代医学相联系。"这些教诲我几十年来始终铭刻在心。哲学家冯友兰先生曾经说过，对于古人的东西必须采取两种态度，"一是照着讲，二是接着讲"，所谓照着讲，就是还古人以本来面目，即弄清楚经典的原意；所谓接着讲，就是从古人的观点出发，结合现代的实际情况，推进学术的发展，达到一个新的境界。读《内经》也是这样，首先理解经典的本意，然后结合临床实践有所发现，有所发挥，提出新的学术见解。凌老师这样教导我们，她自己也是这样做的。老师的这些珍贵的学术观点大都融会于我后来主编的《内经选读》本科教材之中，代表了我们上海的学术特色和水平，老师的治学理念也是我日后学术生涯的座右铭。

记得有一位哲人说过，"教育就是一个灵魂唤醒另一个灵魂"。一个人的成长离不开与其相处的人群，与人格高尚的人相处，日久就会耳濡目染，潜移默化，并渗透到你的心灵之中，从而起到"唤醒灵魂"的作用。习近平同志说："一个人遇到好老师是人生的幸运，一个民族源源不断涌现出一批又一批好老师则是民族的希望。"凌老师就是一位平易近人、和蔼可亲、学术造诣深厚、人格高尚的好老师，我能够得到凌老师的教诲是我一生的幸运，上海中医药大学就是有了一批像凌老师这样既有学问，又有厚德仁心的教师，才能培养出中医药事业的优秀人才。我初到上海中医学院（今上海中医药大学），人生地不熟，但不知为什么，一遇到凌老师就有一种温暖、安全、放松的感觉。在学术上凌老师是全国著名的中医学者、《内经》大家，对于我这样一个《内经》的门外汉，我所面对的凌老师从来没有居高临下、盛气凌人的感觉。每一次聆听老师的讲座，恍若行云流水、漫游在学术的神殿，智慧得以开启，心灵得以净化。回顾40年来我之所以能够坚守耕耘在寂寞枯燥的经典园地，完全得益于凌老师的感化。"只有没有出息的人，没有没有出息的专业"，只要钟情岐黄，按住浮躁，沉下心来，从容含玩，寝馈其中，就必然会有所感悟，有所进步。高山流水，厚德仁心，"泰山其颓，哲人其萎"。先生驾鹤西去经年，但国医风采、大师风范宛若眼前，并不断激励着我侪为岐黄大业砥砺前行！

吴士延主任主编的《凌耀星内科学术经验集》的问世，是对老师的最好纪念，让凌先生的思想智慧和学术经验播撒杏林，岳阳医院切实为中医药事业做了一件大好事。

王庆其（王庆其）

写于上海中医药大学

2019 年 7 月

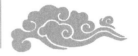

目 录

第一章
名 医 之 路

第一节 人物简介

凌耀星，女，1919—2015年，出生于上海青浦，祖籍归安（今属浙江湖州）。

凌耀星出身于中医世家，其远祖凌云，字汉章，是明代弘治年间御医，史料记载"精熟针灸术，凡经其以针灸治者，无不见效，遂有医道名闻天下之称。其为人慷慨，讲求医德，凡求医者，不计日夜，不辞风雨，无不疾赴。对因贫困无钱医治者，不取半文"，晚年奉召至京聘为御医，与李时珍等名医同列《明史》，称"海内称针法者，曰归安凌氏"。此后，凌氏后代世传祖业，其父凌禹声是青浦名医，学识渊博，至凌耀星已是凌氏中医第十六代传人，同时她也是家族中第一位女医家。

凌耀星在其父亲的教育和熏陶下，自1936年于松江女中高中毕业后即随父学医，边读书，边侍诊，整整8年间精读了以《素问灵枢类纂约注》《伤寒杂病论》等为主的中医古籍，同时积累了丰富的理论及临床经验。1946年南京国民政府举行全国国医资格鉴定考核，共计3 000余名中医师参试，合格者仅362名，凌耀星位列第二十一名，并荣登女子榜首。其后独立开设诊所，开始了她70余年的从医生涯。在家传医学的基础上，凌耀星她还十分重视以《内经》为基础的传统理论指导医疗实践，经过长期的潜心探索，在各种疑难疾病的诊治方面积累了丰富的经验，涉及内、外、妇、儿各科疾病。尤其对于癌症的治疗方面，先后收治上千例患者。她认为癌症发病机制的共同点是"局部为实，整体为虚"，治以"攻、补、调、导"，她以无可置疑的事实告诉世人：从中医"扶正抗邪"原则出发治疗癌症产生的效果，有时为西医所不及。凌耀星以精湛的医术使相当部分中晚期癌症患者的病情得到有效控制，从而改善了生存治疗，延长了寿命。凌耀星还十分注重总结病案,长期以来坚持给就诊患者建立病史档案,详细记载病情,进行推敲而改进。自1983年起至20世纪90年代中期,凌耀星保存病史记录3 000余例,并先后编纂成书,出版了《中医治癌秘诀》和《中医治疗疑难病130例纪实》。凌耀星在临床上治顽症、起沉疴的案例不胜枚举,她的高尚医德更是众口一词、有口皆碑。正如患者赠给她的条幅所赞扬的:"一星如月倚壶天。"

凌耀星不仅是一名临床专家,更是一名杰出的中医教育工作者,正如她自己在1956年上海中医学院(现上海中医药大学)刚诞生之际所说:"中国医药学是一个大花园,在这个大花园里,我甘愿做一棵小草。"1956年上海举办第一届中医进修班,那时凌耀星已是3个孩子的母亲,白天从事繁忙诊务,晚上花2个小时来回乘车,坚持上学听课,整整1年不迟到不早退。上课没教材,她就把老师讲课的内容尽力记下来,整理油印后发给全班同学,300多名学员中她以第一名的成绩完成学业。随后开始了她的执教生涯。她为执教《内经》课程倾注全力,她的讲课总是把玄奥的理论和现实生活中的现象结合起来,譬如在讲授"阴阳"这堂课时,她搜集了许多生动事例来说明阴阳是"万物之纲纪"的道理,用钟摆、天平、跷跷板、秤锤秤杆等例证来解释阴阳的动态平衡——权衡,对理论剖析精微,阐发新意,深受学生爱戴。她倡导"五不"的教育思想,提出"不轻易否定、不随便画等号、不对号入座、不以现在的水平要求古人、不以今人的理解强加于古人",认为在内经学方面同样要处理好借鉴与思考、精读与博览、继承与批判等方面的辩证关系。同时她创立了"三焦的两个系统""脏腑虚实补泻规律""健脑养生论"等学说,并多次赴日本、美国参加学术交流,她的《内经》十二经病候对辨证论治的启示""《内经》对脏腑辨证论治的启示""《内经》的互文见义""《内经》句读质疑"等均给与会学者留下深刻印象。

在精心上好每一堂课的同时,凌耀星担任历届《内经》教研室副主任、主任、顾问等职,积极投身于《内经》教材的编写工作。凌耀星编写的《内经讲义》先后出了5个版本。20世纪80年代凌耀星主持卫生部科研项目"《难经》整理研究"课题,这是一项难度相当大的任务。当时,凌耀星已经60多岁,为了版本、校对、语释的精确,不辞辛劳,二上哈尔滨,三进北京,四赴济南,与国内著名文献、考古、中医专家探讨,其研究成果《难经校注》《难经语译》是两部具有较高学术水平的专著,获得国家中医药管理局1994年度科技进步奖二等奖,列入我国"九五"期间优秀科技技术成果。凌耀星被国务院表彰为发展我国高等教育事业突出贡献者,还被全国中西医结合研究会及上海市卫生局表彰为30年来培养中西医结合人才做出贡献者。在凌耀星在职和离休期间,发表中医学术论文60余篇。先后兼任上海中医学院、上海市中医药研究院专家委员会教学组长,卫生部全国高等医学院校中医专业教材编审委员,中国中医理论研究委员会委员,中华中医内经学会顾问,中华中医内科委员会委员,中国中医研究院(今中国中医科学院)研究生部客籍教授,《中医杂志》特约编审,全国优秀中医临床人才研修项目顾问,日本内经医学会、脉学会、古典针灸研究会顾问等职。被列入上海高级专家名录及全国高级古籍整理研究学者名录。

第二节 名医缘起、传承、发展

凌耀星家学渊源,传承久远,归安凌氏历代均有名医闻名于世。其远祖凌云为明代著名御医。《明史》卷二百九十九"列传第一百八十七"中曾记载:"凌云,字汉章,归安人。为诸生,弃去。北游泰山,古庙前遇病人,气垂绝,云嗟叹久之。一道人忽曰:'汝欲生之乎?'曰:'然。'道人针其左股,立苏,曰:'此人毒气内侵,非死也,毒散自生耳。'因授云针术,治疾无不效……淮阳王病风三载,请于朝,召四方名医,治不效。云投以针,不三日,行步如故……孝宗闻云名,召至京,命太医官出铜人,蔽以衣而试之,所刺无不中,乃授御医。年七十七,卒于家。"凌云曾著有《经学会宗》《子午流注图说》《流注辨惑》等针灸专著。其中《经学会宗》影响久远,历史意义深刻,"子孙传其术,海内称针法者,曰归安凌氏"。其弟子聂莹,其孙辈凌千一、凌瑄、凌贞候等均传其术。其孙凌千一,史称其博览群书,留心济世,弃举子业而事医,尤精于针灸学,著有《针灸秘要》。其孙凌瑄,字子完,号双湖,据《归安县志》《双林镇志》等载:曾"奉明慈寿太后诏,施针浙闽,全活万计"。其孙凌贞候,其医术精妙,"沉疴积疾,应手著奇效者,不可胜数",著有《针灸集要》。其五世孙凌振藻、凌振湖,皆"名重公卿,侍诏太医院"。其八世孙凌应发,字声臣,汇注凌云之稿本《十四经步穴歌》《经外奇腧撷英歌》等。其十一世孙凌奂,字晓五,一字晓邬,号维正,晚号折肱老人,有史记载道光十九年(1839年),湖城大水,继而霍乱流行,凌奂以针刺委中、曲池、少商、并以食盐填脐中置附片,施艾灸而活人甚众。著有《医学薪传》《饲鹤亭集方》《外科方外奇方》《本草害利》《六科良方集》《凌临灵方》等。其十二世孙凌涵春,号竹西,于清乾嘉间迁居青浦县城,医术精良,著有声望(见《青浦县志杂记补遗》)。凌耀星之父凌禹声,字鉴冰,为凌云十五世孙,行医青浦,当地多传其名医佳话。凌耀星后随父迁居上海。1936年凌耀星高中毕业后,正值国家动乱,战争不断,硝烟四起,华夏大地百姓流离失所,凌耀星望其悲苦,本着救死扶伤的信念毅然决定随父学医,继承家传。侍诊伊始,其父授予家传《经学会宗》手抄本一卷,叮咛再三:此乃传家之宝,须妥善保存。凌耀星晚年曾这样回忆这本医道开蒙之书:"封面已陈旧不堪,开卷视之,则为人体十四经穴图文及歌括,图像清晰精细,书法娟秀整齐,朱笔圈批,读之爱不忍释,乃每日临摹,是为余青年时代之手抄复本,与原手抄本并珍藏至今。"其余启蒙书籍包括《素问灵枢类纂约注》与《伤寒杂病论》,于此国难之际凌耀星开始了医学生涯。

归安凌氏医学脉络传承完整,历代名医悬壶济世,传承医学经验,流传至今的医学著作有数本之多,为中医学留下了丰富的诊疗经验并传承下了宝贵的精神财富。凌耀星为凌氏第十六代传人,传承先祖医学,并在其家学基础上博览古今中外医学书籍。中华人民共和国成立后,凌耀星受聘于上海中医学院任教,走上教学岗位后,精研《内经》《难经》等中医学经典,博采众长,取其精华,去其糟粕,并在日后的岁月里经过不懈的努力奋斗,成为全国著名内经学专家。她以"愿做大花园里的一棵草"的平常心投入到教学和学术研究中去,治学思想富有特色。她还专门撰写了学习《内经》的体会文章,以"探宝与挑疵""钻进去与跳出来""文理与医理""读书与实践相结合"等话题,深入浅出地介绍自己的治学经验。在讲台上一站就是30多年,她的教学方法至今仍让当年大受其益的历届学生称赞不已,不少学生也早已成为国内外知名的中医学家。凌耀星不仅在中医教育方面功绩卓越,在中医临床上也是一代大家,临床坐诊数十年,古稀耄耋之年仍勤勤恳恳,孜孜不倦参与门诊、教学查房等临床一线工作,笔耕不辍,撰写了数篇颇具影响力的专业论文。凌耀星在家学的传承上将数年教学中所总结的医学理论联合临床实际,继往开来,融合创新,形成了其独特的学术思想及医学诊疗观念。其在恶性肿瘤治疗上所提出的"攻、补、调、导"及"脾肾双补"的治疗思想及在《内经》多年研读结合临床的基础上提出了"三焦的两个系统""脏腑虚实补泻规律""健脑养生论"等学说。其学术思想精深而不古奥,医学诊疗经验丰富而不繁杂,值得后世学者深入学习与发展。其中凌耀星所提出的"三焦的两个系统"弥补了既往中医关于"三焦系统"认识的不足,在肯定"肺、脾、肾三焦水液气化系统"的同时,总结火神派等学术观点,提出了"以心、肝、肾为中心的三焦相火系统",结合临床实际,完善了三焦的病理生理功能,为中医理论的发展做出了极大的贡献。

凌耀星在中医理论上有自己的独到见解,教学上独树一帜。在临床上首先以医德医风倾倒患者。凌耀星在 80 多岁高龄门诊之时,经常有慕名前来求诊的外地患者,她从来不辞自身辛劳,主动为患者加号。许多外地患者自从就诊一次后疗效显著,纷纷来函前来索求治病之方,但凡她所能及,均一一复函回应。

为了能将凌耀星的临床经验和医德医风能够得以相传,在吴士延主任医师的邀请下,凌耀星于 1998 年毅然答应出诊上海中医药大学附属岳阳中西医结合医院(简称"岳阳医院")的特需门诊,以悬壶济世一方。此时,凌耀星已近 80 岁高龄。

为了加强名老中医药专家学术思想传承工作,为传承与发展凌耀星名中医学术经验与思想,总结凌耀星临床工作经验,探索建立中医药学术传承、推广应用和中医药人才培养的有效方法和创新模式,响应国家号召,在国家中医药管理局的支持下,在校领导与院领导的扶持下,先后成立上海中医药大学凌耀星名医传承工作室、上海中医药大学附属岳阳医院凌耀星名中医工作室及凌耀星学术经验研究工作室义乌工作站。

在"国医大师"裘沛然的眼里,凌耀星不仅"对中医事业之热忱与忠诚,诊治患者之态度极为严谨负责",而且"秉性颖悟,好学敏求,长期以来在教学之同时,从事临床诊疗与文献研究,令闻远播,为世称颂"。一星如月倚壶天,"国医大师"裘沛然曾为凌耀星题词——"星耀杏林"。

2008 年 4 月 14 日,在凌耀星九十华诞的庆典上,上海中医药大学的贺词称赞她"常年致力于《内经》《难经》研究,造诣精深,业绩卓著""学校为有凌师这样的一代大师而感到自豪"。

"80 岁的头发,60 岁的身材,40 岁的动作,20 岁的性格。"这是人们对凌耀星的评价。

曾任上海中医药大学副校长的何星海,曾聆听过凌耀星的《内经》教学,在提及凌耀星的授课时,何校长说:"凌师虽然身材娇小,但一上起课来,就声如洪钟,面色通红,甚至能看到她怒张的颈静脉。"

岳阳医院原院长房敏曾与凌耀星有过深入的接触,每逢春节必去登门拜访。

凌耀星在他心中就是一代大师:"不论用什么语言去赞美凌师都不为过。"她的一言一行中无不透露出大师的风范,这样的风范背后正是有着一颗宁静如水的心,"大师的心态值得大家去追求,而现在工作室传承人身上都多多少少看到了凌师的影子"。

吴士延常说:"我现在临证为患者治疗能有如此好的疗效,完全要归功于凌师,凌师不仅仅是我的恩师,更是我的长辈。"

上海中医药大学教授王庆其这样的描述:"泰山其颓,哲人其萎,国医风范,大师风范,宛若眼前。"

医道同仁多以"星耀杏林""医教楷模""凌空一星耀杏林"等题词来称赞凌耀星一生为中医事业做出的巨大贡献。

"河滨兴学高楼上,零陵师友同欢唱。春雨杏花天,花开东浦边。山阴来往路,景物无重数。盛世寿高龄,九九百八龄。"——菩萨蛮词(凌耀星九十寿词)

"杏林春满"是"国医大师"颜德馨在凌耀星九十华诞时题写的匾额,匾额上附言写道:"耀星国手诊治独到,治人无算,精研《内经》之学,至今无出其右。"这是颜德馨对凌耀星从医执教六十余载的高度评价和赞誉。凌耀星为《内经》学术的继承和发展做出了不可磨灭的贡献,其于临床工作上也是功绩卓著。作为一名优秀的中医教育家,中医临床医生,中医学者,《内经》领域专家,凌耀星是当之无愧的。

第三节 师 友 唱 和

凌耀星非但学验俱丰,且在学术界内有较深的影响力,1978年出版的《名老中医之路》刊登了蒲辅周、秦伯未、岳美中、任应秋、周凤梧等一代彪炳杏林的中医泰斗的中医学习及教学临床经历,是如今中医学者入门必读的书籍之一。该书编委曾采访过凌耀星,并邀其将《内经》教学及应用学习经验发表于上,凌耀星在《内经》研究及发展探索上地位可见一斑。1989年起,凌耀星受世界各地海外学者邀请,曾多次赴中国香港,以及日本、美国等国家及地区访学、演讲、交流,由于论点新颖,说理深透,联系实际,受到普遍赞誉。1992年,凌耀星受邀于华盛顿地区高级知识分子集会——兰亭雅叙上发表了关于"《内经》认识与思考""中医养生"等方面的演讲,受到海外专家同道的热烈赞扬。已故"国医大师"裘沛然曾言:"凌师秉性颖悟,好学敏求,擅长中医学……凌师诊治患者之态度,极为严谨负责,每一病例,必详细记录病情及治疗经过,大都疗效良好……予与耀星共事数十年,相知甚深,相交甚厚,故能了解其对中医事业之热忱与忠诚。"凌耀星曾经的学生,现任职于上海中医药大学内经教研室的周国琪曾这样评价凌耀星:"50年前聆听过她的《内经》课的学生,无论中医专业,抑或西学中班的,至今提到《内经》就会想到凌耀星,难忘师恩,感谢她的教诲,让他们在临床工作中受益匪浅。"凌耀星治学严谨,博极医源,精勤不倦,在与诸多医家的交流学习中,也与诸多医家建立了深厚的友谊,如"国医大师"颜德馨、朱南孙,上海著名老中医顾丕荣,全国名中医严世芸,浙江省名中医盛燮荪等。对待年轻中医医师所提出的新鲜思想观点及所书写发表的文章,凌耀星从不吝啬夸奖和赞扬。吴士延曾感慨道:"凌师对待我们永远是平易近人的,没有丝毫架子的,她鼓励我们把中医精粹发扬光大。"平易近人,谦逊认真是凌耀星对待年轻医师的态度,她经常鼓励年轻医师将更大的精力投入到中医学习及临床中。对待学术与临床,凌耀星始终是认真负责、精益求精的态度,故同道医家发表的文章或书籍,常请求凌耀星作序,即使她工作再为繁忙,亦会挤出时间仔细阅读,从而谦虚仔细地提出自己的理解。兹搜集凌耀星序、跋类文章附于书末。

第二章
学 术 思 想

凌耀星不仅在临床上名声卓著,在教学上更是堪称一代大家,其对《内经》《难经》的认识与发展,受到海内外专家的认同与赞扬。凌耀星所提出的《内经》等经典的学习方法,对传统中医理论如"阴阳学说"等观点的认识影响了一代中医学者,其提出的"三焦的两个系统"学说完善了历代对三焦观点认识的缺陷,同时对于历代医家关于《内经》较为争议的观点,凌耀星根据多年临床教学经验,也进行了合理论述及详细的解释。其根据《内经》理论提出的脏腑补泻规律及辨证整体观的思想,应用于临床后能解释大多数疾病的传变规律及便于选方用药。针对临床,凌耀星所提出的"攻、补、调、导"原则为肿瘤性疾病的治疗提供了方向标;对于疑难杂病,凌耀星提出了双向调治的方法,并依据《内经》理论,提出"防重于治,形与神俱"的养生观点;对于临床针穴应用及中医美容上,凌耀星也有独特的理解与认识。

第一节 教学经验思想之管窥

凌耀星于 1956 年受聘于上海中医学院,历任《内经》教研室副主任、主任、顾问等职,执教数十年,对《内经》有着独特的见解、心得,其提出的学术观点受到国内外《内经》专家的肯定与赞扬。学习中医者皆知《内经》是本难念的经,其文字古奥,或言简隐寓,晦蒙难明;或模棱两可,是非莫辨,给我们学习上带来一定困难。凌耀星通过对《内经》的深入剖析,在教学上能够深入浅出,使《内经》学习变得生动有趣,容易领会,易记难忘。其提出的"三焦的两个系统学说""《内经》脏腑辨证补泻规律"等观点,在国际会议上发言时,由于论点新颖,说理深透,联系实际,受到普遍赞誉。

一、经典的学习要"钻进去与跳出来"

在《内经》的学习上,凌耀星提出要有正确的学习方法与态度。凌耀星提出《内经》是我国古代人民群众长期与疾病作斗争的经验总结,里面有不少宝贵的甚至用生命换来的经验教训,值得我们反复深入研究。例如《内经》里的经络学说,虽到目前为止,还不能以现代科学的道理完全加以解释,然而,经过科学实验,无数事实证明它确实是客观存在的。另一方面,我们也不否认《内经》毕竟是2 000年以前的著作,限于当时的历史条件和科学水平,不可避免地有不少糟粕混杂其中,必须加以扬弃。因此,对《内经》必须批判地继承。唯一的标准就是通过实践的检验。凌耀星对待《内经》的态度是批判性的继承,不盲从,不盲目崇拜,以实践检验真理。包括古代的、现代的、他人的,特别是自己的实践经验,充分发挥自己在实践中培养和锻炼出来的识别能力,进行去粗取精、去伪存真的工作。同样,凌耀星认为对待文化遗产应持严肃慎重的态度,且不可以现代医学的观点轻易地加以否定或随便地画等号,如认为凡是现代医学中没有的或解释不通的便是糟粕,而其中可以解释的就相当于现代医学中的某些内容,以这样的观点和态度来学习《内经》不可能有较多收获,更谈不上发扬中医学遗产和充实提高现代医学水平。凌耀星认为学习《内经》必须遵循"钻进去与跳出来"的学习方法,要多读书,认真地读,既解文理,又解医理;其次要有独立思考的能力,不要妄自菲薄。

二、对《内经》阴阳学说的认识

凌耀星认为阴阳学说是我国古代的一种哲学思想,属于世界观和方法论的范畴,它具有朴素的唯物论和自发的辩证法特点,当时包括医学家在内的各种学术界大多受其影响。阴阳的哲学观点为中医学理论奠定了良好的思想基础,而丰富的医学实践资料又反过来充实和提高了阴阳学说的内容,所以《内经》里的阴阳学说已经不是古代哲学的原貌,它不但有了很大的提高和发展,而且包含了许多医学科学内容。凌耀星认为《内经》中的阴阳具有三个特点:一是"抽象的哲学概念",二是"代表相对或相反的两种属性的事物",三是"不能将阴阳与矛盾画等号"。凌耀星提出阴阳的基本观点是:① 阴阳相对,互相依存。② 阴阳离合,整体统一。③ 阴阳相错,而变由生。④ 阴阳互根,相互滋生。⑤ 阴阳制约,消长平衡。⑥ 阴阳互用,阳为主导,阴为基础。凌耀星根据《内经》理论,联合临床实践,较为完整地提出了对"阴阳学说"的认识,对我们学习中医理论基础,认识中医本质提供了重要的参考。

三、提出《内经》唯物论的观点

近些年来,随着现代科学的进步,部分学者认为《内经》中,缺乏科学的唯物主义观点。甚至提出中医是"伪科学"的观点。早在 10 余年前,凌耀星就对这些观点进行了批驳。她认为距今 2 000 多年的《内经》,以鲜明的唯物论观点和朴素的辩证法思想,为中医学奠定了正确的思想基础,使医学从神权迷信思想的束缚下解放出来,沿着医学科学的道路健康的向前发展。首先她认为唯物主义者首先必须承认世界的物质性,《内经》以物质性的气来说明万物的形成存在和变化,承认物质是世界的本源。如"恍惚之数,生于毫厘,毫厘之数,起于度量,千之万之,可以益大,推之大之,其形乃制"(《素问·灵兰秘典论篇》)。其次凌耀星提出《内经》中"物质第一性与精神的反作用"的观点。在物质与精神谁是第一性的问题上,唯物主义者的回答是"物质第一性,精神第二性"。《灵枢·本神》:"所以任物者谓之心,心有所忆谓之意,意之所存谓之志,因志而存变谓之思,因思而远慕谓之虑,因虑而处物谓之智。"首句的物是客观存在作用于人之感官的"物"。意识决定于存在,主观依赖于客观,有了物,于是有一个从感性到理性逐步深化的认识过程。承认了物质第一性,精神第二性。末句"因虑而处物"说明了精神对物质的反作用。两者辩证的统一。基于这种观点,在对疾病的认识方面《内经》强调四诊合参,详细询问病史、主诉、体征、精神状态、自然环境、生活状况、社会环境的变迁等,在充分掌握客观资料的基础上,进行辨证分析,作出判断,作为论治的依据。《内经》对精神活动与生理病理关系,指出:"人有五脏化五气,以生喜怒悲忧恐。"(《素问·阴阳应象大论篇》)"肝气虚则恐,实则怒……心气虚则悲,实则笑不休"(《灵枢·本神》)指出精神情志来自五脏生理病理活动,通过调治五脏,以解除精神情志疾患。"凡刺之真,必先治神"(《素问·宝命全形论篇》),把"神"放在非常重要的位置,做患者的思想工作,诱导、说服,消除其顾虑,鼓舞其信心,调动其积极因素,以提高疗效。

凌耀星提出《内经》反对鬼神迷信的旗帜是非常鲜明的,如"拘于鬼神者不可与言至德……治之无功矣"(《素问·五脏别论篇》)。"道无鬼神,独来独往"(《素问·宝命全形论篇》),指出自然界事物,包括疾病在内,都具有独立的不以人的意志为转移的客观规律,绝对不是鬼神的作用。在《内经》时代,遇到一些不明原因突然发病的例子时,一般人都可能说"唯有鬼神之事乎"? 而《内经》作者从唯物论观点出发,坚持"此亦有故邪留而未发,因而志有所恶,及有所慕,血气内乱,两气相搏。其所从来者微,视之不见,听而不闻,故似鬼神"(《灵枢·贼风》)。强调疾病发生内有故邪,外加诱发因素,以科学的解释来反迷信。凌耀星认为,从《内经》上可以看出,先秦时期的古人已经初步具备了辩证唯物的科学思想,力求为疾病的病理生理变化寻找客观原因和机制,这也恰恰驳斥了关于中医"伪科学"的言论。

四、提出三焦的两个系统学说

关于三焦问题,自古以来一直存在"有形"与"无形"之争,多数医家从解剖学的角度去寻找它的实质脏器,于是众说纷纭,莫衷一是,始终没有一个统一的结论。凌耀星认为藏象学说,虽有解剖知识作为客观基础,但主要来源于医疗实践。三焦是前人从整体出发,通过对活体的生理活动、病理表现、治疗效应等长期观察而认识的规律性现象,它是一个综合性的功能单位,或者是几个内脏的功能综合。因此,纠缠在解剖学上的争论是没有多大意义的。近年来,从事中医基础理论的学者们,提出了肺、脾、肾主三焦气化、司津液代谢的说法,这是一大进步。但仅仅这些,尚不足以概括三焦的全部功能。如三焦主相火,三焦与心、肝等脏的关系等,都没有体现出来,而在文献中及临床上却有不少有关资料。

(一)以肺、脾、肾为中心的三焦气化系统

三焦气化是指水谷精气津液的生化、敷布、调节以及废料的排泄等整个代谢功能。所谓"上焦如雾,中焦如沤,下焦如渎",简单明了而又形象化地描述了三焦气化的全过程。这一功能关系到全身脏腑组织,其中尤以肺、脾、肾为主体。上焦气化,主司津液精微的敷布,主要在肺;中焦气化,主司营卫、精血、津液的生化,主要在脾;下焦气化,主要在肾,除了开窍于二阴,司决渎、排糟粕之外,肾又为三焦气化的本源。肺、脾、肾三焦气化正常,则水精四布,弥漫全身,若雾露之溉,为津为液,为气为血,为汗为尿。从津液的角度讲,全身所有体液包括血液在内,都是相互渗透沟通的。所以,《内经》提出精、气、津、液、血、脉为一气,均属于三焦气化的内容,后世之说"汗血同源""大汗亡阳""多汗伤津""多尿伤阴"以及

"利小便以实大便"等,皆本于此。

三焦气化失常,津液停滞,则为湿浊,为痰饮,为水肿。主要是由于肺气失于宣降,脾气运化失职和肾的阳气不足,不能温化蒸腾所致。这就是《难经》所云三焦"气之所终始也""主持诸气"在病理上的体现,其中气之根在肾。故《内经》云:"其本在肾,其末在肺,皆积水也。"张景岳结合他丰富的临床经验,在《内经》的基础上又加了一句"其制在脾"。这样,以肺、脾、肾为中心的三焦气化系统理论便更为完整了。

(二)以心、肝、肾为中心的三焦相火系统

三焦属少阳相火,是人身之阳气,它体现了生命的能源,根于命门,及于全身。如刘完素云"右肾属火,游行三焦,兴衰之道由于此,故七节之旁,中有小心,是言命门相火也",张洁古说"三焦为相火之用,分布命门元气,主升降出入"。刘、张两位医家把三焦在相火方面的功用提到分布元气、主一身升降出入、关系到人体兴衰的高度,可见其重要性。此外,宋代钱乙还提出"肝有相火"之说,刘完素还提出"命门相火也",及引《仙经》语云"心为君火,肾为相火"作补充。由此可见,心为君火在上焦,肝有相火在中焦,肾与命门为相火在下焦,三焦相火系统已初具轮廓。此后朱丹溪又作了补充。他说:"胆者,肝之腑;膀胱者,肾之腑;心包络者,肾之配;三焦以焦言。"其中心包为心之外围,为君之相,又与三焦相为表里,故亦主相火,与心同主上焦。胆与肝相为表里,且与三焦同属少阳,故亦主相火,与肝同主中焦。膀胱与肾相为表里,足太阳膀胱经"其脉连风府,为诸阳主气",并与三焦俱应腠理毫毛,与三焦相火关系密切,故与肾同主下焦。朱丹溪为三焦相火系统,充实了内容。

张景岳在君火、相火关系方面作了重要补充。认为君火为神用,相火为根本,"故君火之变化于无穷,总赖此相火之栽根于有地,虽分之则一而二,而总之则二而一者也"。又说"命门有火候,即元阳之谓也,即生物之火也……一阳之元气必自下而上,而三焦之普护乃各见其候",强调了相火的重要性,指出了君火是相火派生的,并突出了三焦之普护,主要是相火的作用。至此,以心、肝、肾为中心的三焦相火系统已基本形成了。

三焦相火系统的主体心、肝、肾三脏在生理病理上有特殊的联系。如李东垣说:"既脾胃气衰,元气不足,而心火独盛。心火者,阴火也,起于下焦,其系系于心,心不主令,相火代之。相火,下焦包络之火,元气之贼也。"李氏的"阴火"是病理性的,它的发生牵涉上、中、下三焦。上焦因心火亢盛;中焦因脾胃气虚而肝火侮脾;下焦则为肾间阴火上冲。说明,君火、相火可以相互影响,心火亢盛可以动相火。这一点已由朱丹溪通过临床实践得以证实。他说:"主闭藏者肾也,司疏泄肝也,二脏皆有相火,而其系属于心。""心君火也,为物所感则易动,心动则相火亦动,动则精自走。"邪欲之念,引动心火,君火动则相火亦动,遂见遗精之症。为此,朱丹溪谆谆以清心戒欲告诫世人。

在心、肝、肾三脏中,肝上通于心,下连于肾,在功能上常处于主动的地位。如心主血脉,赖肝之藏血为调节,人怒则肝气上逆,血苑于上,甚则厥逆;肝郁则气滞,气滞则血瘀,均可影响血脉之运行和心的功能。肝主疏泄,肾主闭藏,疏泄得宜则闭藏有道,发郁愤怒,火动于中,乃失其常。

肝性升发条达,敷布阳和,对全身脏腑气机之升降也起着鼓舞和促进作用。如李东垣治阴火,虽重在脾胃,但他在补中益气汤、升阳散火汤等方中善用升麻、柴胡,其作用正在于疏肝土得木而达,肝之阳气得升,则虚衰之脾气得以振奋,阳和之胃气得以布敷,水谷之精气得以补充,人身之元气得以恢复,则贼害之阴火自然得降,顽固之大热自然得除。

由此可见,肝实为心肾气机及三焦相火之枢纽。如果说在肺、脾、肾三焦气化系统中"其本在肾,其末在肺,其制在脾",那么,在心、肝、肾三焦相火系统中,应该是"其本在肾,其末在心,其制在肝"。

心、肝、肾三焦相火系统的病理特点:① 多火热、有余、亢奋等阳性的病理反应。如临床常见心火上炎、肝阳上扰、肝火上亢、相火偏盛等而出现的种种火热证候。甚至在阳气衰竭时,亦可见龙火浮越的假热现象。② 多阴虚血虚。火热之有余,往往由于阴血之不足。心、肝、肾均可有阴虚,而以肾阴虚尤为多见。心肝阴虚日久,必致肾阴亏损。肾阴虚,水不涵木则肝阳亢,水不济火则心火炎。阴虚与火热又互为因果。心肝火旺及相火亢盛则煎熬真阴,常导致阴血的进一步耗损。③ 多精神症状。临床所见精神情志异常大多与心、肝、肾有关。如烦躁不安,失眠怔忡,精神失常,神志昏迷等,多责之于心;易怒善惊,头痛眩晕,抽掣强急,抽搐动风等,多责之于肝;耳鸣耳聋,遗精阳痿,健忘,智力差等,多责之于肾。对精神神经症状,有效药物如朱砂、羚羊角、牛黄、枣仁、琥珀等,大多入心肝二经。脑发育不全等用补肾药有一定疗效。

以上火热、阴虚与精神症状三者互有联系。如"凡狂病多因于火",而火又常

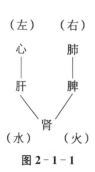

（左）　（右）
心　　　肺
│　　　│
肝　　　脾
肾
（水）　（火）

图 2-1-1

生于郁怒不伸，"此或以谋为失志，或以思虑郁结，屈无所伸，怒无所泄，以致肝胆气逆，木火合邪"。临床所见如高血压、更年期综合征、甲状腺功能亢进症、神经衰弱、糖尿病等，大多既有心、肝、肾阴虚，有君相火偏亢，同时，多见精神情志异常的证候。

（三）三焦的两个系统

前面所述以肺、脾、肾为中心的三焦气化系统，和以心、肝、肾为中心的三焦相火系统，各有其特殊联系及病理特点（图 2-1-1）。

（1）肾以一脏兼水火，右侧肾火生脾土，脾土生肺金，肺脾为牝脏，属阴，生于阳（火）；左侧肾水生肝木，肝木生心火，心肝为牡脏，属阳，阳生于阴（水）。

（2）右侧肺主气，脾生气，肾为气之根，病变常虑阳气之不足，气不足便是寒，多见功能减退。左侧心主血，肝藏血，精血根于肾之真阴，病变常虑阴精血之不足，阴虚则火旺，多见功能亢奋。

（3）右侧主气化，司津液代谢，病变多物质代谢与功能障碍，如水液代谢障碍之水湿痰饮等。左侧主相火，司精血之升降疏闭及精神活动之调节，病变多见精神神经控制调节功能之异常。

（4）右侧多见呼吸系统、消化系统、泌尿系统等方面疾患。左侧多见循环系统、神经系统、生殖系统、内分泌系统等方面的疾患。

以上对比，可见左右两系统在生理病理上均有比较明显的不同。从现代科研资料看，亦可显示其差异。如中医辨证为肾阳虚者，其肾上腺皮质功能（用 24 h 尿 17-羟类固醇测定来反映）80%～90% 是低于正常的。而阴虚肝火旺者，大多有垂体-肾上腺皮质功能亢进。而阴虚心火旺者，大多有交感神经-肾上腺髓质活动增强。中国人民解放军第一军医大学（现南方医科大学）等单位观察脾虚患者唾液淀粉酶活性较正常人高，提示脾虚有副交感神经系统功能偏亢存在。由此可见，左右两系统的差异是有不同的物质基础的。

（四）三焦功能的整体性

人是一个整体，因此，除三焦两个系统的特殊联系外，尚有五脏之间的其他关系。如木火刑金、心肝火旺可以伤肺阴；木来克土，肝气横逆常能侮脾等。一般较多情况是左侧侮伤右侧，这也可能反映了心肝为牡脏，肺脾为牝脏的一个方面。

人既是整体，两个系统都本在肾，肾又是阴阳水火之脏，水火阴阳之间有互根互用、互相制约、互相转化的关系,则此关系也必然会表现在左右两侧脏腑的病理关系方面。如慢性支气管炎症状表现主要在肺,见咳、喘、痰等。脾为生痰之源,肺为贮痰之器,呼吸之根在肾,肾不纳气则喘,病变均见于右侧。但病情发展到肺心,呼吸衰竭时,可出现心悸、头痛、烦躁、言语障碍、抽搐震颤甚至昏迷嗜睡等左侧的心肝肾症状,这意味着病情的严重。又如慢性肾炎,一般多见水肿、面色㿠白、神疲、便溏等右侧脾肾阳虚气虚的症状。但到后期肾功能衰竭,氮质血症时,往往可见舌上脱液、唇白颧红、龈肿出血、口腔溃疡、头痛头晕、失眠烦躁、遗精、血压上升甚至神昏抽搐惊厥等左侧心肝肾阴虚火旺的症状,也意味着病情的进展。反之,如高血压病,一般多因左侧肾水不足,肝阳偏亢或心肝火旺而表现为升火易怒、头痛眩晕、脉弦等。但如果病情发展到后期,也可见夜尿多、水肿、喘逆等右侧肺脾肾的症状。同样提示了病情的加剧。

由此可见,左右两个系统在疾病过程中可以相互影响,相互转化,但大多出现在慢性病的后期,这主要因为三焦两个系统都根源于肾,久病入肾,肾兼阴阳水火,司一身阴阳之柄,为消长之枢纽的缘故。

凌耀星认为三焦学说是藏象学说的重要内容,它是医疗实践中活体观察的经验总结。尽管气化与相火在解剖刀下都找不到,但是,它所揭示的内容是经过长期反复验证的,三焦的两个系统是客观存在的,是有一定物质基础的,它有效地指导着中医临床,也值得进一步研究。

五、总结《内经》脏腑虚实补泻规律

脏腑阴阳理论是中医学藏象学说的重要内容,是古代医家医疗经验的总结,长期以来有效地指导着临床实践。凌耀星在深入探究《内经》中关于脏腑学说的相关内容后,结合临床实践,总结出五脏六腑阴阳补泻规律。

《素问·五脏别论篇》云:"夫胃、大肠、小肠、三焦、膀胱,此五者,天气之所生也,其气象天,故泻而不藏,此受五脏浊气,名曰传化之府,此不能久留,输泻者也。魄门亦为五脏使,水谷不得久藏。所谓五脏者,藏精气而不泻也,故满而不能实。六腑者,传化物而不藏,故实而不能满也。所以然者,水谷入口,则胃实而肠虚,食下,则肠实而胃虚。故曰实而不满,满而不实也。"叶天士也曾经提出"凡六腑属阳,以通为用;五脏皆阴,藏蓄为体"。凌耀星认为,六腑病多实,但不排除虚,六腑虚证主要表现为津液与气分的不足,如胃阴不足、肠液枯涸、膀胱气虚等而因虚致实。五脏病多虚,但不排除实,五脏实证主要表现为:① 脏用有余。脏之体为阴,脏之用为阳。② 气血津液阻滞。③ 外邪所致。

综合分析脏腑病变的治疗情况,凌耀星认为存在一定规律:

(一)实则泻腑,虚则补脏

临床所见,似有如下规律:新病多实证,久病多虚证,急性期多实证,慢性期多虚证。例如尿路感染,急性期见尿频、尿急、热涩刺痛等实热之证,治疗多用清热泻火,利湿通淋,即"泻膀胱腑"的治疗原则。慢性尿路感染,除了小便异常之外,如出现腰酸乏力、头昏、目眩、舌红、脉细弱等肾阴虚的兼症时,应加用滋阴补肾的药物进行治疗;兼见气虚者,则益气健脾。又如急性痢疾,湿热阻滞,腹痛,里急后重,治宜清热、化湿、行气、导滞,以泻大肠腑。慢性痢疾,病久正虚,治宜考虑健脾益气为主,虚寒甚者,还需温补脾肾。再如水肿病,形体壮实者,可以利尿泻膀胱腑为主;如属虚证,则又当以温肾补脾为主了。以上种种,可以得出一个规律,即某一种病,见实证者每多泻腑,见虚证者,每多补脏。这一规律,在虚实夹杂的情况下,也同样适用。如慢性肾炎尿毒症时,患者一方面由于脾肾阳气虚竭,而出现面色萎黄,倦怠乏力,脉濡细,舌淡胖等一派虚象;另一方面又因为气化不利,浊气上逆,而见恶心、呕吐、胸闷、烦躁、水肿、尿少、齿眼红肿、抽搐、头痛等邪实之证,临床治疗时常用大黄附子汤加减,温肾健脾与降胃泄浊同用,既补脏,又泻腑,实践证明,可以取得一定疗效。

(二)脏实泻腑,腑虚补脏

如前所述,脏也有实证,腑也有虚证。但在临床上较多的情况下是通过泻腑以泻脏实,通过补脏以补腑虚。例如心火上炎,用泻心汤、导赤散,前者有大黄使火热自大便而泄,后者有竹叶、木通,清泄小肠膀胱,使心火下行。其他几张泻脏的名方,如龙胆泻肝汤,方中木通、车前子、泽泻是泻膀胱以清利肝脏湿热。葶苈大枣泻肺汤、控涎丹是从大小便以清泄肺脏的痰饮浊邪。茵陈蒿汤用大黄泻大肠,茵陈、栀子利膀胱以清泄肝脾湿热,《千金》泻肾汤有三个方。其中两个是用大黄、芒硝,另一方用滑石、通草、瞿麦、石韦、冬葵子、车前子等通利大肠膀胱以泄肾热。可见脏有实证一般用泻腑以泻之。关于腑的虚证如肠液枯涸,常用增液行舟法,用玄参、生地、麦冬,主要养肺胃之阴。亦有大肠气虚推动乏力,排便困难或肠弛肛脱漏泄失禁者,需要补益肺脾之气;亦有老年人肠塞虚闭,常用何首乌、肉苁蓉、半硫丸等温肾以通便。对膀胱气虚小便不利及失禁者,同样需要

16

通过补肺温肾以治疗之。如补中益气丸滋肾通关丸、济生肾气丸、猪苓汤之类。凡此种种，说明腑虚应着眼于补脏。补脏即所以补腑，而补腑之目的，仍在于使腑气通畅。所谓寓通于补，以遂六腑以通为用之特性。

六、析疑《内经》常见争议

（一）关于气味与精形气化

《素问·阴阳应象大论篇》："水为阴，火为阳。阳为气，阴为味。味归形，形归气；气归精，精归化；精食气，形食味；化生精，气生形；味伤形，气伤精；精化为气，气伤于味。"

自古以来各家注释对文中的"气"字都解释为"元气""真气""阳气""气化功能"，虽说法不同，而均指人体之气。唯马漪认为文中的"气"字包括两种含义，即食物之气与人体之气。细味原文结构，联系上下文义，凌耀星认为马漪的看法是正确的。提出"气归精""精食气""气伤精"之"气"为食物之气，"形归气""气生形""精化为气""气伤于味"之"气"为人体之气。其中"形食味，精食气"，与"味归形，气归精"意义相似。如果把互文的句子合并起来，原文便成为"气味归精形（精形食气味），精形归气化，气化生精形，气味太过则伤精、伤形、伤气"。认为原文短短 44 个字，勾出了食物进入人体后复杂的新陈代谢的主要轮廓，包括合成与分解、能量储存与能量释放等物质转化的全部过程，以及饮食太过的危害性。可谓高度概括，字字精当。

（二）关于病为本、工为标的认识

《素问·汤液醪醴论篇》："帝曰，夫病之始生也，极微极精，必先入结于皮肤。今良工皆称曰病成，名曰逆，则针石不能治，良药不能及也。今良工皆得其法……病为本，工为标，标本不得，邪气不服，此之谓也。"

对"病为本，工为标，标本不得，邪气不服"几句，各家解释不一，凌耀星认为正确的答案要从本篇原文里去找。原文有云："帝曰，形弊血尽而功不立者何？岐伯曰，神不使也。帝曰，何谓神不使？岐伯曰，针石，道也。精神不进，志意不治，故病不可愈。今精坏神去，荣卫卫不可复收。何者？嗜欲无穷，而忧患不止，精气弛坏，荣泣卫除，故神去之而病不愈也。"原文强调针石之类，只是治疗工具，而是否能"立功"，关键在于人体之"神"的"使"与"不使"。疾病到了"形弊血尽""精坏神去"，即"神不使"的地步，则纵有良药神针亦无济于事了。正如张景岳所

注："凡治病之道,攻邪在乎针药,行药在乎神气,故治施于外,则神应于中,使之升则升,使之降则降,是其神之可使也。若以药剂治其内而脏气不应,针艾治其外而经气不应,此其神气已去,而无可使矣。虽竭力治之,终成虚废已尔,是即所谓不使也。"凌耀星认为这里所谓"神",可以理解为机体对药物、针艾等的反应。任何药物及医疗措施都必须通过机体本身的作用才能发挥疗效,如果机体不起作用,对药物、针艾等丝毫没有反应,即是"神不使",也就是"标本不得,邪气不服",故病不可愈。

（三）关于持脉之大法的认识

《素问·脉要精微论篇》："故曰知内者按而纪之,知外者终而始之。此六者,持脉之大法。"这是一句总结性的话。究竟哪六者是持脉之大法呢?自古迄今所有注释几乎都以此与上一段原文"春日浮,如鱼之游在波;夏日在肤,泛泛乎万物有余;秋日下肤,蛰虫将去;冬日在骨,蛰虫周密,君子居室"联在一起。认为此六者即是"春、夏、秋、冬、内、外"。至于对"内、外"的理解,则有所不同。如王冰说："知内者,谓知脉气;知外者,谓知色象。"张景岳说："内言脏气,外言经气。"张志聪则以为内指脏腑,外指四时。凌耀星提出持脉大法应包括以下六点。

1. 诊法常以平旦　原文云："诊法常以平旦,阴气未动,阳气未散,饮食未进,经脉未盛,络脉调匀,气血未乱,故乃可诊有过之脉。"指出天明人初醒时最能反映真实的脉象,时间、饮食、情志、动作等都能影响经脉气血的运行和脉象。以此指导人们在诊脉时必须考虑这些因素,并尽可能避免和减少这些干扰。

2. 脉象主病　原文云："夫脉者,血之府也。长则气治,短则气病,数则烦心,大则病进。"脉为血之府,气行则血行。脉象可以反映人体脏腑经络气血的变化和邪正斗争的形势。什么脉象主什么病变,是持脉必须掌握的基本知识。

3. 四诊合参　原文云："切脉动静,而视精明,察五色,观五脏有余不足,六腑强弱,形之盛衰,以此参伍,决死生之分。"原文并提出在诊脉的同时,必须结合患者的整体情况,包括观察患者的眼睛、面色、神志、体态、异常证候、听声音、呼吸及语言,询问饮食及大小便情况等,指出了必须四诊合参,全面了解病情,才能得出正确诊断。

4. 脉应四时　原文云："四变之动,脉与之上下。"四时季节因气候、日照、温度、湿度等差异,人的脉象也相应地有些变化,故有"春弦、夏钩、秋毛、冬石"之说。常见夏季脉象偏浮大,冬季偏沉细。虽然变化不甚明显,确是客观存在,在诊脉时必须考虑这些因素。这是天人相应统一整体观在诊断方面的具体体现。

5. 虚静为保　原文云："持脉有道,虚静为保。"这是指医生在诊脉时应有的正确态度。因为脉象是精细微妙的。医生诊脉必须排除杂念,全神贯注,悉心体会,才能掌握它。

6. 脉合阴阳　原文云："是故声合五音,色合五行,脉合阴阳。"指出诊脉必须掌握阴阳五行之理,尤以阴阳为要。这一观点亦常见于其他各篇中。如:"察色按脉,先别阴阳。""脉从阴阳病易已,脉逆阴阳病难已。"这是说脉分阴阳,证亦分阴阳,脉证阴阳相从为顺,相逆为凶。"脉有阴阳,知阳者知阴,知阴者知阳。所谓阴者,真藏也,见则为败,败必死也。所谓阳者,胃脘之阳也。别于阳者,知病处也;别于阴者,知死生之期。"这是从脉象中有无胃气来判断预后吉凶。

以上六者,既考虑到人与自然的关系,又着重在人体本身的整体情况。亦即所谓"知内者按而纪之,知外者终而始之",都是重要法则,堪称持脉之大法。

（四）对于肝不弦、肾不石解惑

《素问·平人气象论篇》:"人以水谷为本,故人绝水谷则死,脉无胃气亦死。所谓无胃气者,但得真藏脉,不得胃气也。所谓脉不得胃气者,肝不弦,肾不石也。"

对文中"肝不弦,肾不石"两句,诸家注释均不能贴切经义,凌耀星经过仔细研究,分析《内经》原文,结合古代经典语言规律,于此提出一些看法。凌耀星认为"不"通常是用作否定副词,表示对事物的否定。但在古代,"不"字也常作为语助词。如《左传·成公八年》引《诗经》"恺悌君子,遐不作人",杜预注云"不,语助"。清代马瑞辰云:"《诗经》:'不敢不难'两'不'字皆语词。"（《毛诗传笺通释》卷十二）。"不"作为语助词,就失去了否定的意义。这种用法在《诗经》里屡见不鲜。如《桑扈传》"不多,多也"。《文王》"有周不显"传:"不显,显也。"其他如"不宁,宁也""不康,康也""不惊,惊也""不盈,盈也"等,不胜枚举。《尚书·西伯戡黎》"我生不有命在天",孔安国传:"言我生有寿命在天。"《小尔雅·广训》:"不承,承也。"以上"不"字均为语助词。"肝不弦,肾不石"的两个"不"字也属于语助词,意即"肝弦,肾石"。这两句续在"所谓无胃气者,但得真藏脉,不得胃气也"之后,说明脉象只见弦、石,而不见胃气,即"肝但弦,肾但石"之意,不加"但"字是省文。又查"不"通"丕",大也。《诗经·周颂》云:"不显不承"。《周书·君牙》有"丕显哉,文王谟! 丕承哉,武王烈"。可见"不显"即"丕显","不承"即"丕承"。如本文"不"训作"丕",解作"大",则"肝不弦,肾不石"可解为"肝大弦,肾大石",于理亦明。

七、从《内经》中归纳脏腑辨证规律

《内经》从不同角度,既原则又具体地展示了根据藏象理论进行辨证论治的内容,这是古代医家长期医疗实践中不断摸索、不断总结的经验结晶,几千年来指导着临床实践,形成了中医学在认识和处理疾病时独特的思想方法,为中医的辨证论治奠定了理论基础。

(一)从病因的角度,辨病在何脏何腑

任何疾病的发生均有原因。《内经》反复强调诊病首先必须询问病史,了解疾病起始之因。如《素问·三部九候论篇》:"必审问其所始病,与今之所方病,而后各切循其脉。"《素问·征四失论篇》:"诊病不问其始,忧患饮食之失节,起居之过度,或伤于毒,不先言此,卒持寸口,何病能中。"从正反两方面突出掌握病因的重要性。不同病因,伤害人体有各自相异的侵袭途径。换言之,即各种病因对内脏的损伤有一定的选择性。因此,掌握致病之因,在一定程度上有助于辨别疾病在何脏何腑。举例如下。

《灵枢·邪气脏腑病形》:"黄帝曰,邪之中人脏奈何?岐伯曰,愁忧恐惧则伤心,形寒寒饮则伤肺……有所堕坠,恶血留内,若有所大怒,气上而不下,积于胁下,则伤肝。有所击仆,若醉入房,汗出当风,则伤脾。有所用力举重,若入房过度,汗出浴水,则伤肾。"

(二)从证候特征,辨病在何脏何腑

脏腑各有不同生理功能和病理变化。每一脏腑所呈现的证候,无不由此发生而具有各自的特征。医者即据以分辨病变所属脏腑。《内经》作者对各脏腑的特殊证候,作了不少描述和归纳,这是脏腑辨证的理论基础。如五脏病候举例:

《灵枢·五邪》:"邪在肺,则病皮肤痛,寒热,上气喘,汗出,咳动肩背。取之膺中外腧,背三节五脏之傍,以手疾按之。快然,乃刺之。取之缺盆中以越之。邪在肝,则两胁中痛,寒中,恶血在内,行善掣,节时脚肿。取之行间,以引胁下,补三里以温胃中,取血脉以散恶血,取耳间青脉,以去其掣。邪在脾胃,则病肌肉痛。阳气有余,阴气不足,则热中善饥;阳气不足,阴气有余,则寒中肠鸣、腹痛;阴阳俱有余,若俱不足,则有寒有热。皆调于三里。邪在肾,则病骨痛,阴痹。阴痹者,按之而不得,腹胀,腰痛,大便难,肩、背、颈、项痛,时眩。取之涌泉、昆仑,视有血者尽取之。邪在心,则病心痛喜悲,时眩仆。视有余不足,而调之其输也。"

如六腑病候举例：

《灵枢·邪气脏腑病形》："黄帝曰，愿闻六腑之病。岐伯曰……大肠病者，肠中切痛而鸣濯濯，冬日重感于寒即泄，当脐而痛，不能久立，与胃同候，取巨虚上廉。胃病者，腹䐜胀，胃脘当心而痛，上支两胁，膈咽不通，食饮不下，取之三里也。小肠病者，小腹痛，腰脊控睾而痛，时窘之后，当耳前热，若寒甚，若独肩上热甚，及手小指次指之间热，若脉陷者，此其候也，手太阳病也，取之巨虚下廉。三焦病者，腹气满，小腹尤坚，不得小便，窘急，溢则水，留即为胀，候在足太阳之外大络，大络在太阳、少阳之间，亦见于脉，取委阳。膀胱病者，小腹偏肿而痛，以手按之，即欲小便而不得，肩上热，若脉陷，及足小指外廉及胫踝后皆热。若脉陷，取委中央。胆病者，善太息，口苦，呕宿汁，心下澹澹，恐人将捕之，嗌中吤吤然，数唾。在足少阳之本末，亦视其脉之陷下者，灸之；其寒热者，取阳陵泉。"

（三）一种症状应分辨不同的脏腑所属

每一脏腑病变各有其特殊证候，已如前述，但其中亦有相同者，因此，同一证候亦可见于不同的脏腑病变。当然，这种相同的证候，其病机和治疗是不同的，此亦属于脏腑辨证的范围。举例如下。

《素问·咳论篇》："黄帝问曰，肺之令人咳，何也？岐伯对曰，五脏六腑皆令人咳，非独肺也……帝曰：何以异之？岐伯曰：肺咳之状，咳而喘息有音，甚则唾血。心咳之状，咳则心痛，喉中介介如梗状，甚则咽肿喉痹。肝咳之状，咳则两胁下痛，甚则不可以转，转则两胠下满。脾咳之状，咳则右胁下痛，阴阴引肩背，甚则不可以动，动则咳剧。肾咳之状，咳则腰背相引而痛，甚则咳涎。""胃咳之状，咳而呕，呕甚则长虫出……胆咳之状，咳呕胆汁……大肠咳状，咳而遗矢……小肠咳状，咳而失气，气与咳俱失……膀胱咳状，咳而遗溺……三焦咳状，咳而腹满，不欲食饮，此皆聚于胃，关于肺，使人多涕唾而面浮肿气逆也。"

（四）一种病机可发生在不同脏腑

凡气血运行失常，太过、不及，寒、热、虚、实等，都是病机。同一种病机可发生在不同脏腑，而表现为该脏腑的功能异常，便呈现各种不同症状。透过这些形形色色的现象，辨析其病机的实质进行治疗，由于病机相同，其治疗原则大同小异。这是脏腑辨证论治的又一方面。《内经》中有关这方面的内容较为丰富，略举数例如下。

《素问·痹论篇》:"凡痹之客五脏者,肺痹者,烦满喘而呕。心痹者,脉不通,烦则心下鼓,暴上气而喘,嗌干善噫,厥气上则恐。肝痹者,夜卧则惊,多饮数小便,上为引如怀。肾痹者,善胀,尻以代踵,脊以代头。脾痹者,四肢解堕,发咳呕汁,上为大塞。肠痹者,数饮而出不得,中气喘争,时发飧泄。胞痹者,少腹膀胱按之内痛,若沃以汤,涩于小便,上为清涕。"

（五）疾病发展过程中的脏腑辨证

任何事物都是在不断发展的,疾病也不例外。当疾病发生之后,它不是一成不变的,脏腑之间,可以相互影响,相互传变,其症状表现也随之而有所变化。如《素问·热论篇》:"伤寒一日,巨阳受之,故头项痛,腰脊强。二日阳明受之,阳明主肉,其脉挟鼻,络于目,故身热,目疼而鼻干,不得卧也。三日少阳受之,少阳主胆,其脉循胁络于耳,故胸胁痛而耳聋。"这是热病发展过程中,对各阶段症状进行经络辨证的纪实。在《内经》中亦有疾病各阶段症状进行脏腑辨证论治的。

八、独取寸口,脉证相参的辨证整体观

独取寸口的切脉诊法,虽在《内经》中已有提出,而实首创于《难经》。有几点应予肯定:

（1）《难经》在古代十二经皆有动脉、全身三部九候切脉诊断的基础上,单独选择两寸口手太阴经动脉作为切脉部位,提出了寸口脉为"脉之大要会""五脏六腑之所终始"的理论,首创寸、关、尺三部定位,及三部各有浮、中、沉的三部九候诊法,又提出"脉有三部,部有四经",确定了十二经在寸、关、尺的相应部位等一整套切脉诊断法。由于寸口反应灵敏,简单方便,只切手腕,不及其他各部,在封建社会尤具其优越性,因此能得到普遍的推广和应用,从而取代了全身诊脉法。这是脉学史上的一个重要突破,为我国脉学的发展,开拓了道路。直至今日,仍为中医临床切脉的基本方法,作为诊察和判断疾病的重要手段,构成中医学中的一大特色,这是《难经》对中医学术的杰出贡献。

（2）提出望、闻、问、切各种诊法的诊察范围和诊断价值。如观察毛发、皮肉、筋骨、唇舌、睾丸、津液、血脉、面色、目、神志,以及汗液等的变化,以测候经脉、脏腑病变、发展趋势、预后吉凶。通过问诊了解患者的自我感觉、喜与恶,发病情况,以及其他各种证候表现,以判断病位、病性和病机。通过切按脉象,以掌

握患者的阴阳虚实,脏腑寒热,太过不及,邪正刚柔,病情进退以及元气的存亡等。通过按诊以辨别积之部位,气之聚散,动静范围等。

在此基础上《难经》强调各种诊法的相互参照。如《难经·十三难》:"色与脉当相参应。""五脏各有声、色、臭、味,当与寸口、尺内(指尺肤诊)相应。"《难经·十八难》:"脉不应病,病不应脉,是为死病也。"视相应与否以判断预后。并根据具体情况,或从脉,或从证。如《难经·十七难》曰:"诊病若吐血,复鼽衄血者,脉当沉细,而反浮大而牢者,死也。病若谵言妄语,身当有热,脉当洪大,而反手足厥逆,脉沉细而微者,死也。病若大腹而泄者,脉当微细而涩,反紧大而滑者,死也。"这里《难经》强调了脉诊的重要性。而《难经·十六难》则提出"假令得心脉,其外证:面赤,口干,喜笑;其内证:脐上有动气,按之牢若痛;其病:烦心,心痛,掌中热而哕。有是者心也,无是者非也"。其他四脏病从略。认为即使诊得某脏之脉,还必须结合其他一系列内证、外证和病候才能作出是否某脏之病的诊断,在此又突出了证的重要性。这些理论对后世"舍证从脉,舍脉从诊"的诊断原则,颇有启迪,体现了辨证的整体观。

九、以肾(命门)—气(原气)—三焦为轴心的整体生命观

突出肾(命门)元气为根本,三焦为别使的生理病理学说,是《难经》独特的理论体系。它贯穿于生理、病理、诊断、治疗等各个方面,反映了《难经》对生命的基本观点。

(一)元气为生命之根本。

《难经·十四难》曰:"上部有脉,下部无脉,其人当吐,不吐者死。上部无脉,下部有脉,虽困无能为害。所以然者,人之有尺,譬如树之有根,枝叶虽枯槁,根本将自生,脉有根本,人有元气,故知不死。"指出元气为生死之所系,生命之根本。元气之存亡,反映在寸口脉之下部——尺部。

(二)生气之原在肾间动气

寸口脉之下部为足少阴肾所主,下部无脉主要反映了肾气枯绝。所以《难经·八难》曰:"所谓生气之原者,谓十二经之根本也,谓肾间动气也。此五脏六腑之本,十二经脉之根,呼吸之门,三焦之原,一名守邪之神。故气者人之根本也。根绝则茎叶枯矣。""生气"即元(原)气,人身十二经五脏六腑之生命元气由肾间发动,故称为"原"。

（三）命门系原气,其气与肾通

《难经·三十六难》曰:"肾有两脏。""其左者为肾,右者为命门。命门者,诸精神之所舍,原气之所系也。男子以藏精,女予以系胞。"《难经·三十九难》:"其气与肾通。"命门与肾,实一而二,二而一,原不可分割。

（四）三焦为原气之别使

原气来源于水谷精气,人在生命活动中,不断消耗,不断补充,生生不息。这一过程通过三焦以完成。《难经·三十一难》云:"三焦者,水谷之道路,气之所终始也。上焦者……主内而不出。""中焦者……主腐熟水谷。""下焦者……主分别清浊,主出而不内,以传导也。"三焦化生之元气,成为生气之原的动气,由三焦为之行使布敷于十二经五脏六腑,故《难经·八难》指出肾间动气亦为"三焦之原"。《难经·六十六难》则云:"三焦者,原气之别使,主通行三气,经历于五脏六腑。"三焦的功能如此广泛而重要,关系于一身元气之来源与行使,所以说它"主持诸气,有名而无形,并以'原'作为三焦之尊号"。

（五）原气之所止,为十二经原穴

人之原气由肾间发动,通过三焦之主持,行使于经脉脏腑。在行使过程中,原气留止之处,称为"原穴。"即《难经·六十六难》所云:"五脏俞者,三焦之所行,气之所留止也……故所止辄为原。五脏六腑之有所病者,皆取其原也。"该《难经》文详列十二经原穴的名称。原穴能治脏腑之病,成为临床常用的重要腧穴。

综上所述,《难经》中以肾(命门)—元气(原气)—三焦为轴心的生命观,贯穿于各方面,自成系统,这一理论开命门学说的先河,对历代医家产生极为深远的影响。如华佗:"肾者,精神之舍,性命之根……肾气绝则不尽其天命。"明代虞抟云:"夫人有生之初,先生二肾,号曰命门,元气之所司,性命之所系焉。是故肾元盛则寿延,肾元衰则寿夭,此一定之理也。"张景岳云:"命门为精血之海……为五脏六腑之本,为元气之根。""一阳之元气,必自下而升,而三焦普获,乃各见其候……此以三焦论火候,则各有所司,而皆归之命门……此实生生之本也。"诸家之论,显然渊源于《难经》。

十、以五行生克规律为指导的整体防治观

五行学说在《难经》中应用较多,尤其突出在运用五行生克规律指导针刺的防病与治病原则,为《难经》以前现存古籍所未见。论述如下。

（一）经脉与俞穴的五行属性和生克关系

十二经脉与十二脏腑各有五行所属,且各有生克关系,同时十二经的井、荥、俞、经、合诸穴亦各具五行属性,其阴经、阳经的俞穴五行互不相同。如《难经·六十四难》云:"阴井木,阳井金;阴荥火,阳荥水;阴俞土,阳俞木;阴经金,阳经火;阴合水,阳合土。阴阳皆不同。"

（二）以五行解释疾病的发生和传变规律

疾病的发生,有本脏本经受邪,亦可由他脏、他经传变而得。其传变的规律,有按五行相生关系,亦有按五行相克规律。如《难经·五十三难》曰:"心病传肺,肺传肝,肝传脾,脾传肾,肾传心。"为"传其所胜"。"心病传脾,脾传肺,肺传肾,肾传肝,肝传心,是母子相传。"按相生传者生,按相克传者预后不良。

（三）以五行生克规律指导补泻原则

其一,《难经·六十九难》曰:"实者泻其子,虚者补其母,当先补之,然后泻之。"病由他经、他脏传变而得者,取其母经或子经的俞穴。如手少阴心属火,病实则泻其子经足太阴脾经,病虚则补其母经足厥阴肝经。但如果是正经自生病,不中他邪者,则取本经的母穴或子穴。如《难经·七十九难》:"假令心病,泻手心主俞,是谓迎而夺之者也,补手心主井,是谓随而济之者也。"手心主代手少阴,属火,阴俞土为火之子,阴井木为火之母。

其二,《难经·七十五难》曰:"东方实,西方虚,泻南方,补北方。"这是举肝实肺虚为例,治疗时,不直接泻肝木,补肺金,而根据"子能令母实,母能令子虚"的原则,采取泻肝木之子心火,补肝木之母肾水,以治肝实;补肺金之子肾水,以治肺虚,从而达到调治之目的。

其三,肝病实脾。《难经·七十七难》曰:"所谓治未病者,见肝之病,则知肝当传之于脾,故先实其脾气,无令得受肝之邪,故曰治未病焉。"这是按五行相克关系,预测疾病之传变,对可能受病之脏采取措施,以防止疾病的发展。

以上根据五行生克关系,所提种种治病、防病原则,虽属举例,而能启示读者,举一反三,树立整体联系的防治观点和随机灵活的思维方法,是有指导意义的。

十一、天人相应的内外统一整体观

天人相应整体观,是中医学的基本观点。早在《内经》就有"与天地相应,与四时相副,人参天地""人以天地之气生,四时之法成"等论述。《难经》全书中,也贯穿了这一思想。

（一）脉象与季节的关系

人的脉象常随时令季节的更迭而有差异。如以一年分为六个时段,《难经·七难》曰"冬至之后,得甲子少阳王,复得甲子阳明王,复得甲子太阳王",与自然界阴阳消长相应,各时段都有当令的王脉。"少阳之至,乍大乍小,乍短乍长,阳明之至,浮大而短,太阳之至,洪大而长……"如以一年分为四季,亦有四时不同的脉象,《难经·十五难》曰:"春脉弦,夏脉钩,秋脉毛,冬脉石。"。

（二）疾病与季节关系

《难经·七十四难》曰:"肝、心、脾、肺、肾……四时有数,而并系于春、夏、秋、冬者也。"四季中五脏各有王时,《难经·五十六难》曰:"王者不受邪。"如季夏脾王不受邪,夏季心王不受邪等。而五脏之积的得病,多于其脏相胜之月日,如"肝之积肥气……以季夏戊己日得之",为木克土,"心之积伏梁……以秋庚辛日得之",为火克金等。当经脉气绝,则多死于其所不胜之时日,如《难经·二十四难》指出"足少阴气绝……戊日笃,己日死",为土克水;"足太阴气绝……甲日笃,乙日死",为木克土等。

（三）针刺治疗与季节变化相应

人的经脉之气循环周流,亦随季节气候而变化。针刺治疗时,进针深浅,必须与时令相应。《难经·七十难》曰:"春夏者,阳气在上,人气亦在上,故当浅取之;秋冬者,阳气在下,人气亦在下,故当深取之。"

由于十二经的井、荥、俞、经、合诸穴,亦与四季相应,如《难经·六十五难》曰:"所出为井,井者东方春也,万物之始生,故言所出为井也。所入为合,合者北方冬也,阳气入脏,故言所入为合也。"所以针刺取穴时,《难经·七十四难》曰:"春刺井,夏刺荥,季夏刺俞,秋刺经,冬刺合。"以上体现了人与自然界内外环境的统一整体观。

《难经》限于历史的条件,其中也存在着一些不情不实的内容,但它的成就和贡献仍是主要的。为此后世医家把《内经》《难经》《伤寒杂病论》《神农本草经》列为四大经著作,是有一定理由的。

第二节　临床发挥应用之蠡测

一、"攻、补、调、导"抗肿瘤

据 2012 年统计中国恶性肿瘤世界标化发病率为 187.8/10 万人,高于世界平均水平(182.0/10 万人),国家排序第六十五位,中国恶性肿瘤世界标化死亡率为 111.3/10 万人,高于世界平均水平(102.4/10 万人),国家排序第四十五位。中国男性肺癌、胃癌、肝癌、食管癌、胰腺癌、脑与中枢神经系统肿瘤,女性肺癌、胃癌、肝癌、食管癌和甲状腺癌发病率均高于世界平均水平。中国恶性肿瘤发病例数占世界发病例数的 25.5%,其中肺癌、肝癌、胃癌、食管癌、甲状腺癌、脑与中枢神经系统肿瘤的世界比重超过了 34.0%,中国恶性肿瘤死亡例数占世界死亡例数的 26.7%,肺癌、肝癌、胃癌、食管癌的世界比重超过了 35.0%。恶性肿瘤已严重威胁中国居民健康和社会发展。为了征服恶性肿瘤,提高 5 年存活率,全世界医学和科学工作者都进行了大力研究,并取得长足的进步。凌耀星认为中医具有整体调治、扶正抗癌、保护机体、改变机体内环境及毒副作用小等独特的优越性,是一支不可轻视的重要力量。

凌耀星指出虽各种恶性肿瘤有其自己的特殊性,但中医治癌有一个特点,那就是首先在万变之中着重找出它们中万变不离其宗的"宗",也就是《内经》所说的"知其要者,一言而终,不知其要,流散无穷"。只有抓住癌症发病机制的共性,然后在共性的基础上,再结合各个病种和具体患者的特殊性,就可以挈其要领,明辨主次。凌耀星认为癌症的共同特点就是"局部为实,整体为虚"。

何为"局部为实"呢?凌耀星指出《内经》中提到"厥气生足悗,悗生胫寒,胫寒则血脉凝涩,血脉凝涩则寒气上入于肠胃,入于肠胃则䐜胀,䐜胀则肠外之汁沫迫聚不得散,日以成积。卒然多食饮则肠满,起居不节,用力过度,则络脉伤。阳络伤则血外溢,血外溢则衄血;阴络伤则血内溢,血内溢则后血。肠胃之络伤,则血溢于肠外,肠外有寒,汁沫与血相抟,则并合凝聚不得散,而积成矣。卒然外中于寒,若内伤于忧怒,则气上逆,气上逆则六输不通,温气不行,凝血蕴里而不散,津液涩渗,著而不去,而积皆成矣"(《灵枢·百病始生》)。"有新积,痛可移者,易已也;积不痛,难已也。"(《灵枢·卫气》)文章所讲虽只是腹腔肿瘤,却道出了一般肿瘤发病的共同机制,其中包括良性肿瘤和病程较久、固着不移、不痛、难治难愈的恶性肿瘤。发病的原因有外来寒邪,内有厥气,饮食不当,起居不节,劳伤血络,内伤忧思郁怒等。发病的机制是各种致病因素作用于机体,再加诱发因素,引起气机逆乱,经脉运行失常。逆乱之气,离经之血,渗出之液,外来之邪胶结凝滞,蕴裹不散,固着不移,日积月累,逐渐增大而成。所以目前中医所认为恶性肿瘤的病机乃气滞、血瘀、痰湿与邪毒胶结而成。实质性的肿瘤本身是实证。

在《内经》中提道"正气存内,邪不可干""邪之所凑,其气必虚",所以癌症多见于年龄偏大,体弱有病,或有亏损之人。由于正气不足,为癌瘤的生长创造了条件,而癌瘤的迅猛发展,又进一步耗伤元气精血。全身的虚衰与局部癌瘤组织的增长,不仅同时存在,且互为因果,形成恶性循环,到晚期尤为突出。所以说"整体为虚"。

凌耀星从事《内经》研究数十年,对此深有体悟。她结合临床实践对于癌症的治疗摸索出了一整套颇为独到的个人经验,即"攻、补、调、导",并将之运用于肿瘤病证的治疗,每获良效。

(一)攻:攻局部之实

《灵枢·百病始生》云:"积之始生,得寒乃生,厥乃成积也。"这里的寒不仅指寒邪,更广义地讲,应该包含了所有致癌症的外邪。凌耀星认为,致癌症发病的外邪较一般的六淫之气更为强横,当为毒邪也,故治疗上当以解毒攻邪为先,宜用攻法,即根"结者散之,留者攻之,坚者削之,客者除之"的治疗原则。针对气滞、血瘀、痰凝、湿聚、寒结、热毒的病机,采用利气、祛瘀、涤痰、化湿、软坚、散结、温阳、逐寒、清热、解毒等药物,辨证择宜而用。这些药物中,据现代药理研究,很多具有抗癌抑癌作用。

(二)补:补整体之虚

《素问·刺法论篇》有云"正气存内,邪不可干",《灵枢·百病始生》亦提出"两虚相得,乃客其形",即不仅有外邪,关键是人体正气不足,才可能构成积证发病的条件。凌耀星临证治疗癌症时强调扶正固本,且以健运脾胃为重。代表药物为人参、白术、黄芪三味,尤其是病情已被控制,进行巩固性治疗的患者,此三味药物几乎每方必用。在中药宝库中有许多补益药,能扶正固本,强身保健。值得注意的是在前人论述疑似癌症的时候都强调脾肾两脏。如窦汉卿治茧唇的经验:"积热伤脾而肾水枯竭……唯补肾水、生脾血,则肿自消。"明代张景岳论积聚："脾肾不足及虚弱之人多积聚之病……从缓治只宜专培脾肾固其本。"人体抗病的正气称为"卫气"，它根源于肾，生化于脾，布敷于肺，目前在癌症治疗中扶正固本首先是益气健脾补肾。近年来免疫学发展，认识到癌肿的发病与本身免疫功能衰退、免疫监视能力低下关系密切。凡中医辨证肺、脾、肾二脏不足者，其免疫指标均有不同程度降低现象，尤以脾肾两脏最为显著。有单位研究证实：许多健脾补肾药能增加白细胞吞噬能力，提高 T 细胞值及淋巴母细胞转化率。补益药除健脾补肾药外，化疗药物毒性大，最易伤肝，中药应予护肝，其他尚有补血、滋阴等均作补益之用。两军对阵，强者胜。所以补法不可缺。

（三）调：调全身阴阳

人体阴阳处于相互协调的动态的平衡状态时，机体运转正常，则正气旺盛，邪不可干。当来自体内外某些因素的干扰，使阴阳平衡遭到破坏，便导致阴阳的偏盛偏衰，使营卫失调，升降失常，或肺失宣肃，肝脾失和，心肾不交，或胃失和降，便秘、泄泻，或小便癃闭，遗尿失禁，或闭经、崩漏，如此等等，无不属于阴阳失调，都可影响人体正气，使抗病免疫功能下降，给癌瘤邪毒滋长窜扰以可乘之机。因此根据具体情况，及时加以调整是很重要的，即所谓"谨察阴阳所在而调之，以平为期"。调治之法，注意标本逆从，寒热盛衰，高者抑之，下者举之，虚者补之，实者泻之，或温或凉，或散或收，或缓或急，或通或涩，或升或降，辨证施治，拨乱反正，使整体阴阳恢复正常的协调和动态平衡。从这个意义上讲，不论何种性能或作用的药物，只要辨证正确，使用适当，都能有助于脏腑经络气血的改善，从而起到提高免疫能力和抗癌能力的扶正作用。

（四）导：思想劝导

人类有思想。人的思想、情绪、意志等心理活动对疾病的发生、发展、预后及治疗效果影响极大。中医一向重视人的心理精神因素。正如《内经》所说："志意和则精神专直，魂魄不散，悔怒不起，五脏不受邪矣。"（《灵枢·本脏》）。"精神不进，志意不治，故病不可愈。"（《素问·汤液醪醴论篇》）。人一旦得了癌症，往往会想到离死期不远而忧愁抑郁，消沉悲观。这种情绪对疾病的康复非常有害。所以医生必须利用患者对医生的信任，做细致的思想工作，进行劝导，这就是说医生既要治病，也要治人。从医理上分析他的有利条件，举些至今存活的有效病例，证明癌是可治之症。以鼓励其信心，增强其意志，使其在希望中主动配合医疗，充分发挥其意志的作用，从而调动机体内部积极因素，战胜病魔，提高治疗效果。这里举两个例子。如某女士,26 岁,即将结婚,家具等均已齐备,不料突然发现卵巢癌,进行手术。此时男方悔约离去,她精神上受到巨大打击,万念俱灰。术后不久,病情迅速发展,直肠转移,膀胱转移,而过早去世。而另一位女士,16岁时患上颚混合瘤癌变中等恶性,两肺转移,10 年内 5 次手术,容貌严重毁损。痛不欲生。幸男友蔡君毅然与她结婚,爱护备至,同时积极治疗,带癌延年。产一子,享受 20 多年家庭幸福。由此可见精神支柱的力量。

以上四种是凌耀星治疗癌症的原则,包括局部与整体,攻邪与扶正,心理与病理。四者不可分割,相辅相成。整体的调整,有助于局部病变的控制,反过来对局部病变的攻治,也有利于整体的改善。

二、疑难杂症,双向调治

凌耀星认为,所谓疑难杂症顾名思义是证候反映疑难,病机矛盾复杂,治疗比较棘手,其病理变化在同一个机体内常常呈现双向性,或湿热同在,或正虚邪实,或升降紊乱,或阴阳两损等。因此采用双向调节法治疗,如寒热并用,邪正兼顾,升降并行,阴阳互调,针对病理变化的双向性差异,结合相反性能的药物,进行矛盾对立面的综合调节,常收桴鼓之效。

如:① 活血化瘀与益气扶正同用。这是针对出现气虚血瘀而采用的虚实并调、攻补兼施的双向调治法。② 养阴补血与温经破血同用。这是针对出现血虚瘀阻、阴损阳病而采用补血活血、养阴温经的双向调治法。常用润其源而通其流,濡其脉而煦其骨,使寒痹从温而通,瘀热得清而化之法治疗寒痹营热、瘀热互阻、营阴受耗、阳气亦亏的类风湿关节炎、血栓闭塞性脉管炎、子宫肌瘤等疑难杂症。③ 健脾升清与和胃降浊同用。这是针对脾胃功能失常,升降之机紊乱,邪浊上犯,中气下陷,而采用升清泄浊、斡旋升降的双向调治法。④ 清热解毒与温阳扶正同用。这是针对出现寒热错杂、邪盛正衰,而采用的温凉并进的双向调节法。⑤ 滋养肾精与温补肾元同用:这是针对肾阳损伤,阴精亦亏而采用水火互济、阴阳双调的双向调节法。

三、防重于治,形与神俱

凌耀星擅长应用《内经》中"治未病"的防治学思想用于亚健康的治疗,倡导防重于治的学术观点。凌耀星擅长膏方调治,人类生活与四时季节气象物候的更迭息息相关。人要生存则必须顺应自然界的变化规律。正如《内经》所说的"人与天地相参也,与日月相应也"(《灵枢·岁露论》);"天覆地载,万物悉备,莫贵于人。人以天地之气生,四时之法成"(《素问·宝命全形论篇》);"天食(音寺,拿东西给人吃)人以五气,地食人以五味,气和而生,津液相成,神乃自生"(《素问·六节藏象论篇》);"夫四时阴阳者,万物之根本也。所以圣人春夏养阳,秋冬养阴,以从其根。故与万物沉浮于生长之门"(《素问·四气调神大论篇》)。因此每至冬令天寒地冻,生物潜藏蛰伏,开始进食滋补之物以备来春劳动之需,流传至今,成为习俗。"补"是中医治法之一。补的目的是增强体质,保证健康,根据中医的观点,人体的脏腑、经络、气血、阴阳在动态消长中能保持平衡,这种动态的平衡就是健康,在《内经》里称为"权衡"。"权"者变也,"权"为秤锤;"衡"者平也,"衡"为秤杆。秤物无论轻重,都可以移动秤锤使之达到平衡。如果年老体衰、精血亏损,由于劳累、饮食、精神及其他各种病因,破坏了机体的正常调节,使体内脏腑、经络、气血、阴阳失去平衡与协调,则以药性之偏来纠治病体之偏,使之恢复正常的"权衡以平"。即所谓"谨察阴阳所在而调之,以平为期"(《素问·至真要大论篇》),"平治于权衡"(《素问·汤液醪醴论篇》),"治在权衡相夺"(《素问·玉版论要篇》)。因此可见"冬令进补"更是一种养生调治,凌耀星在膏方施治中遵循辨证论治原则,"谨察阴阳所在而调之"以期"平治于权衡",取得了良好的临床疗效。

凌耀星直至 91 岁才离开一线临床工作,被人们誉为"杏苑常青树"。她的养生之道,与她毕生从事《内经》的教学和研究是分不开的。她从《内经》"形与神俱而尽终其天年,度百岁乃去"领悟到健康的真谛:健康长寿的人应该是"形与神俱",即在形体、生理上,尤其在精神、心理上都要保持良好的状态。同时,通过解读"心主神明"乃是主宰十二脏腑全身功能和精神活动的最高领导,认识到整个人体所有脏腑组织系统的功能活动,无不通过大脑的调节和控制。因此,她认为,大脑功能健全是健康的主要基础。她的健脑经验主要在多思健脑、合理用脑、运动健脑、睡眠健脑、按摩健脑、饮食健脑、乐观健脑七个方面,并身体力行,致力于养生方法的推广。

四、圆融岐黄,恪守家学,针穴得手而应

凌耀星的远祖凌云在历史上曾是湖州十大名医之一,于明孝宗(1488—

1505)年间奉召至京,被聘为御医。与李时珍一起同列《明史》。凌氏后人世传祖业,尤以针灸而久负盛名。凌耀星曾独创运用点按或指拨"颈臂穴"的方法治疗"手麻"患者 200 例左右。病程最短的仅 10 日,最长的达十几年不等。多数病例在按、拨 1~2 次后,症状即明显减轻或消失。3 个月后,我们随访了部分病例,疗效多比较巩固,少数病例有复发现象。

凌耀星曾以耳穴菜籽压迫法代替耳穴皮内埋针法治疗疼痛,效果显著。她认为耳郭上有许多穴位,它们与全身各内脏、器官、部位、组织各有内在联系。选穴时根据以下原则:在相应疼痛部位取穴;根据中医理论辨证取穴;根据现代医学理论取穴;经验穴。以上各种取穴方法可同时选用。具体的操作方法是在选定的耳穴中心及其边周,以探棒找出敏感压痛点。探测应仔细,用力轻柔而均匀,移动慢而稳,范围小而不离中心,也不要在同一点上反复点压,以免出现假阳性的敏感点而影响疗效。当探棒触及敏感点时,患者可能出现皱眉、眨眼、呼痛或躲让等反应。这时可将探棒稍加用力,使穴位上出现浅压痕,随即右手用尖头小镊子或示、拇两指夹取胶布一角,将菜籽对准压痕中心,左手示指将胶布四周粘定于耳穴上。再用示指轻压菜籽,如果疼痛明显,证明穴位已取准。痛不明显时,可用探棒将菜籽稍稍推移,直至找到原来压痛敏感点为止。

菜籽贴好后,让患者立即自行按压数次,或在耳郭前后两面示、拇指夹住对捏,体会感觉。此后患者每日按捏几次,每次 1~2 min。症状发作时亦需按压,时间可适当延长。若用于安眠者,可在睡前 0.5 h,断续、均匀轻压 5~10 min。菜籽及胶布于症状消失后取下,也可粘至 4~5 日取下。经过治疗后,多数患者按压时有钝痛、刺痛,甚至可以波及耳郭,出现热、胀或血管搏动等感觉。极少数患者疼痛剧烈难忍,可去除最痛处的菜籽,痛即消失。

五、独特的美容观

爱美是每个人的天性,《内经》有云:"女子七岁肾气盛,齿更发长。二七而天癸至,任脉通,太冲脉盛,月事以时下,故有子。三七肾气平均,故真牙生而长极。四七筋骨坚,发长极,身体盛壮。五七阳明脉衰,面始焦,发始堕。六七三阳脉衰于上,面皆焦,发始白。七七任脉虚,太冲脉衰少,天癸竭,地道不通,故形坏而无子也。丈夫八岁肾气实,发长齿更。二八肾气盛,天癸至,精气溢泻,阴阳和,故能有子。三八肾气平均,筋骨劲强,故真牙生而长极。四八筋骨隆盛,肌肉满壮。

五八肾气衰,发堕齿槁。六八阳气衰竭于上,面焦,发鬓颁白。七八肝气衰,筋不能动,天癸竭,精少,肾脏衰,形体皆极。八八则齿发去。肾者主水,受五脏六腑之精而藏之,故五脏盛,乃能泻。"

凌耀星结合《内经》观点,对中医在美容上的作用有着自己的见解。她认识到美容不仅仅是一个局部问题,而应该用中医整体观的思想来看待,当今美容术比较着重于容颜、五官、体态的修饰、治理和改造,不注意或很少考虑整体对局部的影响。与此相比,中医美容具有整体观的特点。任何一个局部,都是整体不可分割的一部分。局部的病变和异常,有可能是整体疾病的反映,那么必须通过整体的调整,才能治愈或改善局部的情况。美容问题也同样如此。在人的一生过程中,皮肤从柔嫩、细腻、滋润、富有弹性,逐步变成粗糙、枯憔、有皱纹、松弛,乃是全身物质、功能渐渐老化的表现。每一条经脉都分属于某一脏腑。当某个内脏有病变,或内脏之间关系失调,经脉气血运行不畅,络脉阻滞,或经脉气血不足,都可以通过经脉反映到面部来。因此经过辨证论治调整脏腑气血,可以达到却病强身、延缓衰老及驻颜美容之目的。许多可影响美容的皮肤病和其他疾病,与人的精神情绪亦常有不可分割的关系。根据中医理论,形体与精神也是一个整体,称为"形神合一"。人的思想意识、情态变化,与内脏功能活动息息相关。七情内伤,可导致内脏功能紊乱和经脉气血运行失常。因保持愉快、开朗、乐观、安定的心情,避免忧郁、烦躁、愤怒、紧张等不良情绪,这也是中医学美容整体观的一个重要方面。

凌耀星身为一代名医,教学、临床学术思想并不是与生俱来,全赖她毕生的刻苦钻研和学习。每一代医学大家在其学术思想的形成过程中,都是在社会文化背景下成长起来的,凌耀星学术思想体系的形成,可以"科学外史观"引证。

在科学史界和科学哲学界历来有"内史论"与"外史论"之争。科学史的"内史"(internal history)指的是科学本身的内部发展历史。"内史论"(internalism)强调科学史研究只应关注科学自身的独立发展,注重科学发展中的逻辑展开、概念框架、方法程序、理论的阐述、实验的完成,以及理论与实验的关系等,关心科学事实在历史中的前后联系,而不考虑社会因素对科学发展的影响,默认科学发展有其自身的内在逻辑。科学史的"外史"(external history)则指社会等因素对科学发展影响的历史。"外史论"(externalism)强调科学史研究应更加关注社会、文化、政治、经济、宗教、军事等环境对科学发展的影响,认为这些环境影响了科学发展的方向和速度,在研究科学史时,把科学的发展置于更复杂的背景中。具体而言,"内外史"之争的焦点在于外部社会因素是否会对科学的发展产生影响,或者说,在科学史的研究中,这些外部影响是否可被研究者忽略。其中,"内史论"者认为,科学的发展有其自身的内在发展逻辑,是不断趋向真理的过程;科学内在的认知概念和认知内容不会受到外部因素的影响,且科学的真理性和内在发展逻辑往往使得其发展的速度和方向也不受外部因素的影响。相反,"外史论"者则坚持认为,尽管科学有其内在的概念和认知内容,但是科学发展的速度和方向,往往是社会因素作用的结果。在其看来,社会的、经济的、宗教的、政治制度的和意识形态的因素,无一不对科学研究主题的变化和科学发展进程的快慢产生重要影响。

然而,在科学知识社会学(sociology of scientific knowledge,SSK)看来,这种讨论的前提是坚持内、外史的彼此对立存在。它认为科学知识是社会建构的产物,要求对科学知识的内容进行社会学分析。由此科学观出发,独立于社会因素影响之外的、纯粹的科学"内史"不复存在,"内史"与"外史"的界限相应地也被消解。

然而在中医医学史的研究中,似乎很少见到类似研究方法的争论。要么是一味埋头于史实的考证与罗列,要么是轻描淡写地加上几句。虽如此,中医源流的发展,却是在很好地诠释着中医学史的发展。而从某种意义上来说,中西方文化其实是相互融会贯通的。

中医药学是一门与自然、人文关系极为密切的一门学科,是一门富有哲学思想的医学。中医学术理论起源于春秋时期,中国古代哲学和医学的结合,逐渐形成了中医理论体系,《内经》奠定了中医基础理论,仲景《伤寒杂病论》的问世确立了中医临床辨证论治体系。随着历史长河的推进,为能满足当时社会健康的需求以及中医学自身研究发展的必要性,形成了诸多的医学家各自自成一体的医学流派。这是中医医学"内史"的发展。然而在探究医学流派的形成过程中,不能不提到"外史观"的问题。盛世修书,在相对和平年代的医家们专研于对经典(《内经》《伤寒论》)的注释,百家争鸣,《伤寒论》的地位也迅速得到提升。在战乱年则另当别论,试举李东垣创立补土派为例,身处动荡社会,饿殍遍野,时医见发热独尊伤寒,因循守旧,重伤元气,误治致死的为数不少,李东垣创立脾胃学说而活人无数。又以温病学派的形成为例,到了清代,华夏文明的政治、经济、文化中心向南方迁移,南北自然环境、生活方式迥异于北方,因此疾病谱也发生了巨变,叶、薛、吴、王为代表的温病学得以丰富中医学学说。

凌耀星自幼耳濡目染于家学,深厚的中医经典功底,造就了在中医学领域的领先地位。时过境迁,只能揣测凌耀星在中华人民共和国成立前后开业经营诊所时,所诊治患者以外感病、内伤脾胃病为主。进入上海中医学院(今上海中医药大学),转而执教《内经》为重心,并将毕生职业生涯倾注于此。凌耀星退休后应邀出诊岳阳医院,此时所诊治的患者则随着经济、文化、生活方式的变化发展,以慢性病为主;疾病谱的改变也影响着凌耀星的学术思想,癌症发病率的不断攀升,促使凌耀星对此进行了深入的思考,结合《内经》理论,创立了"攻、补、调、导"治疗肿瘤的交响曲。

第三节 景岳学说研究

凌耀星毕生潜心岐黄,除了对《内经》《难经》经典缕析神悟外,对后世诸多医家的学术颇有研究,尤其对景岳医学的钻研,多有著述。以下是她对张景岳学术的核心内容温补学说、八阵八略的提纲挈领的概括,以明于后学。

一、《类经》简介

明代张景岳撰,是全部《内经》的注释本。张氏鉴于经文深奥,而王冰等各家注释或"遗漏复不少"(《类经·自序》,下同),或"顺文敷衍"而"难者仍未能明,精处仍不能发",尤其是"有互见深藏而不便检阅者""于是乎详求其法,则唯有尽易旧制,颠倒一番,从类分门,然后附意阐发,庶晰其米。"他把《内经》的篇章次序打乱,重新分门别类,进行编纂,故名《类经》。通过张氏一番整理归类,使《内经》理论的系统性充分体现出来,确实做到"条理分,纲目举,晦者明,隐者见",对后世学习《内经》者大有神益。

《类经》成书于明天启四年(1624 年),有天德堂刊本传于世,此外尚有 1919 年上海千顷堂石印本及 1957 年金阎童涌泉刊本的影印本等。

【内容提要】

全书将《内经》原文按理论分为:摄生、阴阳、藏象、脉色、经络、标本、气味、论治、疾病、针刺、运气、会通十二类。前十一类中又根据内容分为 349 篇,"会通"类乃索引性质,摘录《内经》中理论性较强或实用价值较大的文句,编为摄生、阴阳五行、奇恒、疾病等十二篇,其中疾病一篇又分列阴阳病、脏腑经络病、时气病……死证等三十种病,每段文句下均注明见于前面哪一类、哪些篇,查阅极为方便。如会通类藏象篇中有"神"一项,他搜集《素问》《灵枢》两书中有关"神"的原文达86条之多,使读者对《内经》中有关"神"的概念一目了然,实大有助于学习与写作。

景岳注释,用词精确,说理透达,理论联系实际。如对原文"阴阳者,天地之道也"注云:"道者,阴阳之理也,阴阳者,一分为二也。"对"阳生阴长,阳杀阴藏"注云:"此于对待之中,而复有互藏之道,所谓独阳不生,独阴不成也。"可见其对阴阳哲理有深切体会。在注释《素问·咳论篇》时详析咳嗽之属于外感内伤、虚实寒热、久新动静、气火痰湿、原发续发以及治则宜忌等,以自己的临证心得,阐发《内经》理论。又如对"诊可十全,不失人情"(《素问·方盛衰论篇》)一句的注文长达2 000多字,对患者的素质、性格、心情、生活条件、社会地位、习俗、医生对望闻问切四诊之掌握运用,以及世故人情等剖析入微,尽是经验之谈。

《类经图翼》十一卷。对运气、经络等"义有深邃而言不能赅"的《内经》理论,用图解配以文字进行阐述,使复杂的运气变化能规律化,难见的经络路线能形象化,达到执简驭繁的效果。末卷《针灸要览》收录十四经针灸要穴歌及诸证灸法要穴,亦切实用。

《类经附翼》四卷。前二卷《医易》《律原》分析易理及音学与医理的关系。《求正录》一卷是阐发作者既重阳气,亦重阴精学术观点的代表之作。卷四附前人的针灸诸赋。

【作者简介】

张景岳(1563—1640),名介宾,字会卿,自号通一子,浙江会稽(今绍兴市)人,是我国医学史上温补学派的代表人物。年十三随父寿峰至北京,从金梦石学医。他精研《内经》,通晓易理,富辩证思想,有丰富临床经验,博学多才,能文善辩。其主要学术观点是阳非有余,阴常不足,治病长于温补,慎用攻伐,辨证精确,用药果断。著作除《类经》《类经图翼》《类经附翼》外,有《景岳全书》六十四卷,包罗临床各科,从基础理论到方剂本草,洋洋百万余言,有不少独特见解。是目前中医的重要参考书籍。此外,尚著有《质疑录》一卷,内辑录小品医论45篇,质正疑难,阐述其学术观点。或有考证认为《质疑录》并非张氏所撰。

二、略论张景岳的温补学说

张景岳为我国医学史上温补学派的核心人物。著有《类经》《景岳全书》《质疑录》等，颇为医界所推崇，对我国医学的贡献颇巨。

他的温补学说，受薛立斋、李东垣、许叔微的影响较大。当时，刘河间的"六气皆从火化"和朱丹溪的"阴虚火动"等学说，盛行于世，一般后学的人，没有很好地领会刘、朱学说的精神实质，每多拘守成方成法，太用寒凉，不顾正气，于是流弊迭出。景岳有鉴于此，为了扭转这种情况，对刘、朱等寒凉学派攻击不遗余力。尝言："使刘朱之言不息，轩岐之泽不彰，是诚斯道之大魔，亦生民之厄运也。"在《景岳全书》中有"辨河间""辨丹溪"各九条，对两家的主要论点加以驳斥，于是大树温补的旗帜，使当时风尚为之一变。

景岳学说的中心思想，首重阳气。他认为人之所以能生，就在于元阳（真气、元气）的作用，没有元阳，即不成其为活体。他根据《内经》"阳气者，若天与日，失其所则折寿而不彰，故天运当以日光明"的道理，提出了"天之大宝，只此一丸红日，人之大宝，只此一息真阳"之论。这种以阳气为主的思想，反映在临床治疗方面，便是重识元气、重用温补。但他到了中年以后，在实践中逐步体会到真阴（元阴、元精）的重要性。如他说："凡物之死生之本，由乎阳气，故今人之病阴虚者，十常八九，又何谓哉？不知此一'阴'字，正阳气之根也。"由此他进一步领悟到物生于阳而成于阴，阴不可以无阳，阳不可以无阴；阳以阴为本，阴以阳为主的辩证关系；以及元阳根于元阴，精化为气，气以生精等阴阳互根之理的实践意义。在治疗上除了重用温补外，又强调补阴。同时他认为阴精和阳气，是性命之本；而阴阳之根，则都在于命门；命门又总主两肾，补肾中真阴真阳，即所以补命门。所以严格地说，景岳学说实际上是温补学派中的补肾派。兹将他学术思想的主要论点，略论如下。

1. 命门主两肾，为真阴之府、真阳之宅　张景岳对命门问题的看法，宗于《难经》而有所修正和发挥。他说："命阳为天一所居，即真阴之府，精藏于此，精即阴中之水也；气化于此，气即阴中之火也。"又说："命门之火，谓之元气；命门之水，谓之元精。五液充，则形体赖以强壮，五气充营卫赖以和调，此命阴之水火，即十二脏之化源也。"可见他对命门作用的重视了。

对于命门与肾的关系问题，张景岳同意《难经》"命门与肾同气"的论点。他认为:"肾者主水,受五脏六腑之精而藏之,故五液皆归乎精,而五精皆统乎肾,肾有精室,是曰命门。"他又取《易》之坎卦而加以申述说:"坎卦内奇而外偶,肾两者,坎外之偶也;命门一者,坎中之奇也;一以统两,两以包一,是命门总主乎两肾,而两肾皆属于命阳。"由此可见,张景岳之意,命门与肾实是一而二、二而一,命门的元气元精,便是肾中的真阴真阳。所以他提出命门为真阴之府、真阳之宅,乃一身元气之根,先天之本。而肾所以为五脏六腑之本,正由于命门为一身生化之原的缘故。另一方面他对《难经》"左肾为肾,右肾为命门"的说法,表示反对。他说:"夫肾既藏男子之精,则左肾将藏何物?女子之胞又何能偏系于右?此其说之不能无疑也。""命阳之火即二肾中之元气,元气生于命门,而不偏于右,此千古之误。"

真阴真阳,关系到五脏六腑的精气。两者互根互用,相反相成,为一身生化之机,而阴阳的枢纽在命门。张景岳又以"太极"喻作命门。他说:"命门象太极,为消长之枢纽。"这种消长作用,反映在病理方面是"命门水亏其源,则阴虚之病迭出"。他列举戴阳、格阳、五心烦热、骨蒸、消瘅、吐血、咳嗽、遗精、二便闭结、中风瘛疭等症为例,并指出这些虚热之候,有属无根之焰、有因火不归原,虽然标见阳热之证,原非阳盛之病,实由于真阴的不足。反之,"命门火衰其本,则阳衰之证迭生"。其症有:神气昏沉、动履困倦、头目眩晕、七窍偏废,有饮食不化、痞满反胃、水泛为痰,有肠鸣滑泄、阳痿精寒、脐腹多痛等症虽然标见阴寒,原非阴盛,实由于真阳的不足。上述的火是虚火,寒是虚寒,对这类疾病的治疗,他强调从"补"字着眼,而尤其在强调肾与命门。所谓"无水无火,皆在命门;治水治火,皆从肾气"。对格阳于外的,用"甘温除大热"之法以顺从其性,使阳和之气直入坎中,所谓"据其窟宅而招之诱之,使同气相求,虚阳归原"。对阴虚火旺之证,只当补水以配火,使阴阳相得其平而病自可愈;如果去火以复水,不但既亏之水不能复,甚至未亏之火也将随之而衰,终致阴阳两败。补水补火,总在调治命阳消长之机。这一治疗原则的由来,主要是继承了《内经》"诸寒之而热者取之阴;热之而寒者取之阳"以及王冰"壮水之主以制阳光,益火之源以消阴翳"的理论。张景岳在这一基础上又有了发挥,他在《内经》"阳病治阴,阴病治阳"以及"从阴引阳,从阳引阴"的启发下,进一步提出了"善补阳者,必于阴中求阳,则阳得阴助而生化无穷;善补阴者,必于阳中求阴,则阴得阳升而泉源不竭"和"善治精者,能使精中生气;善治气者,能使气中生精"等精辟论点,至今仍为一般医家所宗法。他在实际病例的观察中,认识到阴虚患者往往亦兼阳虚;阳虚患者,阴分亦常不足。基于阴阳互根的原理,他发现阴损可以及阳,阳损也可以及阴。例如他在讨论"非风"(中风)一证的病机时就指出:"阴亏于前,阳损于后,阴陷于下而阳泛于上,以致阴阳相失,精气不交。"可见阴虚与阳虚每同时存在,其所反映的偏寒偏热的证候,则取决于阴阳两者亏损程度的对比。治疗时补阴必须考虑到阳,补阳也必须顾及阴。我们在临床上遇到的病例,特别在某些慢性疾病的后期,往往见到一些阳虚或阴虚的证候,如果不加详细观察,一见偏热证候便投以苦寒之剂,往往不数日便呈现阳虚偏寒的现象;也有一见偏寒之证,便予辛热刚烈之品,不久便出现阴虚偏热证候。这些现象的出现,都显示着病情的进一步严重。主要由于对阴阳互根之理缺乏深一层理解的缘故。张景岳根据他的经验心得,提出了从阴补阳、从阳补阴的治疗原则,可以说是从实践上发展了《内经》的理论。观他所创制的"左归丸""右归丸",便是这一理论在实践中的具体应用。

左归丸:大熟地八两,山药四两,山茱萸四两,龟甲胶四两,川牛膝三两,鹿角胶三两,菟丝子三两,枸杞子三两。

右归丸:大熟地八两,山药四两,山茱萸三两,枸杞子四两,鹿角胶四两,菟丝子四两,杜仲四两,当归三两(便溏者勿用之),大附子(自二两渐可加至六两,因人而用),肉桂(自二两渐可加至四两,因人而用)。

"左归丸"治真阴肾水不足、精髓内竭之证,用以壮水之主,他在大剂滋阴药中加鹿角胶以补阳,不独补阴而不损阳,而且使阴精得鹿角阳升之力而泉源不竭。"右归丸"治元阳不足、命门火衰,用以益火之源,旨在补阳,而仍以大补肾阴的熟地为君,并配以当归养血。值得注意的是在附子、肉桂项下,附注"渐加"和"因人而用",说明了对附、桂等辛热刚烈之品,既需要用而又当惧用的思想,目的在于补阳而不伤阴,从补阴中补阳,使阳气得熟地、当归的滋阴而生化无穷。"左归""右归"立方的主旨,在于补阴以涵阳、补火以配水与"知柏八味""桂附八味"的壮水以制火、益火以消阴,自属同中有异。这里也充分反映了景岳对命门真阴真阳的根本看法。

2."阳常不足,阴常有余"与"气不足便是寒" "阳常不足,阴常有余"之论,是针对朱丹溪的"阳常有余,阴常不足"的论点而提出来的。根据他丰富的临床经验,体会到阳气性动,最易亡失,凡大汗、大下、大吐、大泻及过服寒凉,都可以导致亡阳。阳气在既伤之后,又最难以恢复,由此得出结论"难得而易失者,唯此阳气,既失而难复者,亦唯此阳气……既百虑其亏亦非过也"。又说:"阳主生,阴主杀,凡阳气不光,生意不广……故阳唯畏其衰,阴唯畏其盛。"

"气不足,便是寒"的论点,是针对朱丹溪"气有余,便是火"的理论而提出的。张景岳在《景岳全书·新方八略》中说:"丹溪曰,气有余,便是火。余续之曰,气不足,便是寒;夫今人之气有余者,能十中之几? 其有或因禀受,或因丧败,以致阳气不足者,多见寒从中生,而阳衰之病,无所不致,第其由来者渐,形见者微,当其未觉也,孰为之意,及其既甚也,始知治难。"

认识来源于实践。朱丹溪的"阳常有余,阴常不足"和"气有余,便是火",是在他实践的基础上总结出来的。由于朱丹溪所说是外来"六气之中,温热为病,十居八九"(《格致余论·生气通天论病因章句辨》);内而"五性厥阳之火相煽而妄动矣,火起于妄,变化莫测,无时不有,煎熬真阴,阴虚则病,阴厥则死。"(《格致余论·相火论》)。所以力主以知母、黄柏等苦寒泻火以补阴。张景岳的"阳常不足,阴常有余"和"气不足便是寒",当然也是从他的实践经验中得来的。他所见的是"阳气不足者多见""第今人之虚者多,实者少,故真寒假热之病为极多,而真热假寒之病仅见耳"。同样是客观存在的疾病,纵使有地区、时候的差别,又何致所见竟如此悬殊? 自不能不有疑问。但分析起来,却并非无因。朱丹溪主寒凉的部分因素,在于纠正当时流行的《太平惠民和剂局方》偏温偏热的流弊。张景岳主温补,在反对丹溪偏寒偏凉的主张。正如他所说:"第在丹溪之言火多者,谓热药能杀人。而余察其为寒多者,则但见寒药之杀人耳。"这样大家以偏救偏,必然各执其偏了,此其一。寒热虚实的病机是客观存在的,张景岳在细致的观察中,发现属实属热的病来势多急,比较显而易见,而属寒属虚的病,其来也渐,在初期阶段,往往隐而不显,这就容易被一般人所忽略。怠至后期,虚寒之象毕露,则正气已大伤,即使大剂参附,也恐难挽回危局。可见虚寒之证并非不多,而在于不察。张景岳把这一经验着重地提出来,启示后学"见微知渐",防患未然,是有必要的,此其二。

再就他们的论点来看,朱丹溪所称的"阳常有余""气有余",是指人身的"邪火";其所常虑不足的"阴",是指人身的"真阴"。张景岳所百虑其亏的"阳"和"元气",是指人身的"真阳""元气",他所认为有余的"阴",是指有害人体的"阴寒之气"。很明显,他们所争论的焦点,在于概念的不同。问题的实质是朱丹溪重视真阴,张景岳重视真阳。真阴、真阳都是人身的正气,"正气夺虚",应当予以扶植,自然常虑其不足。因此,以正气言,阴常不足、阳也常不足。朱丹溪责火邪有余,张景岳责寒邪有余。火邪寒邪,都是伤人的邪气,"邪气盛实",应当予以抑制,自然常责其有余。以邪气言,阳常有余,阴也常有余。所以从表面文字看,两家的意见似乎背道而驰,而实质上却是殊途同归。正如蒋星辉的评语所说:"景岳之表日也,失其所则折寿而不彰;丹溪之说火也,飞走狂越,莫能絮也。"如此看来,二说无矛盾,若指日为火,或指火为日,都会造成错误的。

事实上,朱丹溪的"气有余便是火"的主张,景岳对此并没有予以否定。但他所见的是气有余者能有"十中之几",却并非没有,而称"继之日"者,乃感到朱丹溪的说法不够全面,特别对虚证、寒证的认识不足,有补充的必要。正如他所说:"夫气本属阳,阳实者固能热,阳虚者独不能寒乎。"所以"气有余便是火"和"气不足便是寒"都是正确的,这是一个问题的两个方面,只有两者结合起来,才能完整地反映阳气之为病。

再从朱丹溪所认为不足的真阴而言,张景岳又何尝责其有余?他在《真阴论》中曾反复论证真阴的重要性,指出无精则无气,无阴则无阳。从根本上讲,阳常不足的,阴也常不足。为了强调补养真阴的临床意义,他引证了许多病例:"夫病变非一,何独重阴……如寒邪中人,本为表证,而汗液之化,必由乎阴也。中风为病,身多偏枯,而筋脉之败,必由乎阴也。虚劳生火,非壮水何以救其燎原?泻痢亡阴,非补胃何以固其门户?臌胀由乎水邪,主水者须求水脏。关格本乎阴虚,欲强阴,舍阴不可。"由此可见,即从重视真阴的角度言,朱丹溪与张景岳也是没有矛盾的。

综上所述,张景岳之所以提出如此相反的论点来驳斥朱丹溪,主要目的在于反对丹溪用知母、黄柏等苦寒之品泻火以补真阴的治疗原则。认为泻火足以伤阳,不足以补阴。他说:"其所主补阴等方,谓其能补阴也,然知柏止堪降火,安能补阴?若任用之,则伐生气,而阴以愈亡,以此补阴,谬亦甚矣!"朱丹溪以泻火的方法,来达到补阴的目的,从"邪"字着眼,去邪以扶正;张景岳则以补水的方法来治阴虚所致的虚火证候,从"正"字着眼,扶正以达邪,都是行之有效的。我们在临床中所遇到的阴虚患者,有因火而致阴虚的,也有因虚而致火盛的,有适合于降火以滋阴的,也有适合于补水以制火的。总在随证施治,合宜而用,任何执其一法都是片面的。

3. 相火不可言诚 张景岳虽很推崇李东垣的学说,但对东垣的"相火为元气之贼"和"火与元气不两立"（李东垣《脾胃论》）的说法，有不同的意见。张景岳根据《内经》"君火以明，相火以位"的启示，提出了"相火为体，君火为用，体用合一"的主张，并以相火喻灯火，君火喻灯光，君火之所以能总主神明，变化于无穷，都是从相火的根本上产生的。他又认为脏腑各有君火、相火，相强则君强，所以"析言职守，则脏腑各有君相"，但"总言大体，则相火当在命门"，为生命的根本；人非此火不能温分肉、充皮肤、化精微、蒸津液。元气便是相火之所化。因此，相火与情欲妄动而起的"邪火"不同。他说："其不可混者，以阳为元气之大主，火为病气之变见。""夫情欲之动，邪念也。邪念之火为邪气。君相之火，正气也，正气之蓄为元气。"又说："凡火之贼伤人者，非君相之真火，无论在内在外，皆邪火耳。邪火可言贼，相火不可言贼也。"他反复说明相火与邪火不能混为一谈，邪火是贼，相火不可言贼。

事实上，李东垣所说的"元气之贼"，乃指某些虚劳之体，稍有操劳或精神波动，便见发热头痛、口干、心烦等"火热"症状。日久之后，每见形体渐衰，元气渐伤。李东垣把这种"火热"之邪，称为"相火"，认为它对人体元气是不利的，所以称之为"元气之贼"，它与人的元气处于对抗地位，一胜则一负，势不两立。这种见解，亦未可厚非。张景岳所指的相火，乃藏于命门，是人身的真阳，就是元气，它属于正气的范畴，与原气当然不存在是否对抗的问题了。既不是邪，自不能称之为"贼"。可见争论的症结，仍在于"相火"的概念不同。从这两家的两种论点的内容实质来看，对"邪火能伤人正气""正气与邪气的相互斗争"等看法，是完全一致的，也都是正确的。他们对"邪是邪，正是正，两者不可混淆"的看法，也没有分歧。但在这一点上，虽有它正确的一面，也都有不够的一面。《内经》中有"相火之下，水气承之"之文，唯其有"水气承之"，故"承乃制，制则生化"。这就是所谓"相火动得其正""动而不亢"，那么这个"相火"，就是正气，就是元气。倘若真水枯竭，不能相承，或因劳倦情志所伤，相火偏亢，于是"亢则害，害则败乱"了。这就是所谓"相火动而不得其正"。"动而太过"就是邪气，就是贼。同样是火，少火之气壮，少火生气；壮火之气衰，壮火散气。生气的是正气，散气的是邪气。邪与正是可以互相转化的。而水的能否相承，火的动是否得其正，便是促使邪正转化的条件。两家在这一问题上，果已看到了"邪"与"正"本质的区别和相互斗争的一面，却都忽视了两者的内在联系和相互转化的一面，把"邪"与"正"看成绝对化，显然都有他的片面性。

4. 温补学说的运用　　上述"命门主水火""阳气为主,阴气为本""阳常不足""日根于阴"和"气不足便是寒"等学术主张,都是张景岳在长期实践中的经验总结。而重用温补的治疗原则,便是这些学术思想在医疗实践中的反映。如他说:"夫疾病之实,固为可虑,而元气之虚,虑尤甚焉。故凡诊病者,必当先察元气为主,而后求疾病。"又说:"凡临证治病,不必论其有虚证、无虚证,但无实证可据而为病者,便当兼补,以调营卫精血之气;亦不必论其有火证、无火证,但无热证可据而为病者,便当兼温,以培命门脾胃之气。"于此可见他力主温补的用意所在。

在临床辨证中,也贯彻这一思想。例如对"非风"一证,刘河间主火,张景岳认为强直掉眩乃肝木风邪之所化,火盛由于水亏,水不涵木所致,实为脾肾之虚。李东垣主气,张景岳认为致病之本是五脏真阴先伤,然后冲任气脱,阴虚在前,阳损于后。朱丹溪主痰,无痰不作眩,张景岳认为无虚不作痰,痰的产生由于脾胃之虚。由此可见他辨证之精细深入。目前对此病的防治,大多宗法张景岳。张景岳主方多温补,善用人参、熟地,认为阴虚非熟地不可,阳虚非人参不可。尤其好用熟地,凡一切阴虚所致之病,或有病而致阴虚,或病而兼阴虚的,都要用熟地。据他所兑,阴虚之病又属十之八九,所以应用熟地的新方,几占大半,故人称他为"张熟地"。

张景岳不但在内伤的久病虚证重用温补,即使在某些外感疾病,也有应用温补的。如《景岳全书·新方八阵》理阴煎(熟地、当归、炙甘草、干姜),是理中汤的变方。除了应用于脾肾虚寒又兼阴亏不能受纳理中汤者之外,也应用于伤寒外感疾患。凡伤寒病,原伤于劳倦、脉数无力,不宜用麻黄、桂枝之类温散的,张景岳便用理阴煎,以温补阴分、托散表邪,使阴气渐充,汗从阴达,寒邪便不攻自散。通过他的长期实践,反复使用,证明确是行之有效。用之恰当,"神效不可尽述"。从阴分温托表邪之法以治外感病,确是张景岳的独创见解。张仲景用温散,首重麻黄,张景岳之温散,则用理阴,一从阳分,一从阴分,一从表散,一从内托,取法虽异,用温则一,目的亦同在于祛邪。且一般张仲景列为忌汗诸证,大多见脉微弱或沉细,见此脉象的也最不易得汗,而欲去其邪又非汗不可。张景岳根据阳根于阴、汗化于血的理论,用熟地补阴,当归养血,干姜温散,甘草和中,确有云腾致雨之妙。但如遇寒凝阴胜而邪难解者,原方后注明"必加麻黄,脉细恶寒再加细辛"。于此在温散中仍不失张仲景原意,而大可补张仲景之不足。同时,观其立方用意,乃得自仲景小柴胡汤的启发,彼以柴胡、人参同用,此以干姜、熟地同用,一以散邪，一以固本。而小柴胡从气分内托，理阴煎从阴分内托。张景岳可谓善读仲景书矣。

他为了创立"温散内托，外感用补"的理论，曾对当时医家的"时病忌补""补住邪气""关门赶贼"等说法，大加驳斥。指出伤寒之邪，由外而入，邪入深浅和病的轻重关键在于主气（正气）的强弱。主强，虽威亦轻；主弱，虽轻必重。主进一分，贼退一分。补以治虚，非以治实，是作用于主，非作用于贼。补主可以退贼。所谓"正不能复，则邪必日深；元阳不支，则变生呼吸"，是他立温散一法的主要依据。

在重用温补的同时，景岳并非不善用寒、用攻。在他的《景岳全书·新方八阵》"攻障"中，也不乏广传后世的知名之方。如大分清散、抽薪饮、玉女煎之类。在《景岳全书·古方八阵》"寒障"中首列黄连解毒汤与白虎汤两方，立苦寒、甘寒两目，为后世论方剂者所宗法。在验案中也有不少用寒凉攻伐而取效者。如他曾治一少妇，病呕吐，厥脱不省人事，汤饮入口则吐，他医认为只有用独参汤才有生望。张景岳论其脉乱数甚，烦热躁扰，断定若非火证，绝不会如此急剧。于是给太清饮（知母、木通、石斛、石膏），患者药下咽便醋睡半日，呕吐亦止。此后，他凡见呕吐声势猛烈，脉见洪数，证多烦热者，都以此法治愈。又如他曾治一壮年，素性好酒，适于夏月，二便闭结。先予大承气汤，用大黄五、七钱，不效；又用神佑丸（甘遂、大戟、芫花、大黄、牵牛、轻粉）及导法，仍不通，危剧益甚；遂仍以大承气汤加生大黄二两、芒硝三钱、牙皂二钱煎服，黄昏进药，四鼓大便通而小便渐利。可见张景岳不但善于用补，且也善于用攻。他说："无虚者，急在邪气，去之不早，留生变也；多虚者，急在正气，培之不早，临期无济也。"用补、用攻，乃在于辨证施治。他在补法、攻法的具体应用中，常根据如下原则。

（1）药贵精专：他能"凡施治之要，必须精一不杂，与其制补以消，不如微用纯补，自渐而进；与其制攻以补，不如微用钝攻，自一而再之"。观他主方用药；大多药味少、药性耗、分量重，反对用药庞杂。即他最赏用而崇为壮水益火的代表方六味丸、八味丸等，犹嫌其俱用茯苓、泽泻之类，渗利太过，未免减去补力，只宜于阴气虽弱，未至大伤，或脏气微滞而兼痰湿水邪的病例。如精气大损，即用纯补，尚虑不足，再加渗利之品，无异于漏危。他曾治一例伤寒后多饮酒而病足股尽肿，腹肤如鼓，给加减肾气汤，不效。众人料其必死，他认为此脾肾大虚，肾气丸中渗利之味能使补力减弱，遂悉去利水等药，专用参附理阴煎加白术大剂。3

剂足胫肿渐消,20 余剂肿胀尽退。此后凡治此等大虚病例,都用此法而效。再看他《景岳全书·新方八阵》"补阵"中列为第一要方的大补元煎的立方之意,就是在六味丸的基础上以人参、甘草易茯苓;当归、枸杞子易牡丹皮,杜仲易泽泻,尽去渗利,专用纯补。可见他用药的精准。

当然,张景岳所反对的是那些辨证不精,茫无定见,以寒制热,以热制寒,以消制补,以补制消以及见头治头,见脚治脚,毫无原则的乱投杂合,而对配合得宜,符合疾病需要的攻补兼施,寒热并用,则仍是提倡的。他说:"《伤寒论》小柴胡汤以人参、柴胡并用,陶氏黄龙汤以大黄、人参并用,此正精专妙处,非若今医之混用也。能悟此理,方是真见中活泼工夫。"他所谓精专妙处,乃在于配合得宜,合其气用,总会一方之味,自成一局之性。

(2)补必兼温,泻必兼凉,补应持久,泻只宜暂:他说"虚实之治,大抵实能受寒,虚能受热,所以补必兼温,写必兼凉"。由于他主张从阴中补阳,从阳中补阴,所以《景岳全书·新方八阵》"补阵"方中多兼温,《景岳全书·新方八阵》"热阵"方中多兼补。虚能受热,自然就受不得寒,这可能也是他竭力反对苦寒补阴的理由之一。他说:"即有火盛气盛,宜补以凉者,亦不过因火暂用,火去即止,终非治虚之法也。"同时,他又认为泻法只能用于暂,宜先缓后峻,中病即止;补法应用得持久,先轻后重,务在成功。他曾把人参、熟地喻作治世的良相,将附子、大黄比为乱世的良将。病势甚的非良将不为功,绝非庸庸之辈所能制。但兵不可用久,良将只用于暂,而乱不可以忌治,良相任何时候都不可以缺。

综上所述,张景岳重视补法,而且强调用温、用广、用纯、用重、用久。他对补法的应用,确有独特的心得,对后世医家,影响很大。特别对慢性病和虚损疾患的治疗和理论,做出了贡献。但另一方面,他的重用温补,也在于纠正当时滥用寒凉攻伐的偏差,有些地方,不得不加强语气,遂不免有矫枉过正之处。他自己也承认"欲以救时弊,非好补也"。又表:"阴阳之道,本自和平,一有不平,灾害至矣,而余谓阳常不足,岂亦非一偏之觅乎,盖以丹溪补阴之说谬,故不得不为此反言,以救万世之生气。"学者倘能综合各家之长,以补各家之短,自能各纠其偏而合得其全(此文发表于《上海中医药杂志》1962 年 11 月)。

三、张景岳的八略与八阵

张景岳是我国医学史上温补学派的代表人物。他所著的《景岳全书》是中医医疗、教学、科研的一部重要参考书,内容以内科为主,包括临床各科。从基础理论到方剂药物,洋洋达百万言,除了介绍前人的理论和经验外,更重要的是总结了他自己几十年丰富的临床经验,有不少独特的见解。"八略"和"八阵"是《景岳全书》中关于方剂学的部分。

人们常说"用药如用兵"。张景岳早年从戎,精于韬略。他把治病立法比作战略战术,把立方选药喻为兵种兵阵。"八略"专论治则治法,"代阵"分列方药主治。

"八略"亦称"新方八略",分补略、和略、攻略、散略、寒略、热略、固略和因略。根据"八略",分列"八阵"。分"古方八阵"与"新方八阵"。"古方八阵"中选录历代名方、效方1 516张,此外里载妇人、小儿、痘疹、外科等古方922张。"新方八阵"是张景岳自己创造的方剂,共186张,亦分八类。他说:"此其中有心得焉,有经验焉,有补古之未备焉。"每一方后都附辨证加减法。其中有不少是至今还常用的名方,如左归丸、右归丸、金水六君煎、玉女煎、理阴煎等。从"新方"的立方用意和常用药物中可以看出张景岳的学术思想。本文对"新方八略"和"新方八阵"作一简单介绍。

（一）补略、补阵

补法用于五脏阴阳气血不足之主。张景岳善用补法,他认为运用时应根据具体情况区别对待。如气虚者宜补其上,精虚者宜补其下,阳虚者宜补而兼缓,阴虚者宜补而兼清。但精气同源,阴阳互根,所以他又指出:"其有气因精而虚者,自当补精从化气,精因气而虚者,自当补气以生精。"又说:"善补阳者,必于阴中求阳,则阳得阴助而生化无穷;善补阴者,必于阳中求阴,则阴得阳升而泉源不竭。"张景岳学术思想中丰富的辩证法,在这里也可见其一二。

上述理论具体体现在补阵立方中。如左归丸(熟地、山药、枸杞、山茱萸、川牛膝、菟丝子、鹿角胶、龟甲胶),是治真阴不足的壮水之剂,而内有温阳填精的鹿角胶,是阳中求阴。右归丸(熟地、山药、枸杞、山茱萸、菟丝子、鹿角胶、杜仲、当归、肉桂、制附子),是治真阳不足的益火之剂,而内有滋水养阴补血的熟地、山药、当归等,是阴中求阳。又如举元煎,治血崩血脱之由于气虚下陷者,方用人参、黄芪、炙甘草、升麻、白术,乃补气以摄血。贞元饮,治气短喘促之由于肝肾亏损者,方用熟地、当归、炙甘草,是补精以纳气。细观补阵方,张景岳最常用人参与熟地。曾说:"凡诸经之阳气虚者,非人参不可;诸经之阴血虚者,非熟地不可。"如两仪膏即仅此两味组成。列为补阵首方的大补元煎,他自称为"此回天赞化、救本培元第一要方",亦以人参、熟地两味作为主药。而两者之间,尤重熟地,无怪人们以"张熟地"名之。

（二）和略、和阵

"和"是调和之谓,是因其不和而和之。张景岳认为应根据患者之兼虚、兼滞、兼寒、兼热,而在和之的同时兼用补、行、温、凉等法。另一方面他又指出,用和剂之时尤当知宜知忌,才不致顾此失彼,反失其和。如阴虚于下忌利尿,阴虚于上忌辛燥,阳虚于上忌消耗,阳虚于下忌沉寒,大便溏者忌滑利,表邪表解忌收敛,气滞者忌闭塞,经滞者忌寒凝,邪火在上者不宜升,沉寒在下者不宜降,火动者忌温暖,血动者忌辛香,汗动者忌疏散,神动者忌耗伤。总之要求调平元气,不失中和为贵。

和阵共20方,大多为调和肝脾、健脾和胃、化痰理气之剂,重点在于中焦。这可能因为中焦是三焦气血津液清浊升降的枢机所在之故。如芍药枳术丸(白术、赤芍、枳实、陈皮、荷叶汤煮黄老米粥为丸),是张洁古枳术丸增味而成。枳术丸健脾气,消痞满。今加陈皮、黄老米是兼及脾胃,加赤芍是双和气血,使消中有补,补以助消。根据他自己的经验说"此方较之枳术丸,其效如神"。

又如金水六君煎(当归、熟地、陈皮、半夏、茯苓、炙甘草),治肺肾两虚,阴血不足,内有痰饮,喘咳久延者有良效。立方之意,归、地与二陈汤同用,可以互制其弊而各展其长,达到不腻滞、不刚燥,既补阴血,又化痰饮两全之妙用。

（三）攻略、攻阵

攻者攻其实,有攻气聚、攻血瘀、攻坚积、攻痰结等。张氏认为诸病之实有微甚,用攻之法反分轻重。大实者攻之未及可再加,微实者攻之太过每致害。病在阳者不可攻阴,所谓"引贼入寇";病在里者勿攻其表,所谓"自撤藩篱"。他又指出病情复杂,或虚中有实,或实中有虚,又当酌其权宜。

张景岳偏重补剂,但亦不忽视攻法。他认为:"用攻之法,所以除凶剪暴也,亦犹乱世之兵,必不可无。"如他曾治一壮年,素性好酒,适值夏月,二便闭结。先给大承气汤,不效,又用神佑丸及导法,仍不通,危剧益甚。遂仍以大承气汤加大黄二两、芒硝三钱、牙皂二钱煎服。黄昏进药,四鼓大便通而小便渐利。他认为用攻法需邪之甚者。确诊属于邪实甚者,可专与攻药,不必杂以补剂,使攻药不受牵制,一举而下。但张景岳毕竟是偏重于补的,所以他又说:"实而误补,不过增病,病增者可解虚而误攻,必先脱元,元脱者无治矣。"所以非逼不得已,他是不轻易用攻的。

攻阵新方最少,这是因为"古法既多,不必更为添足"(古方攻阵他收选方113方)。在6个新方中,除吐法1方外,其余均为丸剂。其中4方有巴豆,1方有大黄,而5方均有牙皂角。主治肠胃胀痛、气、虫、食结滞、癥坚等症。

(四)散略、散阵

散为发散解表之法,用于外感发热等症。张氏认为用散之法,当知性力缓急及气味寒温,不必固执于某经某药,不过分其轻重而已。如果使用得宜,则入太阳经的麻黄,亦可治阳明、少阳之寒。入阳明经的升麻、干葛,未有不走太阳、少阳者。入少阳经的柴胡,亦未有不入太阳、阳明者。他又认为药物的配伍非常重要:"凡以平兼清,自成凉散;以平兼暖,亦可温经;宜大温者,以热济热;宜大凉者,以寒济寒。此其运用之权,则毫厘进退,自有伸缩之妙。"

解表药中,张景岳最常用柴胡。散阵共17方,用柴胡的有13方,其中以柴胡为方名的有12方。他认为柴胡性凉,气味俱轻,善泄善散,所以大能走汗,大能泄气,邪实者可用,主治防寒邪热未解,寒热往来。凉散合黄芪、生地、山栀等;温散配生姜、麻黄、官桂辈;气虚劳倦而感冒者加人参、白术、炙甘草类;产后或血虚而感冒者合当归、熟地等;阳明温热、表邪不解者,柴胡合石膏、黄芩、麦冬等。

值得一提的是大温中饮(熟地、冬术、当归、人参、炙甘草、柴胡、麻黄、肉桂、干姜),这是一张温中散寒的方剂,用于素禀薄弱,感受寒邪,发热虽高,恶寒明显,六脉无力或呕恶泄泻,邪不能外达者。根据张景岳的经验,此系元阳大虚、正不胜邪之候,若非峻补托散,则寒邪日深,必致不救。于初感之时,连进二三服,无不随药随愈,故誉之为"神剂"。方中柴胡、麻黄之散,肉桂、干姜之温,在于鼓舞阳气。解表散寒用熟地、当归,乃是阳根于阴,汗化于液,补其营血,使云腾致雨,邪从营解。观张仲景小柴胡汤用人参,是补气而散;此则用当归、熟地,是补血而散。用意相似而不同,当可补仲景扶正达邪之旨。

(五)寒略、寒阵

寒方之剂为清火除热。张景岳认为凡寒凉之物皆能泻火,不必胶柱于何脏,但当分其轻清重浊,性力微甚。因为火有阴阳,热分上下。清上焦宜轻清,如黄芩、连翘;清下焦宜重浊,如黄柏、龙胆草;性力厚者清大热,如石膏、黄连;性力缓者清微热,如地骨皮、玄参;实郁之热用攻,如大黄、芒硝;瘾闭之热宜利,如木通、茵陈蒿;阴虚之热当补,如生地、二冬。但他又指出:火之甚者,在上亦宜重浊;火之微者,在下亦可轻清。实热在下自宜清利,实热在上不可升提。主要在于用得其宜。

寒阵 20 方主要根据上述原则制定的。但有一个特点,即张景岳在用清热药的同时,非常注意保阴,每多酌加熟地、山药、石斛、麦冬、生地、知母之类。这是因为火能伤阴,阴虚火炎之故。名方玉女煎(生石膏、熟地、麦冬、知母、牛膝)治肾水亏,胃火盛,六脉浮洪滑大,头痛口干,牙龈肿痛,舌疡鼻衄等症。方中生石膏治阳明之有余,熟地补少阴之不足,麦冬、知母滋阴清热,以牛膝下降使火不上炎。此方为临床常用,如用之得当,确能如张景岳所云"如神,如神"。

(六)热略、热阵

温热为除寒之用。张景岳治病,既重补,亦重温。朱丹溪曾说"气有余便是火",张景岳补充曰"气不足便是寒"。他的经验是临床所见,气有余者少,气不足者多。只是由于阳气不足之病,发展较缓慢,开始时往往不易为人们所发觉和重视,及至发展到阳气衰竭,则死灰不可复燃,就难以挽回了。所以他主张热方要用得及时,要有预见性。他又指出:"以散兼温者,散寒邪也;以行兼温者,行寒滞也;以补兼温者,补虚寒也。"这些也是温热法的要点。

张景岳常用的温热药为干姜、肉桂与附子。热阵共 25 方,用干姜的有 21 方。五君子煎是四君子汤加干姜,六味异功散是异功散加干姜。肉桂温补命门,为引火归原的要药,入血分,用于一切沉寒锢冷之症。但他又指出"多汗者忌姜",因姜能发散;"失血者忌桂",因桂能动血。附子有回阳之功,但其性刚悍,必得人参、熟地、甘草等大甘之品,制其刚而济其勇,便可无往而不利。如四味回阳饮用于回阳救逆,药物组成除附子、干姜外,配以人参、甘草。六味回阳饮则再加熟地、当归,用于阴阳将脱之证。在热阵方中,约半数有熟地或当归,这也体现了阴阳互根的理论。

(七)固略、固阵

固方之剂为固其泄。张景岳认为:"虚者可固,实者不可固;久者可固,暴者不可固。当固不固,则沧海亦将竭;不当固而固,则闭门延寇也。"他指出,在运用固法时,当有所区别。如久嗽为喘而气泄于上者,宜固其肺;久遗成淋而精脱于下者,宜固其肾;小水不禁者,宜固其膀胱;大便不禁者,宜固其肠脏;汗泄不止者,宜固其皮毛;血泄不止者,宜固其营卫。以上这些情况,还要分清属寒属热,因寒而泄者,当固之以热;因热而泄者,当固之以寒。

在固阵10方中,除了少量收敛固涩的药物如金樱子、芡实、五味子、乌梅、诃子、枯矾等外,方剂的主要组成为益气、健脾、补肾的药物,如人参、白术、山药、菟丝子、五味子、熟地等,着重在肺、肾两脏,也就是张景岳所说的"在上者在表者,皆宜固气,气主在肺也。在下者在里者,皆宜固其精,精主在肾也"之意。固阵中,附子、肉桂极少应用,主要因为附子性悍善走,肉桂味辛动血,均不利于固守的缘故。

(八)因略、因阵

"因"是因其所可因。"凡病有相同者,皆可按证而用之,是谓因方",乃属于对症治疗、专科治疗、经验方、特效方之类。一般言之,就是有是病便用是方,如敷痛肿、解蛇毒、续筋骨、截疟等。但张景岳又指出"因中有不可因者,又在乎证同而因不同耳。盖人之虚实寒热各有不齐,表里阴阳治当分类,故有宜于此而不宜于彼者,有同于表而不同于里者。"所以有些病虽相类似,仍要根据辨证施治,不可以为因方之类,便一概因之而用。

因阵包括月经、胎产、男女不育、儿科痘疹、疟、病、痈疽、疥癣、梅毒、肠痈、肺痈、眼病、喉痹、口疮、牙疮、诸虫等临床各科,有内服,有外治。其中大多是经验效方,值得进一步研究。如肠痈秘方内有红藤、紫花地丁、大黄等,治肠痈生于小肚角,微肿而小腹隐痛不止者。上海中医药大学附属龙华医院外科经验方锦红汤(红藤、黄花地丁、生大黄、川厚朴)即由此方化裁而成,治疗急性阑尾炎,效果良好。

张景岳在新方八略、新方八阵和古方八阵中,详论治则,广收古方,自创新方,可为后世医家取法。但他对于方剂的看法还是比较辨证的,他说:"药不执方,合宜而用,此方之不必有也。方以立法,法以制宜,此方之不可无也……此方之所可废者,正欲以启发其人耳。"说明古代方剂,主要是示人以法,而不是限人以药。对待前人之方,既要执持,也要圆活。"若但圆无主,则杂乱生而无不可矣,不知疑似间自有一定不易之道,此圆通中不可无执持也。"另一方面,"若执一不反,则偏拗生而动相左矣,不知倏忽间每多三因难测之变,此执持中不可无圆活也"。此中关键在于掌握前人立方之意,如张景岳说:"必善于知方者,斯可以执方,亦可以不执方。能执方,能不执方者,非随时之人不能也。"这启示我们在立法上要掌握制方之理,在选药时能通权宜之变。又执持,又圆活,这是我们今天继承、研究和临床应用古代方剂的一个重要原则。

第三章

经 验 特 色

　　脑为髓海，脑亦为元神之府。在《内经》基础上，结合后世医家对此的发挥，中医学对于人的脑和神明的关系已然明了。凌耀星祖上明代御医凌云，与李时珍、张景岳等医家所处年代相仿，该历时期对于脑、神志及脑和神的关系的认识发展已然成熟。凌耀星熟谙经典、兼通各家学说，又擅将理论应用于临床，经过多年的积累和总结，在儿童多动症、脑肿瘤、健脑养生等领域有着独特的建树。现将其搜罗整理为凌耀星的经验一隅，以飨于世。

第一节　脑神的调治

一、《内经》对脑的认识

（一）脑的藏象形态

　　《素问·五脏生成篇》曰："诸髓皆属于脑。"《类经》注曰："脑为髓海，故诸髓皆属之。"《灵枢·海论》曰："脑为髓海，其输上至其盖，下至风府。"《医学入门》注曰："脑为髓海，诸髓皆属于脑，故上至脑，下至尾骶，皆精髓升降之道路也。"脑位于颅腔内，脑是由髓所汇聚而成的。《内经》中把脑归为奇恒之府。《素问·五脏别论篇》说："脑、髓、骨、脉、胆、女子胞，此六者，地气之所生也，皆藏于阴而象于地，故藏而不泻，名曰奇恒之府。"并运用了解剖的方法进行描绘。《灵枢·经水》曰："夫八尺之士，皮肉在此，外可度量切循而得之，其死可解剖而视之，其脏之坚脆，府之大小，谷之多少……皆有大数。"但是《内经》并不能告诉我们脑的具体形态，只能从各篇的描述中推断出脑是由颅骨和脑髓所组成的。

（二）脑与神的关系

《素问·灵兰秘典论篇》曰："心者君主之官，神明出焉。"在精神意识思维活动、官窍功能及形体动作等机体生命活动的归属问题上，中医学显然更偏重于五脏的主宰作用。生命是有机的整体，精神活动与五脏六腑相关。《素问·宣明五气篇》说："五脏所藏，心藏神，肺藏魄，肝藏魂，脾藏意，肾藏志，是为五脏所藏。"《灵枢·本神》说："生之来谓之精，两精相搏谓之神，随神往来谓之魂，并精而出入者谓之魄，所以任物者谓之心，心有所忆谓之意，意之所存谓之志，因志而存变谓之思，因思而远慕谓之虑，因虑而处物谓之智。"人的精神思维活动是以五脏六腑为物质基础的。

《素问·本病论篇》说："神失守位，即神游上丹田，在帝太乙君泥丸宫下。"张景岳注云："人之脑为髓海，是谓上丹田，太乙帝君所居，亦曰泥丸宫君，总众神者也。"脑与神之间存在的密切关系在《内经》中也有明确的记载。到了宋元时社会经济的发展带动了医学的发展，因此宋元时期的医家对脑主神明有了初步的认识。到了明代，李时珍在《本草纲目》中提出"脑为元神之府"的观点，这是我国医学史上首次明确地提出脑主神明的观点。李时珍的理论是在继承总结前人关于"头"和"泥丸"的认识基础上发展而来的。元，即元气；神，指神明；元神，即是元气与神明合而为一的产物。五脏之中，肾藏元气，心主神明，因而元神就是建立在心肾相交基础上的特殊物质结构。"脑为元神之府"，不等于"脑主元神"，也就是说，解剖意义上的"脑"只是贮存"元神"之所，真正的"元神"则必须根于心、肾。所谓"脑为元神之府"，其实质就是心肾共主"脑府"，心、肾二脏的功能与解剖部位的"脑府"，三者缺一不可，离开了其中之一，就无所谓"元神"。若无所谓"元神"，则中医"脑"的概念可能至今仍停留在"髓海"的水平之上。

到了清代，以汪昂和王清任为代表的医家对中医脑学说的研究颇为深入。在继承"脑为元神之府"观点的基础上，汪昂受到西方脑学——"脑囊记忆说"的影响，形成了新的脑理论；王清任结合自己的尸体解剖，形成了"脑髓说"。但是应该清晰地认识到，中医学中脑的概念与现代医学对脑的定义不完全相同，中医学认识到的"脑"，实际上是一个系统概念，是建立在解剖学"脑府"基础上的以心肾功能合而为一为特点的特殊物质结构。而现代医学的脑是具有主导人意识思维的功能单位。

（三）《内经》对脑病的记载

1. 脑转 《灵枢·海论》曰："髓海不足，则脑转耳鸣，胫酸眩冒，目无所见，懈怠安卧。"髓海不足出现头眩耳鸣、目无所见，明确指出了脑的功能正常与否与人体反应能力、听觉、视觉、运动及机体的全身状态直接相关。《灵枢·大惑论》云："五脏六腑之精气，皆上注于目而为之精……上属于脑，后出于项中。故邪中于项，因逢其身之虚，其入深，则随眼系以入于脑，入于脑则脑转，脑转则引目系急，目系急则目眩以转矣。"本虚之时若邪中于脑，则致"目系急"而出现头晕目眩。《灵枢·口问》指出："上气不足，脑为之不满，耳为之苦鸣，头为之苦倾，目为之眩。"清阳之气若不能上升于脑而补养脑髓，髓海得不到水谷精微之气的濡养，可引起头晕、耳鸣等症，故脑的功能与听觉有关。

2. 脑风 "脑风"一名见于《素问·风论篇》曰："风气循风府而上，则为脑风"对于脑风，其具体临床表现经文之中并没有记载，后世医家各有不同的见解。

3. 脑痛 "脑痛"一名见于《灵枢·热病》："热病面青，脑痛，手足躁，取之筋间，以第四针，于四逆，筋躄目浸，索筋于肝，不得索之金，金者肺也。"脑痛由肝经热邪犯脑所致的病证，经文中只提到此一处脑痛，为脑髓疼痛，在古代医学著作中脑痛的含义不尽相同。

4. 脑烁 "脑烁"一名见于《灵枢·痈疽》："阳留大发，消脑留项，名曰脑烁，其色不乐，项痛而如刺以针，烦心者，死不可治。"可见脑烁为中医外科痈疽类疾病。《灵枢·痈疽》对痈、疽做了区分，认为"痈者，其皮上薄以泽"，一般不伤及五脏。而"疽者，上之皮夭以坚，上如牛领之皮""下陷肌肤，筋髓枯，内连五脏，血气竭，当其痈下，筋骨良肉皆无余"，深入筋骨和脏腑，病情多深重。经文意在脑烁属疽。

二、凌耀星治疗脑神病

凌耀星作为《内经》大家、教育家，对于《内经》理论的临床应用驾轻就熟。对于中医脑神病的治疗不仅有其独到的理论见解，并且治疗了大量的临床病例，遗留了丰富的临床病案，出版了优秀的临床著作。

（一）儿童多动症

儿童多动症是一种较常见的儿童行为异常性疾患，其临床表现为：患儿的智力正常或基本正常，但注意力涣散，活动过多，情绪不稳，冲动任性，自我控制能力差,以致影响学习成绩。优势发展为攻击性、破坏性行为,甚至导致少年犯罪。本病不仅影响儿童健康成长,而且关系国家人口素质,给家庭、学校、社会带来不良影响,目前已引起国内外有关方面的关注。

1. 儿童生理特点

(1) 稚阴稚阳,脏腑娇嫩:小儿脏腑器官及体格发育未成熟,功能不完善,与成人相比,是处于脏腑未壮,精气为充,经脉未盛,气血不足,神气怯弱的状态。正如《小儿药证直诀》所说:"小儿五脏六腑,成而未全……全而未壮。"即其脏腑阴阳虽俱,但阴气不足,阳气未充,属幼稚阶段,各脏腑的功能活动均处于不稳定状态。故称"稚阴稚阳"。

(2) 纯阳之体,生机旺盛:由于小儿脏腑的形态结构及功能均未成熟,必然要向着成熟完善方面发展,恰似一年之春,如岁之首,生机旺盛,这种迅速生长发育的现象,称为"纯阳"。《幼科要略·总论》中说:"纯阳二字,须善体会,是生气之极旺,非阳气之已充也。"由于小儿生机旺盛,活力充沛,具有生理上"脏气清灵"的性质,因而对于各种治疗措施反应极为灵敏,"随拨随应",而易于奏效。但若治疗失宜,又容易极速变为坏证。

(3) 三有余,四不足之说:明代儿科名医万全,根据钱乙的五脏虚实证治,提出小儿"肝常有余,脾常不足;肾常虚;心常有余,肺常不足"。又在朱丹溪理论的影响下,提出"阳常有余,阴常不足"的观点。

脾为后天之本,生化之源,小儿生机旺盛,发育迅速,且脏腑功能不足,脾胃负担比成人相对较重,加之乳食不知自节,择食不辨优劣,因此小儿脾胃功能易于紊乱,而出现脾胃病,称之为"脾常不足"。

肝主人体生发之气,肝气生发则五脏俱荣。小儿生机蓬勃,精气未充,肝阳易旺,肝风易动,故有"肝常有余"的生理特点。

肾为先天之本,元阴元阳之府,小儿肾常虚,是针对小儿脏腑柔弱,气血未充,肾中精气尚未旺盛而言。

所谓"心有余",是指小儿阴常不足,木同火气,心肝之火易亢;肾阴不足,心火易炎的生理状态。

肺为华盖,外合皮毛,开窍于鼻,小儿肺脏娇弱,肌肤不密,加之脾常不足,脾虚则不能散精于肺,而肺气亦弱,卫外不固,故常有"肺常不足"之说。

小儿纯阳之体,活泼好动,心跳、脉息较数,得病多属阳证、热证;小儿生长旺盛,营养物质相对不足,精、血、津、液等常常因机体的需要及热证的消耗,而表现不足,因而产生的小儿"阳常有余,阴常不足"的理论。

上述三有余、四不足之说,是小儿生理特点在脏腑中的表现,及生长发育需要与营养物质供给之间的差异引起的生理现象。对了解小儿脏腑发病特征及指导临床均有重要意义。

2. 病机特点

(1) 阴阳失调:《素问·生气通天论篇》云"阴平阳秘,精神乃治"。人体正常生命活动和神智状态,是阴阳保持对立统一协调关系的结果。反之,阴阳失调则是机体神智反常的基本病理之一。儿童多动症的主要症状是神不宁,志无恒,情无常,性急躁,为神智异常的表现,其实质则属于阴阳失调。具体表现又有阴虚阳亢、虚阳浮动两类。

1) 阴虚阳亢:《素问·阴阳应象大论篇》中言"阴静阳躁"。即阴主柔静,阳主刚躁,两者充盛和谐,相辅相成,则机体的调节功能,如动与静、兴奋与抑制、亢进与减退等协调而无病。小儿脏腑娇嫩,生机旺盛,有"纯阳"之称,由于迅速生长发育的需要,常常感到精、血、津、液等物质基础不足。同时小儿又有阳常有余、心常有余等生理特点。因此,若因先天禀赋不足、后天调护失宜,或他病所伤,最易形成阴亏的病理变化,根据阴阳相互消长及相互制约的道理,阴不足则阳有余,阴亏则不能制阳,阳失制约则出现兴奋不宁、多动不安、烦躁易怒等症,这种阳动有余的表现,并非阳气独盛,而是由于阴津不足的缘故。不足为虚,有余为实,从患儿症状看,活动过多,行为冲动,似乎是精气充沛之实证,但是与正常儿对照,患儿大多神智涣散,健忘,动作迟滞,粗钝笨拙,且少数患儿还带有遗尿等症状。脉象偏细,有形神俱不足之象。故儿童多动症的实质是本虚而标实,多以阴虚为本,阳盛为标,阴亏阳亢其主要病理机制。

2) 虚阳外浮:《素问·阴阳应象大论篇》说"阴在内,阳之守也;阳在外,阴之使也"。阴阳互根,守使相依。小儿稚阳未充,稚阴未长,阴阳均未充盛。若先天不足,久病久泻,药物攻伐太过,阳气损伤,阳虚则不能根于阴则外浮而动,其病机正似《伤寒论》所云:"伤寒脉浮,医以火迫劫之,亡阳必惊狂,卧起不安者。"部分患儿,因虚阳外浮,神动不安而发病。

(2) 脏腑功能不足:根据上述阴分不足的发病根源及临床症状多与精神、思维、情志有关的特点,分析其脏腑病变,本病主要和心、脾、肝、肾四脏有关。《素问·灵兰秘典论篇》言："心者,君主之官,神明出焉。"《灵枢·邪客》云："心者,五脏六腑之大主也,精神之所舍也。"人的精神思维活动主要属于心的生理功能。五脏在心神的主导下,接受外来的信息,作出相应的反应。五脏中任何一脏发生变化,均能影响到神志的协同,而使之相应的外在语言、动作、行为发生变化。因此,儿童多动症主要是以心为主导,兼及肝、脾、肾等脏腑的病理变化。《灵枢·本神》说："所以任物者谓之心。"心主血脉,藏神为智意之源,心的生理功能正常,则人的神志清晰,思维敏捷,反应灵敏。反之,若思虑劳倦,久病气血虚弱上及于心,致心气不足,心阴虚弱,神失所养,可出现神志飞扬不定、精神不专、反应迟钝、健忘等症。另外,心属火为阳脏,以动为患,小儿生机旺盛,阳常有余,心火易亢,临床易出现心阴不足,心火有余,心神不守的病理改变。

肝为刚脏而性动,主筋藏魄,其志怒,其气急,体阴而用阳,为人体罢极之本。肝主人体生发之气,肝气生发则五脏俱荣,小儿发育迅速与肝关系极为密切,有肝常有余的生理特点。若久病耗损致肝体之阴不足,肝用之阳偏亢,则可见性情执拗,冲动任性,动作粗鲁,兴奋不安等肝气有余之象。《灵枢·本神》中云："肝藏血,血舍魂。"若肝血不足,则魂不守舍,而出现梦呓、梦游等兼症。

脾属土,为至阴之脏,其性静、藏意,在志为思,脾为气血生化之源,后天之本。小儿脾常不足,若喂养摄护不当或疾病所伤,均可影响脾之运化,脾失濡养则静谧不足,可表现为兴趣多变,做事有头无尾,言语冒失,心猿意马,虽能自悟而不能自制。肝动脾静,肝为脾之主,脾受制于肝木,两者含"动静互制"之义,如脾土不足,则土虚木旺,也是本病的病理变化之一。

肾为先天之之本,肾中元阴元阳为生命之根,关系到人的禀赋体质和成长。肾藏精,主骨生髓通于脑,开窍于耳。小儿脏腑柔弱,气血未充,肾气未盛,病后易出现肾气虚衰的病理变化,如动作笨拙不灵、听觉辨别能力差、遗尿等,均是儿童多动症常伴随的症状。同时肾水不能涵木则肝阳易亢,肾水无以制火则心火有余,而见心烦、急躁、易怒等症。

综上所述,儿童多动症是心、肝、脾、肾四脏功能失常的反映,临床常见有肾阴不足、肝阳偏旺、心脾不足、心气虚、肾气虚、气阴两亏、心肝肾失调等证型。若脾气不足,生湿生痰,痰浊内阻或痰蕴化热,痰火扰心也可引起本病。另外,有极少数患儿,因产伤,颅脑损伤,血络受损,或因气滞、气虚、血热等因素,致瘀血凝滞心窍,而出现神志不安、多动暴躁、头痛舌暗、脉涩等症状。儿童多动症的证型较多,各型之间又是可以互相转化的,临证正时尤当详辨,不可执着呆板。

3. 中医药治则与治法 中医治则,是在中医理论指导下制定的,对临床治疗、处方用药具有普遍指导意义的治疗原则。治法是根据这一原则,对不同证候采取的具体治疗实施的方法。前者可譬为战略总纲,后者可喻作战术细目。本章首述对本病的治则,次述对各不同证候针对性的治疗方法。

(1)治疗原则

1)调整阴阳 这是总治则。《内经》指出"阴阳者,天地之道也""阴平阳秘,精神乃治"(《素问·阴阳应象大论篇》)、"谨察阴阳所在而调之,以平为期"(《素问·至真要大论篇》)。故调整阴阳,使其平衡,是中医治疗疾病的总原则,它体现了中医的"稳态平衡"思想。通过"损其有余,补其不足"等治疗方法,促使失去平衡的阴阳重新恢复和建立起来新的相对平衡。"谨察阴阳所在而调之,以平为期",是治疗一切疾病立法、选方、遣药的总则,而"平"则是治疗的目的。

调整阴阳,以平为期,具体表现为中医治则中"和"的思想。《内经》把"和"作为辨证论治的最高原则。《素问·生气通天论篇》说:"凡阴阳之要,阳密乃固,两者不和,若春无秋,若冬无夏,因而和之,是谓圣度。"《国语·郑语》也说:"和实生物……以他平他谓之和。"只有"和"才能使矛盾重新统一,事物得以发展,产生新的事物;使失和的阴阳重新和谐,恢复生理的新生机。所以说"和实生物"。生命是阴阳对立统一、运动不息的变化发展过程,疾病的各种病理变化都可以用阴阳失调概括。表里出入、寒热进退、邪正虚实,以及升降失常、营卫失调、气血不和、脏腑不协等,都只是阴阳失调的具体表现。所以调整阴阳是临床最根本的治则,"和"是中医治疗的最高原则。

本书中所论本病各证型致病的脏腑虚实、气血盛衰虽不尽相同,但追溯其发病机制,却无不属于阴阳失调。故在辨治本病的始终,应以调整阴阳这一根本治疗原则为指导,以求达到"和"的目的。而调整阴阳的内容,又主要在于调整脏腑功能和调理气血关系。

调整脏腑功能:《灵枢·本神》曰:"五脏不安,必审五脏之病形,以知其气之虚实,谨而调之。"人体是一个有机结合的整体,在生理上,无论脏与脏、腑与腑之间,都相互协调、相互影响的,因而在病理上当某一脏腑发生病变时,就会影响到别的脏腑。故在调整脏腑时,一般不应单纯针对某一脏腑,而应当考虑各脏腑之间的关系,使其恢复正常的协调状态。

调整脏腑,又不外是调整脏腑的阴阳气血、虚实寒热,具体为阳病治阴,阴病治阳;虚者补之,实者泻之;寒者热之。如本病的肾阴不足、肝阳偏旺证,主要病机为肾阴精亏虚,导致心肝火旺,阳热之气相对亢盛。阳亢者应滋其阴,治以"壮水之主,以制阳光",即"阴病治阳"的原则。又如瘀血内阻证,用活血化瘀法即属"血实宜决之"等。总之调整脏腑功能,是以期达到"五脏安定,血脉和利,精神乃居"之目的。

调理气血关系:脏腑功能的物质基础,主要是气血。中医认为气与血都是构成人体和维持生命活动的基本物质,并与形志相关。高士宗谓:"人之有身,不离血气;人之应物,不离形志。形者,血气之立乎外者也。志者,血气之存乎内者也。"(《黄帝素问直解·血气形志》)气血在生理病理上都有各自的特点,因而原则上是气病治气,血病治血。但因两者是可相互影响的,因而对于气血之病的治疗,又不能孤立地治气或治血,而必须考虑两者在生理和病理上的联系,来调整其失常,灵活施治,才能促进气血关系恢复正常的协调状态。如本病的心气虚证,就不能只去补心气,而需兼顾到养心血,这是因为阴生阳方长,血充气才旺。即《内经》所谓"调其气血,令其条达,而致和平"。

2) 治病求本。是强调必须探求某一疾病的本质,也就是抓住造成疾病的主要矛盾,亦即找出发生阴阳气血偏盛偏衰的根本原因,而进行治疗。治病求本的原则,关键是在什么是本? 历代有以阴阳为本者,如《素问·六节藏象论篇》:"夫自古通天者,生之本,本于阴阳。"张景岳说:"凡诊病施治,必须先审阴阳,乃为医道之纲领,阴阳无谬,治焉有差? 医道虽繁,而可以一言蔽之者,曰阴阳而已。""天下之病态虽多,其本则一。""或本于阴,或本于阳。"也有以病机为本者,把表里虚实寒热作为"本"。但万变不离其宗,还是以疾病不同阶段主要矛盾或矛盾的主要方面而定,主要矛盾或矛盾的主要方面就是"本"。治疗的关键,只要抓住"本",其他矛盾都可迎刃而解。《内经》提出"治病求本""以平为期"原则,就是不论什么矛盾,从调整阴阳、脏腑、气血,直到以药性之偏去纠正机体之偏,即处处体现了这一原则。治疗目的就是使人体因阴阳(脏腑气血)失衡所致的疾病,通过治疗达到平衡的目的。所以,调整阴阳、脏腑、气血,亦即体现了"治病求本"的治疗原则。

3) 少年治肾。治疗本病,在调整脏腑功能的过程中,尤应突出"少年治肾"这一特具少年生理特点的治疗原则。

儿童多动症在6~8岁儿童中发病最常见(确切地说此时期的临床表现最为突出)。"发病在7岁之前,病程在6个月以上",即强调本病发病特点为起病于渐,病程较长,非为突发性病变。说明本病是在儿童发育过程中渐进形成的一种阴阳失调现象。儿童在此阶段的发育特点是功能(阳)落心旺盛,物质(阴)相对消耗过多的"纯阳之体",而与此发育功能密切相关的是肾的功能。《素问·上古天真论篇》所述从"女子七岁,肾气盛,齿更发长""丈夫八岁,肾气实,发长齿更",到年老"天癸竭""天癸尽"的以肾精为枢机的过程正说明肾脏功能强弱对人体生长、发育、盛衰、疾病、健康寿夭起着关键作用。本病的形成,即与肾的功能有着极为密切的或者说直接的关系。尽管各证型所关涉的脏腑,气血盛衰有着各自程度的不同,追溯其源多关系于"肾脏之伤,亦必及五脏"之机转。故"少年治肾"是在治疗本病过程中始终不可忽视的治疗原则。

4) 心身并治。是以中医"形神相关"学说为依据,按照辨证论治规律,采取意疗与药物、针灸、气功导引、饮食治疗,以达到扶正祛邪、心身并调而愈病之目的。"形神合一"学说是心身并治的生理、病理基础。中医学将各种心理活动统称为"神",认为神的活动是人体脏腑活动的表现。心理活动虽藏于五脏,主宰于心,但心血由脏腑精气化生的。而心所主的心理活动,也是在五脏藏精的基础上,通过五脏分藏五神,五神协同合作来实现的。即神的物质基础是精气,亦即"形具神生"。是知五神脏的功能活动是一种生理心理现象。而心理活动就是五神脏功能活动的一种运动形态。从9种证型的临床资料可以看出,儿童多动症,不论何证型,所共同表现的均为五神失调,即神不宁,意不周,志不坚,思不专(不能反复计度),虑不远,智不谧的神志病变,且与心神、肝魂、肾志关系最为密切。

中医既强调形体决定精神,又重视精神在生命活动中的统师地位,肯定精神意识对机体内外环境的统一协调有着重大的反作用。"形具神生""神为形主"这一形神相即的辩证统一关系,是心身并治的理论基础。心身并治即在治身的同时,注意心理方面的治疗。中医称之为意疗。常用的意疗方法有以情胜情、移情易性、劝说开导、破疑解惑、暗示诱导、顺情从欲、习以平惊、澄心静志、以意导引等方法。利用精神因素对内脏功能、气机的影响,调动机体正气与疾病作斗争,从而产生心身并治的双重效应。治病应该十分注意发挥对患者的心理效应,如不能给以良好的心理影响,即有灵丹妙药亦影响疗效。心理治疗对本病是一种至关重要的辅助疗法。同时亦应结合具体情况使用其他方法予以调理气血阴阳,使意疗发挥更大的作用。

5) 综合治疗。对本病应根据不同的证型采取针药、心理和其他疗法相辅并施的原则。除药物、针灸、意疗外,如气功、食疗、管理教育、生活起居等。气功对本病是一种较好的心身并治方法,其特点是通过调心、调息、调身三个环节进行"意"和"气"的锻炼,具有解除情志躁动、助气血运行、补益真元亏损等功效。管理教育,主要是指医生、家长、教师对患儿要体谅、关心,稍有进步即应予以表扬鼓励,切忌简单急躁,惩罚歧视。否则会伤害其自尊心,造成精神创伤,产生敌对情绪,而使病情加剧。但也不可纵其任性,促使病情发展。生活起居,饮食要合理节制。如音响、电视都不能放纵无度。因此,合理的管理教育,亦是防治本病的一个重要环节。

6) 补泻温清。虚则补之,实则泻之,寒者热之,热者寒之,温者清之,清者温之,是中医治疗各种病证的基本法则。对于儿童多动症的治疗,自然也不能例外。唯根据目前中医对儿童多动症的分型,分析其各证型之病机,总以虚证为多,兼有虚实夹杂之证。故其治法,若以"八法"观之,多主以"补""清"。而在临床应用中,对各种证候类型又均当注意"随证治之",调其不调的原则。如"肾阴不足""心气虚""肾气虚""气阴两虚""心脾气虚"各证,治当从"虚则补之";"肝阳旺""痰浊""痰火""湿热""瘀血",则应辅以"热者寒之""结者散之""留者攻之"(后两者均属泻法范畴)。

(2) 分证治法

1) 滋阴潜阳,宁神谧智法:适用于本病之肾阴不足、肝阳偏旺证的治疗。该证主要病机为阴阳失调——阴虚阳旺。滋阴潜阳,亦是针对这一主要病机立法。该证主要病机为肝、肾、心三脏阴虚阳旺。肾藏志,主骨生髓,脑为髓之海,是人体元神之府。肾阴精不足,导致肝心君相火旺,使志意不专,魂荡神乱。故应在滋阴潜阳的同时配合以宁神谧智之法。即滋肾阴、潜肝阳、宁心神,而达到益谧智能之目的。而滋肾阴又是治疗本证的关键,肾中之阴精充足,不但命火可蛰,且能上济于心,下沃于肝,涵濡君相二火,正所谓"壮水之主,以制阳光"之意。肝为刚脏,体阴用阳,所含相火最易妄动,故在滋阴涵濡的同时,更以潜降。心主神明,为五脏之首,主明则下安,故佐以宁神。

2) 养心健脾益气法:是用于本病心脾气虚证的治疗方法。该证由禀赋不足,病后失调,致脾气虚弱,乃心气耗损所致。脾为至阴之脏,其性静,藏意,在志为思,脾虚则静谧不足而思虑不周。心主血而藏神,心血赖心气化生,血行靠心气鼓动,两者互相影响。气虚则血虚,血虚则气弱。心血不足,心神失养;脾虚运化失职。故治宜益心脾之气,养心脾之血。心之气血盈健,则神得濡养,脾气健运则意谧虑周。

3) 养心益气宁神法:是针对本病的心气虚证而设。心主神明,为五脏之君主,心虚则神自不安,故养心血、益心气之目的是为宁心神而施,心神宁则诸神自安。该证主要是由先天或后天损伤心气,使心气不足,以致心神不能藏舍。故治疗该证应以养心气为主,心气充则血得生化,气血充盈则神谧思静,志意专直,诸症自痊。气血相互依存,故益气不可忽视养血。血充则气得生化,体实(阴)则用(阳)得专直。

4) 补肾益气法:适用于本病之肾气虚证。该证的形成,多由先天禀赋不足,后天养育失当,或疾病所伤,或久病及肾,素体羸弱,亦有肾阴久亏累及肾气而致肾气亏虚者。肾为先天之本,主骨生精充髓,藏志。肾气虚亏,失济于心,心气亦不足,故该证患儿表现出肾志方面的症状。在临床上由肾阴先亏,日久导致肾气不得生化,累及肾气亦虚的病例亦不鲜见。故治疗该证在补肾气的同时,尤当兼育阴养精,以防过正,导致阴虚阳亢之新的失调。

5) 益心气养心阴法:适用于治疗本病心气阴两虚证。该证之气阴两虚,实指之气阴两虚。阴阳互根,相互消长,阳生于阴,阴生于阳。心阴先虚,心气亦随之不足,遂形成心气阴两虚之病机。但也有因心气不足,心血亦虚者,致心失所养,神不守舍,即为气阴两虚。即当根据具体证气阴双补,亦可随阴虚和气虚的轻重发息之不同,或先调其阴或先调其气。如临床曾有气阴两虚患例,先益其气,服药一定时期后,气虚症状消除,反而出现阴虚阳旺症状,多动转为暴戾,多语转为高昂。此期再服用滋阴潜阳剂而效显。热必气阴同治,不可气阴分治。

6) 健脾益气:化痰开窍法为扶正祛邪兼施之治疗方法,为针对本病脾气不足、痰浊内阻证的治疗方法。健脾益气治其本,化痰开窍祛其邪。该证的根本为小儿素体虚弱,或饮食所伤,脾虚失运,水湿内停,日久而化为痰浊。故健脾益气,痰浊自无生化之源,痰消邪祛,心神发越,灵窍自开。故法宜标本相配,药需攻补兼施。

7) 清热利湿,化痰宁心法:此法用于本病湿热内蕴、痰火扰心证。据有关资料,该证在我国四川省一些地区发病率较高,可能与本地区气候湿热及嗜食辛辣的生活习惯有关。其主要病机是因小儿本为纯阳之体,易于酿热,再加居处炎热多湿,饮食肥甘厚味而蕴结湿热痰邪。湿热内蕴,津液受之煎熬而成痰火。湿热内停脏腑三焦,痰火熏阻胸膈,上扰心神,遂致该证之临床表现特点。治以清热利湿、化痰宁心。湿热得清,痰邪得化,自然神清气爽。

8) 养心益气,疏肝解郁法:用于本病心肾气虚、肝气抑郁之心、肝、肾失调证之治法。该证之心肾气虚与上述心气虚证、肾气虚证机制近同。其特征是心肾气虚,复因情志不遂,郁怒伤肝,使肝气亦郁。治宜先事疏解其肝气之抑郁,继以养心益肾,培其根本。

9) 活血化瘀,养血生精法:此法专用于本病之瘀血内阻证。该证多由产伤、颅伤或幼儿跌扑所伤等多种原因而致血行不畅,瘀血内停,脑海失养而神动智变。该证之瘀血滞留,影响思维的改变,亦与五脏不安,血脉失于和利有密切关系,与脾肾二脏关系至密。脾为气血生化之源,肾藏精,精血同源。血瘀累及脾肾,脾肾气血失于通利,又致气血愈滞。故治疗该证,在活血化瘀的同时,应配合养血生精,培育脾肾之功能。瘀血化除,则经脉通利,脾肾健育则精血得以营生,血源充溢则经脉流畅,瘀血自然难留;肾精盛实则脑髓盈健、意志坚而精神专直。

4. 专病分析

(1) 儿童多动症的独到见解:凌耀星虽非专属儿科,却是《儿童多动症临床治疗学》一书的主编,对儿童多动症临床治疗的疗效之显,令人惊叹。《儿童多动症临床治疗学》对于该病有了系统的诊治规范,但凌耀星在临证时绝非囿于条文,相反地,有她自己的独到见解。

凌耀星认为:儿童多动症的行为异常,主要反映了神的失控和失调。根据中医的理论,神的活动与五脏有关,而尤以心、肝、肾三脏关系更为密切。

心主神明,人的思维、意识智慧理智等精神活动都由心所主。《灵枢·本神》云:"所以任物者谓之心,心有所忆谓之意,意之所存谓之志,因志而存变谓之思,因思而远慕谓之虑,因虑而处物谓之智。"说明了人对外界事物,通过感觉器官,形成感知,六生印象,储存记忆,抽象思维分析推理,以至于判断决策的全过程,由心神所主。儿童多动症孩子表现出心神不宁、不善思考、缺乏理智,对排除干扰、自我克制的意志极为薄弱,都反映了心神功能的缺陷。

肝主谋虑,司疏泄。《灵枢·本神》云:"肝气虚则恐,实则怒。"指出精神情志变化与肝有关。儿童多动症孩子大多冲动任性,暴躁易怒,不考虑后果,惹是生非,属于肝的疏泄太过。部分孩子表现为神情淡漠,抑郁不欢,反应迟钝,思想开小差,属于肝的疏泄不及。太过与不及似乎相反,但常不可决然分割。有些孩子经常受家长和老师训责,内心憎忿不平,委屈不满,一旦迸泄,便不顾一切地爆发出来。

肾藏精,精舍志,出伎巧。《灵枢·本神》云:"生之来,谓之精,两精相搏,谓之神。"精是神的物质基础。肾为先天之本,主生长发育。人出生前父母两精相合而成,有神之胚胎出生后随着年龄的增长,肾脏精气逐渐充实,七八岁意志自控能力也不断增进和完善,理解和操作能力也逐渐提高。这是由于"肾者,作强之官,伎巧出焉",儿童多动症孩子在这些方面能力较差。有些虽然调皮捣蛋,但在应该活动的时候却并不高明。像体操、跳绳等动作,常很不协调;扣钮子、系鞋带等手指不灵巧,懒散拖沓,自己的事也要大人帮他做。待至 14 岁左右,进入青春发育期,肾脏精气盈实,多动症现象便大多自然减轻或痊愈。此外儿童多动症似乎与遗传有一定关系,如有对单卵同胞孪生兄弟,都患多动症。他俩的发病时间、症状、智力、性格、体格甚至服药后的效应,都是一模一样。也有不少患儿的家长在年幼时也有多动现象。这些与生长发育及先天有关的情况,均提示与本病肾的联系。

以上心、肝、肾三脏,肾脏精气是基础,心上神明是主宰,肝疏泄是枢纽。三脏之间又交互作用,彼此影响。如心与肾,有心肾相交,阴阳升降,水火相济的关系。肾与肝,有肾主闭藏,肝主疏泄,相反相成的关系;肾阴能潜肝阳,肾水能肝木,是乙癸同源的关系。心与肝,心为君火,肝为相火,木火同气,还有肝藏血,心主血的调节关系。儿童多动症的心、肝、肾关系失调,主要病机是肾元不足,心肝有余,在专科的临床治疗中,就是在这个理论指导下辨证,选方遣药进行调治的。

凌耀星在专家门诊时,经常有家长提出能不能给孩子吃镇静剂像地西泮之类。对此,凌耀星的回答是:"不能吃。"一般来说,儿童多动症孩子确实比其他孩子顽皮得多。上课时不是咬指甲,咬铅笔,就是玩橡皮,弄玩具,喜惹人,爱插嘴,手里不得闲,屁股坐不住,连晚上睡觉也不断翻身,但他们吃饭、写字、做功课却特别慢,丝毫没有时间观念。有些女孩子坐在教室里似乎很安静没有多动现象,可是心不在焉,老师讲话她根本没有听进去,甚至发呆出神。儿童多动症孩子所以会出现上述情况,据多数学者认为主要是由于中枢神经细胞之间信息传递较差,影响了自制能力。如果吃镇静剂,对他们的行为表现和学习成绩,不会有丝毫帮助。相反地,由于镇静剂对大脑皮质的抑制作用,可以进一步抑制其自控能力,从而使他的多动症状更加严重。

(2) 辨证与诊断:临床辨证主要有以下两种类型。

1) 肾阴不足,心肝火扰:症见注意力涣散,思想不集中,小动作多,好惹人。冲动任性,渴喜冷饮。易汗,大便偏干,2～3 日 1 行,或有鼻衄,夜眠翻身多,脉偏细数,舌质偏红。

2) 心肾气虚,肝气抑郁:症见注意力涣散,思想不集中,小动作多。面色较差或形体瘦小,胃纳较差,或有遗尿。性情执拗,或较沉默、好哭。动作迟缓懒散。脉偏细或兼沉。舌质偏淡,舌苔薄白。

鉴于本病在临床表现方面与健康的顽皮儿童没有绝对的界限,为了明确诊断,采取以下几项作为辅助诊断。① 年龄在 7 岁前起病,持续半年以上。② 根据上海 MBD 科研协作组制定的儿童行为量表,≥10 分者。③ 翻手试验,对 548 例作翻手试验,结果如表 3-1-1。④ 服西药精神兴奋剂或三环抗抑郁药有显著效果者,由于多数孩子来就诊前服过该类药物,有短暂效果,可作为辅助诊断。⑤ 乙酰胆碱皮肤试验。曾作 71 例,均为阳性。

表 3-1-1　翻手试验 548 例

翻手试验	阳性(＋)	阴性(－)	可疑(±)	总数
例数	446	84	18	548
百分比	81.4%	15.3%	3.3%	100%

(3) 论治法则:针对心、肝、肾失调的病机,治疗着重在一个"调"字,补其不足。鉴于多动症儿童在阴阳、水火、气血、升降等方面的偏颇一般都较为轻浅,对他们进行调治只需轻清透达,便可拨乱反正。任何大补大泻,大寒大热之品,都不宜应用。

肾元不足,包括肾阴与肾气,滋肾阴,补肾气以补其不足。由于阴阳互根,治疗时亦可以补精以化气、益气以生精,但必须注意滋阴不可伤阳,补阳不可伤阴。

心肝有余,气郁者宜疏解,火扰者宜清解。但本病的火扰现象与其他疾病所见的燔炽上炎的心肝之火,决然不同。治疗不宜用苦寒直折。它们一方面由于肾阴不足,另一方面与心肝气郁亦有一定关系。气郁可以化火,火扰又可以影响气机。治疗除了滋肾水以潜心火、涵肝木之外,应根据"火郁发之"的原则。用芳香、辛散、清透的方法,通心气、疏肝气、开窍、顺其条达之性,以达调神之目的。在心肝有余的同时亦可兼见心气不足,心肝血虚的证候,则宜适当配以补益心气,补血活血之品。

（4）拟方选药

1）调神一号方,用于心肾气虚,肝气郁结。

石菖蒲 12 g,柴胡 9 g,升麻 4 g,葛根 4 g,淮小麦 8 g,甘草 6 g,大枣 6 g,川芎 4 g,细辛 2 g,制何首乌 6 g,淫羊藿 4 g,巴戟天 4 g。

上药碎成粗末,每日 1 剂,水煎 2 次。沸后 5 min 滤汁,上午、下午各服1 次。

2）调神二号方,用于肾阴不足,心肝火扰。

石菖蒲 12 g,柴胡 4 g,葛根 3 g,煅牡蛎 10 g,淮小麦 8 g,甘草 6 g,大枣 6 g,赤芍 4 g,丹参 4 g,制何首乌 3 g,淫羊藿 3 g,制大黄 3 g。

服法同一号方。

调治心神,采"开通",与"和养"相结合的原则。首选入心肝两经的九节菖蒲。《神农本草经》载石菖蒲能"开心孔,补五脏,通九窍……不忘,不迷惑"。《重庆堂随笔》指出:"石菖蒲舒心气,畅心神,怡心神,益心志,妙药也。"这些功能与本病最为切合,作为主药。另用甘草、小麦、大枣,益心气,养心阴,缓急迫以调心神。心肝气郁与心肝火扰互为因果,故李东垣益气聪明汤意以升麻、葛根合柴胡升清阳,疏肝气,散郁热,利清窍。细辛入肾,川芎入肝,均为辛香走窜之品。一入气分,一入血分,上达于头,有提神醒脑、活血利窍之功,有助于加强自控制力。淫羊藿、制何首乌,补益肾精肾气。前者助阳而不伤阴,后益阴而不损阳,且可得精气互生之妙。偏阳气虚的加巴戟天,以协同淫羊藿补益肾气。偏阴虚,且热象明显而有鼻衄者,去川芎、细辛,加赤芍、生地,入肝经以清血热。加制大黄通泄,使浊阴降而清阳升。汗多者加牡蛎,入肝肾二经潜阳敛汗;配升麻、柴胡升散之性,有相反相成之效。胃纳不佳者加藿香、陈皮、木香醒脾以开胃,睡眠不安加远志以宁心安神。

（5）病案举例

沙某,男,8 岁,二年级。

初诊(1988 年 4 月 16 日)

行为评分 18 分,翻手试验(＋)。自幼有多动现象,成绩不稳定,易怒,喜冷饮。手背皮肤红而湿润,寸部脉沉。

本病主要为心、肝两脏失调。心主血,肝藏血,心气不足,肝气不舒,血不调故络脉充盈,气不和故烦躁易怒。"血气者,人之神",血气不和,累及心神。心神不能自控,发为多动之症。治以养心疏肝,调气活血。

石菖蒲 12 g,柴胡 9 g,川芎 9 g,甘草 9 g,淮小麦 30 g,大枣 7 枚,藿香 9 g,丹参 12 g,朱灯心 1 扎。

方中甘麦大枣汤养心缓急,合石菖蒲、朱灯心以开心窍,宁心神。川芎入肝,活血行气,升散走窜,配柴胡、藿香以升清阳,丹参入心,通窍安神,清血分烦热。

二诊

上药 14 剂后,老师反映情况大有好转,上课能遵守纪律,作业亦较认真了,由于搬家,有些波动。

上方加升麻 9 g 以助升清之力。

三诊至七诊

情况尚称稳定。

原方去朱灯心,加陈皮,配合藿香以醒脾开胃。

八诊(1988 年 9 月 24 日)

开学已半月余,家长会上班主、数学老师反映上课时基本能集中思想,很少开小差,作业也清楚多了,但发言不积极。

原方加细辛 3 g。

九诊

作业经常出现 100 分加五角星,学习和纪律稳定,已养成良好的学习习惯,放学回家能自觉做作业,并注重质量。

十诊

一切良好,老师对他也提高要求,得到积极发言的小奖状。上进心一天比一天强,面色红润,胃口好。大小便睡眠均正常。

1988 年 11 月 10 日行为评分 5 分,停药。

【按】 本例前后服药 4 月余,痊愈。

(6)凌耀星的临证体会

1)本病主要是心神方面的轻度偏转,心、肝、肾三脏功能失调。一般见于健康正常儿童,临床表现除行为方面突出外,症状体征均较轻浅,且共性较多,与一般疾病的辨证要求应有区别。

2）本病宜用疏、通、开、养等治法以调为主。勿用滋腻、大寒、大热、大补、大泻之品，尤其不可用镇静剂。

3）中药调治对本病有效，但见效较慢，一般多于1～2个月开始见效，疗效持久而稳定，未发现副作用。部分停药数月后有反复现象，再服中药仍可迅速纠正。

4）中药治疗系整体调整，可随症加减。孩子全身情况亦得改善。原有疾病如遗尿、鼻涕、易感冒发热等亦得治愈。

5）服药的同时，医生与家长应相互配合，心平气和耐心说理。以表扬鼓励、诱导为主，切不可打骂，激起其对立情绪和逆反心理。家长本身亦要注意自身修养，创造良好环境，辅导学习加强基础。

（二）脑肿瘤

脑肿瘤及脑转移瘤又称为颅内肿瘤。颅内肿瘤约占全身肿瘤的1.9％，而其他恶性肿瘤最终会有20％～30％转入颅内。颅内肿瘤分原发性和继发性两大类，其中原发性脑瘤占中枢神经系统原发性肿瘤的80％～90％。近年来，肿瘤的发病率和死亡率均在明显上升，脑肿瘤在成人恶性肿瘤的发病率中仅排在第十位，但是由于脑肿瘤外科治疗难以彻底清除，对放化疗的敏感性差，复发率极高，致使脑肿瘤的预后很差，严重威胁着人类的健康和生命，是人类死亡率最高的肿瘤之一。

颅内肿瘤由于解剖、病理生理特点单靠一种方法难以根治，需行手术切除为主，术后辅助放疗、化疗及其他治疗等综合治疗手段。凌耀星认为癌症的治疗在医学领域中越来越受到重视。癌症是一种多病因、多阶段的全身性疾病，中医注重整体观念和辨证论治的原则，是抗癌大军中的重要力量。头颅肿瘤，西医主要采取手术治疗或辅以放疗、化疗。但有些部位切割不尽，有一定复发率，有的切割后出现损伤后遗症，以致不少患者有恐惧心理，不愿开颅。凌耀星对此病的治疗疗效颇丰，说明中药在抑制、缩小、消除脑肿瘤方面有一定效果。也有报道称有少数患者仅用中医药治疗，这也说明了中医药在癌症的治疗中有着较高的地位。

1. 中医治癌的理论渊源　凌耀星的治癌理论渊源来自《内经》。中医治癌当奉《内经》为圭臬。《内经》中虽无癌症之名，但其见解早已涉及肿瘤的病因、病位、发病特点、治疗及预后。《灵枢·刺节真邪》有"肠瘤""筋瘤""骨瘤"的记载。《灵枢·水胀》指出"肠覃"在腹腔,"石瘕"在盆腔。《灵枢·痈疽》篇中提到"其痈坚而不溃者,马刀侠瘿,急治之"。《灵枢·卫气》还有不同积证的鉴别,"痛,可移者,易已也;积不痛(不移),难已也"。《灵枢·百病始生》更是《内经》谈积的专论,明确指出难治之积的元凶是一种与一般外邪截然不同的虚邪,这种虚邪袭虚方得为病,"此必因虚邪之风,与其身形,两虚相得,乃客其形;两实相逢,众人肉坚。其中于虚邪也,因于天时,与其身形,参以虚实,大病乃成,气有定舍,因处为名"。难治之积的致病虚邪侵入人体后,其停留之处往往与经络血脉有关,"留而不去,传舍于肠胃之外,募原之间,留着于脉。稽留而不去,息而成积。或著孙脉,或著络脉,或著输脉,或著于伏冲之脉,或著于膂筋,或著于肠胃之募原,上连于缓筋,邪气淫泆,不可胜论"。所以"圣人日避虚邪之道,如避矢石然"。所述大病及难治之积当包括癌症在内称之为"积"。

2. 对脑肿瘤的理论认识　中医认为,脑肿瘤是髓海病变,与脏器清阳之气相关,脑的功能是清阳之府,主升、恶浊、喜盈、恶亏、喜静、恶扰。脑肿瘤的病因由于正气不足,脏腑功能失调,浊血瘀凝结于脑所致。故治从益气健脾,补益肝肾,祛痰降浊,活血化瘀着手。南星、半夏药同用,化痰力强;生牡蛎化痰软坚散结,平肝潜阳;川芎、石见穿、䗪虫活血化瘀,炒党参、炙黄芪益气健脾;生地、枸杞子、何首乌补益肝肾。本组方药扶正固本,化痰降浊,软坚散结,活血化瘀,并具有抑制肿瘤细胞的生长,提高机体的免疫机制,提高白细胞的功能,特别是提高和增强 T 细胞的活性和吞噬作用,抑制肿瘤的生长和发展,使脑肿瘤缩小或消失。同时本组方药有抗癫痫、降低颅内压的作用,服用很快改善临床症状和体征。

而凌耀星认为,脑肿瘤病可辨证分型为:① 痰湿内阻证。治宜燥湿化痰,消肿软坚。② 肝胆实热证。治宜清肝泻火。③ 肝肾阴虚证。治宜滋补肝肾。④ 气血郁结证。治宜活血化瘀。⑤ 肝风内动证。治宜镇肝息风。而气血郁结、痰湿内阻为颅内肿瘤的两个主要原因,但在这两个主因中也要辨清以血瘀为主还是痰湿为主,治则处方用药就有所侧重,才能取得较好疗效。例如治疗一例少支胶质瘤患者,女,14 岁,患者自 1984 年起出现阵发性头痛,逐渐加剧,恶心呕吐,甚至昏厥,于 1984 年 3 月 11 日赴上海市第六人民医院诊疗。做 CT 检查示:少支胶质瘤。4 月在该院行精体摘除术,术后头痛好转,无恶心呕吐等不适。

术后半年,头痛加剧,视力下降,直至出现复视,走路不稳。1985年4月20日去华山医院门诊复查CT示,少支胶质瘤术后复发。建议再行手术,因家属顾虑不愿手术,同年5月中旬求诊于凌耀星,服用中药3年余,3次CT复查示:复发灶明显缩小直至消失。随访6年,未见复发。本例患者六脉细涩,苔薄白根腻,舌质暗有瘀斑,舌底脉络稍粗,头痛剧烈,左侧肢体肌力0级,均示血瘀气郁为主,痰湿内阻为副。所以治则以活血消肿为主。药用川芎、赤芍、白芷、三棱、莪术、水红花子、山慈菇、桃仁、壁虎等以活血化痰消肿,配以夏枯草、浙贝母、昆布、云茯苓、薏苡仁等消软坚利湿之品,以达到消除瘤灶的目的。在头痛剧烈、恶心呕吐时加用蜈蚣、全蝎、车前子,以达到息风解痉止痛,降低颅内压力之目的。在第二阶段诊治中,酌加扶正纳肾之品,如太子参、黄芪、杞菊地黄丸等,以此提高肌体免疫功能,扶正祛邪,标本兼顾,而获佳效。

垂体瘤是颅内常见的第三类肿瘤,占颅内肿瘤的10%～25%,是一种比较常见的内分泌腺瘤,根据其作用产生的有害性,分为无功能腺瘤和功能腺瘤。脑垂体腺瘤会造成人体激素分泌的紊乱,严重影响人体健康和人们的正常生活。脑垂体瘤具有发病率高(约为16.7%)、难以根治的特点。目前,手术切除已经成为治疗脑垂体腺瘤的首选方法,同时辅助放疗等的治疗手段,但是手术等手段易对垂体造成伤害,造成患者垂体功能的减退。而出现垂体功能减退的患者,需要激素替代治疗。凌耀星对脑垂体瘤的认识较为全面,中西医兼通,颇有独到见解。

她认为脑垂体位于颅底蝶鞍的垂体窝内,呈椭圆形,总重量约0.5g。分前后两叶,后叶大部分为神经垂体,贮藏下丘脑分泌的抗利尿素与催产素。前叶是人体内分泌系统中主要的中枢性内分泌腺,与后叶中间部合称为腺脑垂体,分泌促肾上腺皮质激素、生长激素、催乳素、黄体生成激素、卵泡激素、促甲状腺激素及促脂素等。这些激素关系到人的生长发育、生殖生育、物质代谢乃至全身脏器组织的生理调节。脑垂体腺瘤都生长在腺脑垂体上。如瘤体直径小于10mm,局限在蝶鞍内的称为垂体微腺瘤。垂体腺瘤具有内分泌活性,常过多地产生某一种或几种垂体激素,引起周围血液中有关激素的浓度增高和相应的临床症状。如催乳素腺瘤主要表现为血中催乳素增高、泌乳、闭经;生长激素腺瘤主要表现为血中生长激素增高、肢端肥大症等。瘤体较大伸出垂体窝蝶鞍时可压迫、损害邻近神经结构、血管而出现头痛、面部麻木等症状。如侵及视交叉,则引起双眼侧视野缺损,至失明。亦可压缩瘤体以外的脑垂体组织,使某些激素分泌功能减退甚至萎缩,而继发甲状腺功能减退症,性功能、肾上腺皮质功能低下,相应地出现嗜睡、乏力、水肿、肥胖、闭经、不孕、性欲减退等症状。脑垂体瘤一般较小,早期症状多不明显,对本病的诊断,有 X 线头颅平片、蝶鞍分层片、CT 扫描、磁共振等,结合多种内分泌激素检查及临床表现等,一般不难确诊。

本病的治疗:瘤体较大,压迫症状明显者应做手术摘除,常可使视力减退、视野缩小、闭经、溢乳等症状迅速消失或改善。但由于手术有时不能切除尽净,残留部分又逐渐增大而复发者不少,甚至有因复发而做两次以上手术者,亦有少数因手术损伤而出现后遗症。近年来有先进的伽马刀治疗,免除开颅手术,是比较理想的。

放射治疗用于瘤体较小,术后复发及手术前后的辅助治疗,但仍有可能复发,多次过量放疗也可能损伤垂体及周组织,导致某些内分泌功能减退或其他并发症。此外有西药治疗,根据各种内分泌激素的检查结果,给予相应的调整,可减轻症状,但不能抑制瘤体的生长。对催乳素瘤(最多见,约占垂体瘤的50％以上)及生长激素瘤等,大多采用溴隐亭治疗,有一定疗效,有的闭经者服后经来而怀孕。但此药停服后,血清催乳素又会上升,并出现症状。亦有少数病例不见效果,且某些患者对此药反应较大,如呕恶、食欲减退、眩晕、下肢痉挛、肝功能异常等,而不得不停药。

由于垂体瘤生于颅底,中医历代医家限于条件,不可能对此有所认识。文献中虽有关于头痛、偏盲、失明、闭经、溢乳等症状的治疗经验,但较难找出其与本病的直接联系。对妇科癥瘕积聚的论述,都限于小腹部生殖系统的肿瘤,亦无可借鉴。凌耀星 1979 年起开始本病的中药治疗,治疗原则上要根据三个方面:① 脑垂体内分泌腺功能从肾论治。腺脑垂体是人体主要的中枢内分泌腺。许多激素对人体的生长、发育、生殖、物质(包括津液)代谢,以至于全身脏器组织的生理调节,均至关重要。在中医学里,脑垂体的这些功能,与肾的关系至为密切。在《素问·上古天真论篇》就明确指出人自初生、青壮年至老年,生长发育到衰老,包括生理功能的成熟、旺盛至衰退的全过程,其物质基础主要是肾气与肾精。又指出肾主水,与膀胱为表里,主津液的气化及尿的排泄。因此垂体瘤出现内分泌异常的种种症状中医辨证主要归之于肾。② 根据中医对癥积肿瘤病因病机的认识和治疗原则。关于积之形成,《灵枢·百病始生》反复强调由于"血脉凝滞……汁沫迫聚不得散,日以成积""肠胃之络伤,则血溢于肠外,肠外有寒,汁沫与血相抟,则并和凝聚不得散,而积成矣"。这里讲的是一切癥块形成的共同机制,垂体肿瘤,自不例外。《内经》里没有"痰"字,这里"汁沫迫聚"无疑是指痰,以海藻、昆布、僵蚕、牡蛎、皂角刺化痰,三棱、莪术、川芎、红花、茺蔚子、丹参等逐瘀,从而达到散结消瘤之目的。③ 结合患者具体的临床证候进行辨证论治。在10 余年间,凌耀星以中药治疗脑垂体腺瘤近百例,取得一定效果。

凌耀星在治疗脑肿瘤病案中,虽也以西医的病名将病例命名,但在治疗过程中却不受西医病名的影响,始终以中医的思维,因人而异进行辨证论治,因此临床疗效卓著,生存期得到了延长。在传统的脑肿瘤治疗方法中,主要是以肿瘤体积的减小作为衡量肿瘤治疗效果的指标,依赖光学显微镜下肿瘤细胞的形态特点、免疫组织化学的表现及核分裂相的多少来判断肿瘤的预后。很多病例经过凌耀星的治疗后病灶缩小,甚至消失。

(三)凌氏健脑养生法

凌耀星在 80 多岁高龄时,仍然行动灵活,反应敏捷,思路清晰,性格开朗,面少皱纹,体态匀称,腰背挺直,看报写字不用眼镜。外人眼里的凌耀星,拥有着年轻人般的朝气,她自己却没有察觉,在旁人的提醒下,也引发了她对这个问题的关注。"文革"时期凌耀星的头发已白,但在 80 高龄时前额头角有不少黑发生长。那时起凌耀星患的冠心病,缠绵十几年,竟奇迹般地消失了。凌耀星回忆,好几位和她年龄相仿,原来个子比她高的人,渐渐比她矮了。凌耀星虽身材娇小,但只要手足一用劲,上臂和小腿的肌肉就会坚实地鼓起来。青年时代学的数学、英语,封存 60 多年以后,居然还能勉强辅导读中学的外孙。有一位中医教授对她的评语是:"80 岁的头发,60 岁的身材,40 岁的动作,20 岁的性格。"对此,凡是熟悉凌耀星的人,无不同声称是。这究竟为什么? 凌耀星对此反复琢磨:她毕生从事中医工作,特别是《内经》的教学和研究。这部 2 000 多年前的中医巨著中,有关祛病强身、延缓衰老、延年寿的养生理论和方法是非常丰富的。凌耀星从一开始学医,就对《内经》情有独钟。半个多世纪以来,她在阅读、钻研和教学过程中,篇章词句时刻萦绕脑际,心领神会,身体力行。另一方面,凌耀星还涉猎了历代名医著作和现代解剖学、生理学、心理学及其他相关书刊,从中吸取前人与今人长寿养生的经验,亲身体验,择善而从;并扩大思路,反复琢磨,自我创新,从而收到较好的效果。其中的关键首在健脑。她在长期的实践和对岐黄之术的终身追求过程中,创造了一套凌氏健脑养生法。

凌耀星认为人,身无疾病并不代表健康。《内经》第一篇就指出:"形与神俱而尽终其天年,度百岁乃去。"明确健康长寿的条件是"形与神俱"。即不仅在形体、生理上,而且在精神、心理上都处在良好的生存状态。《内经》说:"心者君主之官,神明出焉。""主明则下安,以此养生则寿,殁世不殆……主不明则十二官危,使道闭塞而不通,形乃大伤,以此养生则殃。"说明关键在于心,"心主神明",心乃是主率十二脏腑全身功能和精神活动的最高领导。它主要体现了高级中枢大脑的功能。这就是李时珍所说的"脑为元神之府"。整个人体所有脏腑组织系统的功能活动,无不通过大脑的调节和控制。所以大脑功能健全,是健康的主要基础。于是,如何延缓脑的衰老,便成为养生学的重要研究课题。那么,延缓脑衰老有没有可能呢?据美国心理学家发现:老年人的大脑神经根在新的信息刺激下,能萌生出新的神经。1999年10月21日上海人民广播电台早晨6点钟新闻中传来有人研究出大脑皮质细胞可以再生的消息。也有人做动物实验:把高龄老鼠放在有转轮和猫走动的环境下不到1个月,它们的神经根就有新的神经生长。而宁静环境下的高龄鼠则无此迹象。以上研究结果说明推迟大脑衰老的设想,是可能实现的。

1. 多思健脑　过去人们都认为"多用脑会伤脑筋",这是误解。相反地,人脑同样符合用进废退的规律,脑子越用越发达。据日本科学家测试,发现勤于思考的人,他的脑血管经常处于舒张状态,神经细胞可得到良好的血液供养。从而防止了过早衰退。

英国哲学家、数学家、逻辑学家罗素(Bertrand Russell)(1872—1970)寿至98岁,曾来过中国。他生前写过一篇长寿短文,其中有一句话就是"多读书,延缓衰老"。

历史上,多读书、多思考的人,大脑发达,多长寿。有位学者曾挑选400名16世纪以后的欧美杰出人物,进行寿命研究统计,结果400人平均寿命是70岁。其中活得最长的是发明家,平均寿命为79岁。而16世纪我国明代中期起人们的平均寿命只是34岁左右。如英国蒸汽机、火车发明者瓦特寿至83岁,美国发明电灯、电话、电报、发电机的发明家爱迪生84岁,美国博物学家华莱士90岁,德国科学家洪堡90岁,德国物理学家普郎克89岁,荷兰微生物家凯文虎克91岁,苏联生理学家巴甫洛夫87岁。在我国,最著名的思想家、教育家、政治家,儒家创始人孔夫子 73 岁(前 551—前 479,当时人均寿命仅 20 岁)。战国时的思想家教育家、政治家孟轲 83 岁(前 372—前 289);哲学家庄子 83 岁(前 369—前 286 年);思想家、政治家墨子 92 岁(前 468—前 376 年)。唐代撰写《千金要方》《千金翼方》两部巨著的著名医家孙思邈 101 岁(581—682),而当时的人均寿命是 27 岁。我国有资料对秦代(前 221 年)以来 3 088 名勤于治学的著名知识分子的寿命进行统计分析,其平均寿命是 65.18 岁。俗话"人生五十不为夭",于此可证。凌耀星临床 70 年,教学三十余载,编写教材、专著、学术论文等不下百余万字,时时处处都需要用脑,每遇疑难之处,更是冥思苦想,穷追深究,刻意求解,从不吝惜自己的脑力。老年时,虽然记忆力有所减退,但仍思维敏捷、反应灵敏。

2. 合理用脑　人的大脑有左右两个半球,各自的功能是不相同的。左脑主管逻辑思维,如阅读、写作、分析、推理等;右脑主管形象思维,包括艺术、图像、音乐、美术等。长时间进行某种思维,主司的脑区因疲劳而功能下降,应及时变换另一种思维,使这侧大脑得到休息,消除疲劳,这就是合理用脑。凌耀星每当在写作或思考遇到难题,自感文思枯竭、江郎才尽时就暂时放下,小卧片刻,或散步、赏花、练字、绘画、听音乐、看电视,有时会灵感骤至,豁然开朗,思路流畅,条理井然,立即提笔疾书,一挥而就。这样合理用脑,不但可提高效率,更使两个脑区得到全面锻炼,增进智力,灵感也许由此而生。

邓小平同志喜打桥牌,他说,我打桥牌说明我脑筋还清楚,桥牌是管理国家大事之余最理想的消遣活动。唯独在打桥牌时我什么都不想,专注在牌上,头脑能充分休息。小平同志运筹国家大事,高超英明的决策,来自高度强烈的逻辑思维,主要集中在左脑。桥牌是形象思维,也是高度的思维活动,但它集中在右脑,此时疲劳的左半球大脑便得到很好的休息。这样,整个大脑都有锻炼和休息。所以邓小平 90 多岁还能有超人的智力,敏捷的思路,充沛的精力。小平同志曾说,我 10 年来没得过一次感冒,每日早晨洗冷水澡。如此健康的身心,与他合理用脑也是分不开的。

弈棋也是一种高度紧张的智力竞赛和脑力劳动,属右脑主司。大脑积极活动需要血液营养供应,体力消耗很大故好几种棋类被列为体育运动项目。善弈者多寿。如明末高蓝泉,清末秋航均年过 90 岁。近代的林交仙 93 岁、棋王谢侠逊 100 岁。

书法家、画家多长寿。宋代首创欧体的书法家欧阳询 85 岁。首创颜体的书法家颜真卿 76 岁。首创柳体的书法家柳公权 88 岁。清末书画家吴昌硕 83 岁。画家朱屺瞻 105 岁,画家齐白石 95 岁。书法家苏局仙 111 岁,神采奕奕,身体硬朗。最近去世的钱君铜 90 多岁。刘海粟 99 岁,他每日步行 500～1 000 步,走遍名山大川,95 岁时快步登高完成十登黄山的夙愿。

在日常生活中,凡是知识分子,脑力劳动者,工作学习,总要思考,用左脑的机会相对地比较多,因此必须有意识地适当开发和锻炼右脑,对于健脑养生都有好处。

3. 运动健脑 运动是健脑养生的必修课程。人的运动中枢在大脑。运动锻炼了四肢,也锻炼了大脑。四肢活动加速血液循环,增加脑细胞的气血供养,还能提高中枢神经系统的调节功能。

凌耀星自幼喜体育,中学时是学校篮球队员。在上海中医学院(今上海中医药大学)运动会上参加教工赛跑和铅球比赛,创两项教师校记录,还学游泳,所以四肢肌肉比较发达。退休以后,受《内经》"呼吸精气,独立守神""广步于庭,被发缓形"等经文的启示,设计了一套适合于老年人的养生运动。

她每日去公园在湖边、树荫下打太极拳、木兰拳、做练功十八法等,全身放松。心无杂念,动作柔和,呼吸自然,约 1 h 的活动,给予一天旺盛的精力,至晚不感疲劳,也不瞌睡。

凌耀星认为走路是一种很好的运动,中等速度,园内走走,路上来回,每日二三千步。走楼梯一级相当于三步的运动量,老年人只要没有严重的心脏病,走走路,拉住扶手,上上下下也是锻炼。旅美期间,凌耀星在两旁绿茵草地中间一条宽广、挺直、洁净、宁静的人行道上,每日早晨做 20 min 倒退行走整整 1 年之久。凌耀星认为:人自学步开始总是向前走的,有部分肌肉始终得不到锻炼。倒退行走可以伸髋展腹,使腰部肌肉放松,伸脊柱肌有伸缩运动,加强了脊柱的稳定性。因此凌耀星没有老年人常见的腰酸背疼,可能由于此。凌耀星生前经常到全国各地讲学,足迹遍及十几个省市及各大名山,泰山、峨眉山、黄山、庐山、九华山……每次必登。她 6 次走上长城最高处,开阔视野,增进知识,锻炼体魄,磨炼意志。

妇女到中年以后,往往腹部膨大,腰围增粗,为之苦恼。做锻炼腹直肌的仰卧起坐运动,又力不从心。凌耀星设计了种"仰卧运腿"动作:仰卧床上,双腿并拢伸直,上抬至垂直 90°,脚底朝天。然后脚背伸直,双腿徐徐下落,至双脚离床 15°~20°时,停留 5~10 s(根据耐力掌握),两腿恢复原位放平。如此反复,根据耐力自 5 次起,逐渐增加。这种运动,在双腿平放和上举 90°时,腹肌舒缓松软,15°~20°时腹肌收缩强直,这样一张一舒,使腹肌得到很好的锻炼。也可以平卧,双腿"踏自行车",在伸腿至 15°~20°时稍作停留。

游泳与跳绳,要求上肢与下肢,左右肢体动作协调,配合默契,肌肉有节奏地不断收缩与松弛,是最理想的健身运动。但是老年人很难做到。任何运动都必须注意安全,防止摔跤。为此凌耀星采取无绳的跳绳,无琴的弹琴、拉琴(小提琴、胡琴),无鼓的打鼓,无指挥棒的音乐指挥,原地踏步,原地小跑步……总之只要是手舞足蹈,自己发明创造,想怎么动,就怎么动。运动量不要过大,贵在持久。

有一点很重要,以上各种动作,"走路""踏步""跳绳""弹琴""指挥"等,都要有节奏。最好同时放有节奏的乐曲,任何一种有节拍的动作,都能使有关的肌肉、筋骨、脉络产生有节奏的收缩与松弛。它们都需要神经系统的高度调节。反过来大脑也可以从肢体的动作和音乐的节拍接收信息的刺激,这对大脑皮质的兴奋性灵敏度和调节功能无疑是很好的锻炼。

每到周末的两天,清晨醒来,躺在床上,这是凌耀星"音乐活动"的集中锻炼时间。从 5 点起枕边的收音机里放着"难忘的旋律"等音乐节目。凌耀星举起双臂,随着音乐的节奏开始活动起来。当听到悦耳的歌声时,凌耀星的双手和 10 个手指就不停地跳动,手腕柔软地屈伸,为歌手"弹琴"伴奏。当听到交响乐、协奏曲、圆舞曲时,凌耀星右手的拇、示、中指执"棒"向演奏者"指挥"。双臂在空中灵活地摆动,并轻闭双眼,尽情地欣赏,陶醉在优美的音乐海洋里。头脑里一切烦恼都扫得一干二净,连着两天双休日各 50 多分钟的节目是对大脑最好的锻炼和休息。凌耀星曾发现右手拇指有不自主的轻微颤动,将手臂放在桌面,肘部呈 90°弯曲,手指向上时,抖更为明显。她曾一度担心大脑出了问题,为防其继续发展,妨碍用右手写著作、开处方,于是她按上述方法进行运动,加上左右手互相按摩,尤其是拇指下端大鱼际肌连同上内侧快速摩擦直至皮肤肌肉发热,每日几次;同时在左上面的头顶部(震颤体表投影部位)施指叩法 2~3 min,每日 2~3 次。半年后拇指颤动消失,书写时笔力正常。

《内经》说:"人左手足不如右强。"这是《内经》作者观察到的客观事实,直到今日,这种现象仍旧没有改变。这是什么道理呢？因为自古以来,人们在劳动生活时大多习惯用右手,就给左半大脑较多的锻炼机会。这是由于左右大脑分管手足运动的区域是左右交叉的。左脑主宰右侧肢体活动,右脑主宰左侧肢体活动。在人类进化的历史长河中,一代又一代遗传下去,形成左半大脑比较发达,遂使右手的灵巧度和力度都胜过左手。因此在锻炼时,应有意识地加强些左手足的运动量。有少数人是左撇子,可能小时候开始就用左手,造成习惯,有人发现左撇子比较聪明,可能也是这个道理吧。

4. **睡眠健脑** 人要工作、劳动、运动锻炼,也需要休息。睡眠是最好最全面的休息。睡眠可使大脑和各器官、内脏组织的血管、神经以及全身的肌肉纤维、关节都得到松弛,有利于减低能量消耗,提高代谢功能和免疫功能,增强机体的抗病能力。所以睡眠对大脑保健尤为重要,能使经过整日活动而疲劳的大脑细胞得到充分的休养生息。

《内经》把睡眠列入养生项目,指出人类要随着自然界日照时间、气候变化、生物作息而调整睡眠时间的长短早晚,以适应生物界生、长、收、藏的四季变化和人体季节、昼夜生理活动的客观规律。如春夏两季,万物生长蕃秀,生气勃发,昼日渐长,人们"晚卧早起",户外活动劳作的时间相应地长一些。秋季容平,收敛成熟,秋高气爽,应该"早卧晏起"。冬季闭藏,天寒地冻,日短夜长。人们应"早卧晚起,必待日光"。这就是现代所称的"生物钟"。适应当时农业社会的生活。

人的一生平均1/3的时间是睡眠。有些人习惯于夜间活动,午夜后才上床,一早上班工作,睡眠严重不足,日子久了,必然影响身体健康。当然睡眠时间也不可太多。《内经》说"久卧伤气"。所以贪睡也违背养生之道。70岁以上的老年人以每日睡足 7～8 h 为宜。由于老年人容易早醒和惊醒,夜尿多等,睡眠时间一般较短,应以午睡补足。午睡时间以 1 h 左右为最好。过多了反而容易头昏脑涨,并会影响夜间入睡。

如何提高睡眠质量,使收到更好的效果,也很有讲究。

(1) **睡眠方位**：众所周知地球是一个最大的永磁体。磁极的两端 N 极在南极附近,S 极在北极附近。地球与周围空间存在着磁场,即地磁场。磁感线的方向由 N 极至 S 极。人体内有经络系统,包括十二经脉、奇经八脉等,人的气血在经脉中循环运行,走向是头足纵向的。经脉中流走的物质与所有的物质一样都是电荷系所构成的,原子中有不停运动着的电子,产生电场就有电磁场。如果床安置方位是南北向,那么睡眠时体内经脉气血的循环运行走向便与地球的磁力线相一致,顺应自然,体内气血流动畅利,符合生理要求,不但有益于健康并有助于睡眠质量的提高。

(2) 睡眠姿势:不要俯卧睡,因为这样易使胸肺受压,影响呼吸。也不要左侧睡,因易使心脏受压,影响心肌运动和血液循环。最好是右侧睡,使心脏血流通畅。《内经》说:"人卧血归于肝,肝受血而能视,足受血而能步,掌受血而能握,指受血而能摄。"白天全身脏器组织、四肢百骸都受血而活动,晚上血液大量归聚于肝。据有人测定:人卧位时脑和肝的血流量是站立时的 7 倍。这对脑细胞和肝细胞起着有效的保护作用。肝位于右肋部,人右侧睡,有利于血归于肝和肝藏血。右侧卧还能使胃中食物更顺利地进入十二指肠、小肠,进行消化吸收,也有利于肠内气体通过降结肠、乙状结肠,排出体外。在右侧睡时也可以抱一个枕头,将左腿微屈,膝搁在枕上,右腿稍直,这样容易使下肢肌肉放松。仰睡虽不会压迫心肺,但容易引起打鼾,张口呼吸,口苦舌干,咽喉燥痛。

(3) 枕头垫腰:常言道"高枕无忧",实际上枕头太高,使颈部与胸部的角度减小,影响喉头气管通气。同时颈椎呈屈曲位,后颈肌肉拉伸强直而劳损,不但影响颈椎位置的稳定,且使椎间动脉进入头颅的曲度改变,影响椎动脉对脑部的血液供应,而导致头晕头痛。如果习惯于高枕头者,定要使肩部也靠在枕上,切勿使颈部架空。反之,不用枕头也不好,因为可使头部血流相应增加,影响入睡,颈部搁空,少数人晨起眼睑水肿等。枕头约一个拳头高,质软为宜,现在有一种保健枕,高低适中,横断面呈一侧高些,就睡在这侧,头放在四处,顶项放在最高处,正好切合颈椎的生理弧度。可以防治颈椎病引起的症状,如头昏、头胀、头痛、项强不舒和手指发麻等。

仰睡时最好在腰与床面的空隙中放一条 30 cm 长,3～10 cm 宽,4～6 cm 厚的带状海绵垫,也可以用棉花装的布袋垫,使腰部脊柱上弯的部位填实,保持生理弧度。可防止腰酸、髋关节酸与坐骨神经痛。因为这样可使腰肌充分放松得到休息,消除白天劳累所致的腰肌过度牵伸的劳损,血液循环也得到改善,还可降低腰椎间盘的张力,使腰骶部神经放松,扩大腰椎管的内径容积,促使脑脊液的回流,预防椎间盘突出。

(4) 睡前准备:为了使睡眠更好些,睡眠前少饮水,尤其不饮茶、咖啡,睡前0.5 h 饮一杯温热牛奶,有助于入睡。上床时间最好在晚上 9～10 h,睡前用热水浸脚(尤其在冷天),双手作足部按摩更好,使足部血管扩张,血流增加,头部血流相对减少,大脑皮质兴奋性降低,起催眠作用。然后从头到足肌肉放松,把肢体放在最舒适的位置,丝毫不用力,眉头放松,牙关放松,头脑里什么也不想,或枕旁放收音机听轻音乐,可以帮助你打掉杂念,舒舒服服地进入梦乡。

(5) 关于做梦:时常有患者诉说"我夜里睡觉很不好,一睡着就做梦,直做到天亮"。这是一种误解。做梦是睡眠中出现的一种大脑生理现象,不是病态。做梦的时间,如果以睡眠 8 h 计算,总共大约 15 h 在做梦。梦的内容大多有回忆的痕迹,亦有清醒时意识中保留的印象。是即所谓"日有所思,夜有所梦",但梦境中的印象杂乱不清,模糊虚幻,绝大多数醒来后完全消失或记不清楚。只有极少数记得似乎比较"清楚"

人为什么会做梦呢?人在熟睡时,大脑处于完全抑制状态,外界的声音、光亮等各种刺激都不会引起反应。在睡眠过程中,有时睡眠不太深,尤其在睡醒前的一段时间里,大脑皮质某些部位并未完全抑制,而有一定的兴奋活动。这时外界,尤其是体内有某些弱刺激到达这些兴奋活动的部位时,就可以产生梦境。如《内经》说:"甚饥则梦取(吃食物),甚饱则梦与(给别人吃)""厥气(逆气)客于胫,则梦行走不能前。"指出人体某些生理病理感觉会成为梦中的故事。这就是来自体内的弱刺激。临床所见,确实如此。如儿童遗尿,在梦中因尿急而去小便。男子梦遗时多梦见女子而动情或性交。有一位哮喘患者说他经常做梦爬山登高或赛跑、逃走,上气不接下气,醒来果真感到胸闷气急。另位患者也在梦中出现上述情况,他是一位心脏病患者。

有科学家做过实验:将 20 位健康人分为两组,甲组 10 人入睡后,当仪器显示他们在做梦时,立即唤醒他们,乙组 10 人让他们做梦。十几日后甲组的人变得性格消沉,脾气暴戾,以后让他们恢复做梦的权利,那些不良的情绪很快消失。可见梦也是人生命活动所必需,所以不必为多梦而担忧。

5. 梳头健脑　人人每日梳头,上要为了整治仪表,殊不知它还有良好的健脑作用。宋代著名文学家苏东坡,把梳头当作"安眠药",他说:"流头百余梳,散发而卧,熟寝至明。"

《内经》的经络学说指出:"经脉者所以行血气而营阴阳,濡筋骨,利关节者也""内溉脏腑,外濡腠理""所以能决死生、处百病、调虚实"。人体的经络系统遍布全身,具有运行气血、传递信息、调节阴阳的作用。所以在经络行经的穴位上或皮表部位进行针刺、艾灸等疗法,能通过经络系统的传导,改善全身的气血运行,调节阴阳,从而可减轻、治愈病痛。

头为诸阳之会,督脉、手三阳、足三阳等七条阳经分布于头部,督脉和足太阳经都入络于脑。头皮又是大脑皮质各功能区的体表投影部位。梳头刺激头皮,不但可以提神醒脑,消除疲劳,防治失眠,提高思维能力和工作效率,还可通过经络传导,加强全身气血运行,更好地调节整体阴阳和大脑皮质功能区的活动。

操作方法:用稀齿梳子梳头。方向:① 从前发际头顶→后头,左、中、右三行。② 以头顶为起点,向两侧头角、太阳穴、耳上发际,呈放射状梳头,左右相同。每次 5 min,每日 2~3 次。

如无梳子,可用指叩法。双手除拇指外,其余四指弯曲,指尖垂直叩击头皮。方向和要求与梳发同。

6. **饮食健脑** 人赖饮食而生存,足量的饮食营养可以强身健脑,自不待言。所以《内经》说:"神者,水谷之精气也。"生活中,除了众所周知的注意营养,偏重清淡,注意饮食有节,饮食卫生,不抽烟,不饮酒外,凌耀星认为以下几点也值得注意。

(1) 食物种类多样化。世界上没有一种食品包含人体必需的全部营养。《内经》提出:"五谷为养,五畜为益,五果为助,五菜为充。"就是说食物种类需要多样化。老年人牙齿不健全,消化功能减退,宜进容易消化的食物,油腻不可过多。但也需注意各种荤素食品的合理搭配,不挑食,不偏嗜。然而近来似乎出现一种偏向,尤其如美国等一些所谓先进国家和地区的人们,由于害怕血脂升高,不问自己血脂水平是高是低,凡是含胆固醇的食品一律不敢吃,视鸡蛋黄如毒药而丢弃之,以为食品热量越少越好。这种矫枉过正的做法,是不科学的。因为胆固醇也是人体生理所必需的。鸡蛋黄里除了胆固醇外还含有丰富的卵磷脂,它能清除沉积在动脉壁上的胆固醇。再者,胆固醇的来源有外源性,也有内源性。不吃含胆固醇的食物,人体自身也会合成胆固醇,以供生理的需要。有些只吃素,不吃荤的人,也可能生高胆固醇症,就是这个道理。

(2) 合理安排进食量。我国民间有句俗话说:"早饭吃得饱,午饭吃得好,晚饭吃得少。"这种安排完全符合生理活动能量消耗的要求,有益于健康。可是现实生活中,人们常反其道而行之。由于工作关系,白天较忙,早起急匆匆,大多数人早餐草草了事,或不吃早餐,而习惯于丰盛的晚餐。朋友聚会,婚寿宴请都安排在晚上。须知人们经过一夜的睡眠,晚餐的食品早已消化干净,早晨胃中空空,正需要用好早餐,以供白天繁忙工作的精力消耗。夜眠休息,血行减慢,晚餐进食过多、过厚,脂质易于沉积而导致肥胖和血管硬化。在晚宴上因暴饮暴食而诱发心肌梗死的屡见不鲜。

(3)饮水健脑。在生命中饮水与食物同样重要,《内经》很重视饮水。所以常常"饮食""水谷"联在一起讲,称"人以水谷为本"。还说:"平人不食饮七日而死者,水谷精气津液皆尽故也。"《内经》认为水液分布在人体中、无处不到,说:"饮入于胃,游溢精气,上输于脾,脾气散精,上归于肺,通调水道,下输膀胱,水精四布,五经并行。"在《灵枢·五津液别》一文中写得更为具体:凡是体内血脉、内脏、五官皮肤、肌肉、腠理、关节腔、骨髓、脑髓……无不充满津液,它们起着营养、滋润、滑利的作用。其他如呼出之水气、汗水、尿液、唾液、鼻涕、眼泪、精液以及积水、肿胀等,无不为津液所化,人不断进食饮水,不断地向外排泄,才能延续生命。

现代研究,水是人体内最多的物质,成人全身60%左右,婴幼儿70%~80%是水,充斥全身,乃至每一个细胞。水在生理上有多种极为重要的作用:它是一种溶媒,许多营养物质溶解于水才能被吸收利用,足量的水可以加快新陈代谢,增加血容量,改善血循环;稀释血液,减低血黏度,减少血栓形成面,防止脑血栓和心肌梗死的形成;滋养黏膜、皮肤组织细胞而延缓衰老;体内的废料、垃圾、有害物质等通过呼吸、汗液、尿液、皮肤蒸发、排便、鼻涕、流泪、吐痰等而排出体外。人每日的排水量约在1 500 ml以上。炎夏酷暑,运动、体力劳动,排水量远远不止此数。我们需要及时、足量地补充水分,以维持正常代谢的需要。如果短时间内大量出汗、利尿、呕吐、泄泻,严重失水超过20%,又不及时补充,就会危及生命。如1942年,上海霍乱流行,时疫医院内,病床无虚席,患者上吐下泻,严重脱水,一个个神情淡漠呆滞,或昏迷不醒,或烦不安,眼面颊深陷,颧骨突出,骨瘦如柴,口唇干燥,皮肤黧黑、皱瘪、没有弹性,绝大多数很快死亡。

人每日排出许多水分,就需要从饮食中不断补充。长期进水不足,全身组织都呈缺水状态,而最先受到影响的是大脑。大脑组织的细胞中水分不足而提前萎缩老化,大脑功能衰退,进而使全身各种功能过早地衰败。所以饮水对健脑强身有非常重要的意义。

可是人们在提到健脑强身时,多热衷于补品,对饮水的重要性缺乏足够的认识。有些人尤其是老年妇女没有饮水的习惯,甚至从来不喝水,说是不感到口渴。实际上每日大量排出,没有很好补充,体内水分必然是不足的。只是因为老年人感觉迟钝,且长期习惯于缺水状态,所以无口渴的感觉而已。应当据理说服他们养成饮水的习惯,每日至少饮温开水五杯以上,大汗、尿多、水泻时,再加三四杯盐开水。早晨起身时饮一杯,饭前饭后 0.5 h 内不要饮水,睡前不要多饮,减少夜尿次数,以免影响睡眠,冬天夜间多次起床容易受凉等。

水是取之不尽,最廉价的营养保健品,千万不要轻视饮水的价值。

7. 乐观健脑 《内经》非常强调过度的情志因素对心神—大脑的影响。如"心怵惕思虑则伤神""愁忧恐惧则伤心""愁忧不解则伤意""盛怒者迷惑而不治"。心神受伤,必然导致全身气机的紊乱。如"愁忧者,气闭塞而不行""怒则气上,喜则气缓,悲则气消,恐则气下……惊则气乱,(忧)思则气结"。临床所见,急躁多怒易患高血压,沉默多愁易患抑郁症,受高度精神刺激易得癌症、精神病、溃疡病和其他疾病。这都与心神对气机的调节功能有关。

在多种情志中唯有"喜"对气机有利,如《内经》说:"喜则气和志达,营卫通利,故气缓矣。"笑口常开,保持乐观开明的精神状态,则全身气血流畅,神经舒缓,意志和平豁达,自然能益寿延年。有人对 52 位 90 岁以上老人作了调查,他们大多性情温和,乐观开朗,从容不迫,很少急躁易怒,没有一个是孤僻抑郁者。这就是《内经》所说的"外不劳形于事,内无思想之患,以恬愉为务,以自得为功,形体不敝,精神不散,亦可以百数"。

1992 年,凌耀星应美国华盛顿地区华籍高级知识分子集会兰亭雅叙的邀请,作关于养生的学术讲座,对如何乐观的问题,提出五种乐事,简录如下

(1)知足常乐。老子说:"知足不辱,知止不殆,可以长久。"人的欲望永无止境,得陇望蜀,不知满足,永远不会有乐趣。《内经》说:"志闲而少欲,心安而不惧……气从以顺,各从其欲,皆得所愿。"人唯有少欲,才能从愿,把名利看得淡些,无贪求,无怨艾,无妒意,自然心安理得,悠哉乐也。

(2)助人为乐。《内经》说:"生而勿杀,予而勿夺,赏而勿罚,此春气之应,养生之道也。"就是说上天有好生之德,人也应有一颗奉献的爱心,才能与春天生发之气相应,是种养生之道。近 20 多年来,凌耀星常作义务诊疗,报纸杂志、电视台等多次作了专访报道。这我并不介意,但看到患者康复后的笑容,我心之乐非笔墨所能形容。

（3）忘忧思乐。人一生中不可能总是一帆风顺，常会遇到一些挫折、失意、委阻和伤心的事。如果为此而终日愁病不展，郁郁寡欢，于事何补？反而导致精神委顿，茶饭不思，必然会影响健康，所以要忘忧解愁。须知任何艰辛难关，都会成为过去，并随着时间的推移而烟消云散，所谓"船到桥头自然直"。可多回忆那些曾经令人欣慰欢快的事，重温当时的情景，自然回味无穷，其乐融融。

（4）与人同乐。古代梁惠王问孟子："独乐乐，与人乐乐，孰乐？"孟子曰："不若与人。"这就是说有乐事与人同享，则乐趣更浓。平时孤独一人，常难取乐。或与二三知己谈天说地、游公园、弈棋、打桥牌等，或与家人、妻儿、兄弟，特别是孙辈孩童共同嬉戏，欢笑歌舞，天真活泼的稚态童趣，会使你忘却自己的年纪，恢复青春的心态。

（5）自得其乐。这就是《内经》所说的"以恬愉为务，以自得为功"。常言道："自寻烦恼。"当然也可以自寻乐趣，乐也要自己去找才能得到。在生活中总要与人相处，任何个人都有长处和短处；任何一句话都可以从善意和恶意两方面去理解；任何一件事都有好与坏两面性。对人、对话、对事如果能多从好的方面去想，就可以避免许多不必要的烦恼。要有"塞翁失马，焉知非福""失之东隅，收之桑榆""坏事变好事""失败乃成功之母"的心态。便能自得其乐，自得其益，却病延年。

《内经》有句名言："恬憺虚无，真气从之，精神内守，病安从来。"说的就是精神修养，是健脑养生的真谛。在人与人的交往中，若能做到心胸宽广，气度大量，清静淡泊，虚怀若谷，能容能忍，不骄不躁，与人为善，与世无争，则自然海阔天空，处处是乐，过得潇洒，活得健康。

以上健脑养生法七条，是凌耀星遵循《内经》指导，长时间来的亲身实践，自我体味，取舍增减，借助现代医学，总结而成，主要属于老年养生法，亦适用于其他年龄段。健脑养生亦贵在早，自中青年起就应注意，才能防患于未然。同时不可急于求成，不能停停歇歇，关键在于持之以恒，日积月累，自然显出功效。这也是凌耀星的切身体会。

第二节　用药特色与验方

凌耀星应诊治法圆融，不囿于成方，有是证用是药，药虽平淡无奇，但往往效如桴鼓。临证用药犹如排兵布阵，兼收并蓄，博采众长，但凡能用之有效，为我所用,即信手拈来。如煎汤代水始于仲景,零散见于多处文献,凌耀星对此的应用,可谓将其发挥得淋漓尽致。久而久之,凌耀星用药也自成一体。

一、煎汤代水

药物治病的基本作用不外乎祛除病邪,消除病因,恢复脏腑功能的协调,纠正阴阳偏胜偏衰的病理现象,使之在最大程度上恢复到正常状态。药物之所以能够发挥基本的治疗作用,乃是因为各种药物各自具有若干特性和作用,前人称之为药物的偏性,即是以药物的偏性纠正疾病所表现的阴阳偏胜偏衰。药物有毒无毒暂且不论,但是临床应用方剂却不能不重视药物的四气五味、性味归经和浮沉升降。中药剂型丰富,在《内经》中就有汤、丸、散、膏、酒、丹等剂型,在后世及现代,剂型更是受到了很好的发展。汤剂是临床最常用的剂型,历代医家对于汤剂的煎法,很为重视。如徐大椿在《医学源流论》道:"煎煮之法,最宜深讲,药之效与不效,全在乎此。"煎法在煎药用具、煎药用水、煎药火候、煎药方法上都颇有讲究。

张仲景论煎服法独具匠心,深得旨意之妙,诸如先下入煎、后下入煎、分煎合服、煎煮丸药、麻沸汤渍、去滓重煎、米熟汤成、加酒同煎、加蜜同煎等法。《伤寒论》中语言简练,但为何在煎煮法上不惜笔墨,由此可见煎煮法之重要性。《伤寒论》原文 138 条曰:"上三味,以水六升,先煮瓜蒌,取三升,去滓,内诸药,煮取二升,去滓,分温三服。"由此可见小陷胸汤的煎煮法是先煮瓜蒌去渣取汁,再加入黄连、半夏共煮。这种煎煮法即是煎汤代水法。

煎汤代水是指将处方中的某些药物先行煎煮,去渣取汁,再以此药汁作为溶媒煎煮其他药物的中药煎法。后世医家对煎汤代水也多有发挥与采用。历代医书中煎汤代水的药物大致分为以下 4 种情况:① 防止与其他药物同煎使煎液浑浊,难以服用,宜先煎后取上清液代水再煎煮其他药物,如灶心土、炉灰、生牡蛎、海金沙、益元散、蚕沙等。② 某些药物质轻而用量大或体积大,或吸水量大,如玉米须、通草、芦根、茅根、丝瓜络、灯心草、夏枯草、白花蛇舌草、荷叶、竹茹、绿豆衣、金钱草、茵陈蒿、益母草、车前草、枇杷叶、杉木屑、桑寄生、地骷髅、蕲艾、鲜稻穗、糯稻根、荆芥穗、谷芽、金银花、冬葵子、柞枝、桑枝、冬瓜子、冬瓜皮、土茯苓等需煎汤代水用。也有一些动物药使用采用此法,如羊脬、狗肾、猪肾、羊猪胞、猪腰等。③ 可以药食两用或药性平和的药材常采用煎汤代水的方法,如薏苡仁、山楂、藕、甘蔗、淮小麦、浮小麦、粳米、陈米、糯米、黑稆豆、百合、赤小豆、湘莲肉、萝卜、金针菜、芦笋、荸荠、海蜇、鲍鱼、省头草、绿茶、白蜜等。④ 此外,还有一些贵重的药材或是避免同时煎煮发生化学反应,如金银器(儿科医案中多有记载)、生铁落、铜钱币、羚羊角等采取煎汤代水法。

张简斋是民国时期"金陵四大名医"之首,素有"南张北施"之称。在其医案中也保存了"代水煎药"的煎中药方法,多用消导、淡渗、扶中健脾之属代水煎药、代水煨药,所载之法与凌耀星所惯之"煎汤代水"二歧同源。

凌耀星擅长运用《内经》理论治疗肿瘤,肿瘤患者多是寒热虚实错杂,因此临证用药时难免杂糅。用于抗癌解毒的一些药物剂量均会偏大,某些药物又质轻而体积较为膨大,某些药物容易漂浮,加水少则煎不到。出于种种的考虑,凌耀星为了能让药物药尽其用,主张以草药多加水先煎,煎汤代水或代茶,亦可使药汁不致过多。现对凌耀星治疗肿瘤的煎汤代水的临床应用情况窥其一斑。

（一）肺癌

抗癌散结:夏枯草 20 g,白英 30 g,山慈菇 15 g,海藻、昆布各 15 g,半枝莲 30 g,鱼腥草 30 g,山海螺 30 g,半边莲 30 g,车前草 30 g,白茅根 30 g,仙鹤草 30 g,石上柏 30 g,猫爪草 30 g。以上药物遴选 4～5 种滤汁代水煎药。

（二）肝癌

（1）清热利湿:过路黄 30 g,田基黄 30 g,石见穿 30 g,仙鹤草 30 g,平地木 30 g。以上煎汤代水煎药。

（2）消肿抗癌:石见穿 30 g,半枝莲 30 g,木馒头 30 g,八月札 15～30 g,仙鹤草 30 g,败酱草 30 g,白花蛇舌草 30 g,猫人参 30 g,石上柏 30 g,半边莲 30 g,蚤休 30 g,马鞭草 30 g,凤尾草 30 g,茵陈 30 g,蛇六谷 20～30 g(先煎 2 h)。以上草药量多而体积大,遴选其中 4～5 味,先煎 2 次,滤汁代水,煎其他中药。草药煎汤代水,在抑制病毒之活动,保护肝脏方面,亦起到一定作用。

（三）胰腺癌

抗癌散结:仙鹤草 30 g,败酱草 30 g,白花蛇舌草 30 g,半枝莲 30 g,八月札 30 g。煎汤代水。

（四）胆总管癌

解毒抗癌:半枝莲 30 g,石见穿 30 g,八月札 30 g,茵陈 30 g,白花蛇舌草

30 g,龙葵 30 g,仙鹤草 30 g,金钱草 30 g,陈葫芦,地骷髅 30 g。每次选 5～6 种,煎汤代水煎余药。

（五）食管癌

仙鹤草 30 g,石见穿 30 g,鬼针草 30 g,白花蛇舌草 30 g,威灵仙 15 g,龙葵 30 g,半枝莲 30 g。煎汤代水。

（六）胃癌

（1）化疗间隙期:生薏苡仁 30 g,仙鹤草 30 g,石见穿 30 g,龙葵 30 g,白花蛇舌草 30 g。煎汤代水。

（2）清热抗癌:仙鹤草 30 g,白花蛇舌草 30 g,龙葵 30 g,石见穿 30 g,夜交藤 30 g。煎汤代水。

（3）抗癌抑癌:龙葵、铁树叶、白花蛇舌草、石见穿、石上柏、仙鹤草、败酱草均 30 g。每次选 5 味,煎汤代水。

（七）肠癌

化疗结束后抗癌:藤梨根、白花蛇舌草、败酱草、仙鹤草、凤尾草、半枝莲、菝葜、龙葵、八月札、石见穿、蜀羊泉。

每次选取 5 味,煎汤代水。

（八）淋巴癌

解毒抗癌:蚤休 30 g,山豆根 12 g,漏芦 12 g,山慈菇 12 g,夏枯草 15 g,龙葵 30 g,野葡萄藤 30 g,仙鹤草 30 g,木馒头 20 g。

以上选取 4～5 味,煎汤代水。

（九）膀胱癌

（1）止血利尿:仙鹤草 30 g,大蓟、小蓟各 30 g,景天三七 20～30 g,玉米须 30 g,白茅根 30 g。煎汤代水。

（2）清热抗癌:半枝莲 30 g,八仙草 30 g,白花蛇舌草 30 g,半边莲 30 g,石韦 30 g。煎汤代水。

（十）骨癌

（1）消癥抗癌:仙鹤草 30 g,半枝莲 30 g,土茯苓 30 g,白花蛇舌草 30 g,蜀羊泉 30 g,龙葵 30 g,大蓟、小蓟各 20 g,蒲公英 30 g,败酱草 30 g,蚤休 30 g。煎汤代水。

（2）祛风抗癌:鸡血藤 50 g,野葡萄藤 30 g,鸡矢藤 30 g,徐长卿 15 g,鹿衔草 30 g,寻骨风 30 g。煎汤代水。

（十一）卵巢癌

清热抗癌：仙鹤草 30 g,白花蛇舌草 30 g,猫爪草 25 g,白英 30 g,蛇莓 30 g,木馒头 30 g,半枝莲 30 g,蚤休 30 g,大蓟、小蓟各 30 g,蜀羊泉 30 g,败酱草 30 g,石见穿 30 g。每次选用 4～5 味,煎汤代水,滤汁煎其他中药。

（十二）舌癌

通络蠲痹：半枝莲 30 g,蚤休 30 g,白英 30 g,蛇莓 30 g,夏枯草 20 g,海藻、昆布各 30 g,败酱草 30 g,蒲公英 30 g。上药每次选用 5 味,煎汤代水。

（十三）鼻咽癌

（1）抑癌散结：仙鹤草 30 g,白花蛇舌草 30 g,蚤休 30 g,白英 30 g。煎汤代水或代茶。

（2）散结抗癌：夏枯草 15 g,仙鹤草 30 g,蚤休 20 g,半枝莲 20 g,夜交藤 20 g。煎汤代茶饮。

二、临床验方思路

凌耀星在临床中特别强调"治病求本",她认为这是中医治疗的特色,取得疗效的关键。"求本"就是通过辨证分析,认识疾病的病因病机,如治便秘,绝非仅有导下一法,分热结、寒结、血瘀、血枯、气虚、阳虚病因病机之不同,治则用药大有差异。以咳嗽为例,每见有些病例咳嗽顽固难愈,或反复发作,进而发展成气喘、肺气肿乃至肺源性心脏病患者,究其原因,凌耀星认为主要是未能治本之故。咳嗽是肺脏病变的症状,然而《内经》曰："五脏六腑皆令人咳,非独肺也。"说明人体任何脏腑的病变,如果影响及肺均可产生咳嗽,如果不把原发脏器的疾病治好,咳嗽也不会痊愈,见咳止咳,治标不治本,虽非误治,在某些情况下,也可不见其功,反致其害。因此凌耀星在 70 年的从医生涯中,没有用过协定方,从不执死方以治活人,只能从她的临床医案中假以总结出对证基本方,以飨于读者。凌耀星临证用方,看似平淡无奇,但在认定病情,抓准病机的前提下,稳守基本方,随证加减,常能收到出奇制胜的效果,而其疗效之好,有时令人惊叹。

（一）扶正固本

1. 健脾益气　生（或炙）黄芪 15～30 g,党参 12 g,炒白术 12～15 g,茯苓 12 g,生甘草、炙甘草各 6 g。

2. 益肾养血　淫羊藿 12 g,熟地 15～20 g,枸杞子 12～15 g,天冬 12～20 g,当归 9～12 g。

3. 滋肾补血　熟地 15 g,黄精 15 g,枸杞子 12 g,制何首乌 15 g,全当归 9～12 g,桑寄生 12 g,淫羊藿 12 g,当归 9～12 g,阿胶 9 g。

4. 滋养肝肾　熟地 15 g,制何首乌 12 g,淫羊藿 9 g,女贞子 12 g,枸杞子 9～12 g。

5. 益气养阴　黄芪 30 g,炒白术 15 g,北沙参 15 g,党参 12 g。

6. 养阴柔肝,活血理气　北沙参 12 g,生熟地各 15 g,枸杞子 12 g,赤芍、白芍各 12 g,全当归 9～12 g,丹参 15 g。

7. 温补脾肾　党参 12～15 g,生地黄 15～20 g,炒白术 12 g,巴戟天 9 g,仙灵脾 9～12 g,大熟地 15 g,五味子 9 g。

8. 固涩缩泉　芡实 15～20 g,金樱子 9～12 g,菟丝子 12 g,升麻 9 g。

9. 温阳益肾　巴戟天 12 g,山茱萸 12～15 g,仙茅 9 g,淫羊藿 12 g,肉桂 3～6 g。

10. 养血通络　熟地 20 g,制黄精 15 g,当归 12～15 g,川芎 6～12 g,丹参 12～15 g

11. 滋阴生津　天花粉 12～15 g,北沙参 12 g,麦冬 12～15 g。

12. 补肾扶正　熟地 5～30 g,黄精 15～30 g,淫羊藿 12～15 g,枸杞子 12 g,制何首乌 15 g,女贞子 15 g,灵芝 9～12 g。

13. 养阴生津　北沙参 12 g,麦冬 15 g,天冬 12 g,天花粉 15 g,玄参 12～15 g,生地 15 g,玉竹 12 g,石斛 9 g。

14. 补气血,温脾肾　熟地 15 g,全当归 9～12 g,党参 12 g,黄芪 15～20 g,炒白术 12 g,淫羊藿 12 g,巴戟天 12 g,炒白芍 12 g,炙甘草 9 g,补骨脂 9 g,枸杞子 12 g。

15. 滋阴潜阳　生地、熟地各 20 g,炙龟甲 15 g(打粉碎),知母 9 g,黄柏 9 g。

16. 补气血,益脾肾　黄芪 15～30 g,党参 12～15 g,炒白术 12～15 g,茯苓 15 g,炙甘草 9 g,当归 9～12 g,炒白芍 12～15 g,熟地 15～20 g,淫羊藿 12 g。

17. 润肺养阴　南沙参、北沙参各 12 g,天冬、麦冬各 12 g,天花粉 12 g,川石斛 9 g。

18. 补气益血,扶正固本 党参 15 g,黄芪 20～30 g,炒白术 12～15 g,茯苓 12 g,熟地 20 g,淫羊藿 9 g,炙甘草 6 g,制黄精 15 g,枸杞子 12 g。

19. (老年性慢性支气管炎)健脾补肾,温化痰饮 六君子汤合苓桂术甘汤加制附子。

20. 滋阴养肺 天冬 12 g,麦冬 12 g,野百合 15 g,芦根 30 g,南沙参、北沙参各 12 g。

21. 养血柔肝,健脾益气,滋阴利湿,软坚通络 大生地 15 g,北沙参 12 g,麦冬 12 g,枸杞子 12 g,全当归 9 g,黄芪 15 g,炒白芍 30 g,生白芍 15 g,桃仁 9 g,炙鳖甲 15 g(粉碎),莪术 9 g。

22. 补心气,通心络,振心阳 党参 12 g,紫丹参 15 g,川芎 9 g,全当归 9 g,红花 9 g,川桂枝 9 g,全瓜蒌 12 g,焦山楂 12 g,炒六曲 9 g,猪苓、茯苓各 12 g。

23. 补气温阳,祛瘀止痛 (中药制成丸剂)红参 200～300 g,参三七 200～300 g,丹参 200～300 g,川芎 150 g,当归 150 g,麦冬 300 g,生山楂 300 g,炙甘草 100 g,制香附 150 g,乳香、没药各 60 g。研末,水发为丸,每日 3 次,每次 6 g。

24. 补气养阴,疏肝清热,利胆排石 孩儿参 30 g,北沙参 15 g,生地 15 g,麦冬 30 g,柴胡 9 g,黄柏 12 g,焦栀子 12 g,郁金 15 g,赤芍 9 g,生山楂 9 g,炒枳壳 9 g,鸡内金 6 g(研末,分 4 次吞服)。

25. (肾萎缩)温肾健脾,补中益气 熟地 20 g,山茱萸 12 g,巴戟天 12 g,补骨脂 9 g,淡附片 9 g,黄芪 20 g,党参 15 g,炒白术 15 g,升麻 9 g,陈皮 9 g,冬瓜皮 15 g;滋肾丸 12 g(分吞)。

26. 养血保胎 当归 10 g,川芎 6 g,炒白芍 12 g,熟地 20 g,苎麻根 12 g,生甘草 6 g,川断 12 g,桑寄生 12 g,炒白术 12 g,黄芩 9 g。

[凌耀星如是说] 选方用四物汤养血活血为主,使胞宫络脉通畅,血供充裕,维持胎儿供养,保证胎儿成长。四物汤原方出自北宋《太平惠民和剂局方》,是调经和血的名方,由四味药组成,当归甘温柔润,补血活血;地黄养血滋阴,补益肝肾;白芍敛阴缓急而保胎;尤其妙在川芎,辛香走窜,能上行头目,下行血海,通达气血,与当归、熟地等补血药同用,使补而不滞。宋代妇科专家陈自明在《妇人大全良方》一书中,对停经 3 个月的妇女用验胎法,取川芎末二钱,艾叶煎汤调服,若腹内微动,便为有胎,可见川芎对胞胎之作用。方中用白术,源自汉代张仲景《金匮要略》:"妊娠养胎,白术散主之。"金元四大家之一朱震亨《丹溪心法》有

云："产前安胎，白术、黄芩为妙药也。""凡妊娠调理以四物汤去地黄加白术、黄芩为末，常服甚效。"正与古训相合。不去熟地，缘于本例血虚之候。苎麻根是一味常用的安胎药。续断、桑寄生补肾安胎，健腰骨。

（二）祛邪治标

1. **止血利尿** 仙鹤草 30 g，大蓟、小蓟各 30 g，景天三七 20～30 g，玉米须 30 g，白茅根 30 g，生地榆 12～15 g，瞿麦穗 12～15 g。

2. **抑痛散结** 露蜂房 9 g，山豆根 12 g，薏苡仁 30 g，壁虎 1～2 条，海藻、昆布各 12 g，仙鹤草 30 g，白花蛇舌草 30 g，蚤休 30 g，白英 30 g。

3. **肝癌抗癌抑癌** 壁虎 1～2 条，天葵子 9 g，干蟾皮 9 g，漏芦 12 g，薏苡仁 30 g，炙鳖甲 12 g(打粉碎)，三棱 9 g，莪术 12 g，露蜂房 9 g，生牡蛎 30 g。

4. **化痰散结** 夏枯草 15 g，海藻、昆布各 12 g，黄药子 12 g，浙贝母 12 g。

5. **肠癌消肿防癌变** 壁虎 1～2 条(间断应用)，生薏苡仁、熟薏苡仁各 15 g，仙鹤草 30 g，海藻、昆布各 15 g，海蛤粉 30 g，山慈姑 12 g，白蔹 9 g，僵蚕 12 g，浙贝母 12 g，生牡蛎 30 g，没药 3 g。

6. **活血化瘀** 茜草 15 g，莪术 9 g，消肿片 6 片(间断用)。

7. **化痰消结** 海藻昆布各 12～15 g，薏苡仁 15 g，山慈菇 9 g，僵蚕 9 g，露蜂房 9 g，生牡蛎 30 g。

8. **和降胃气** 旋覆花 9～12 g(包煎)，代赭石 15～30 g，姜半夏 9 g，陈皮 9 g，生姜四片，川黄连 6 g，淡吴茱萸 6 g，枇杷叶 12 g(包煎)，沉香 2 g(后下)。

9. **通利食管** 丁香 6 g，竹茹 9 g，威灵仙 15 g，刀豆子 9 g。

凌耀星临床所用草药清热、解毒、抗癌、抑癌、散结等之类，剂量体积较膨大者，用药用方如上。文火煎汤代水，在此不再赘述。

10. **清肺化痰，宣降通络** 前胡 9 g，黄芩 9 g，姜半夏 9 g，化橘红 9 g，桔梗 9 g，鱼腥草 30 g，山海螺 30 g，江剪刀草 30 g，炙紫菀 12 g，桃仁 9 g，细辛 3 g，白前 6 g。

11. **宣泄肺热，清热豁痰** 麻黄 9 g，生石膏 30 g，杏仁 9 g，生甘草 9 g，黄芩 9 g，鱼腥草 30 g，山海螺 30 g，蒲公英 30 g，化橘红 9 g。

12. **清解肺热** 黄芩 9～12 g，鱼腥草 30 g，山海螺 30 g，小川连 5 g，蒲公英 30 g，紫花地丁 30 g，败酱草 20 g，黛蛤散 15 g(包煎)。

13. **化浊排脓** 野荞麦 12～15 g，冬瓜仁 15 g，薏苡仁 20 g，白芥子 9 g，姜

半夏 9 g,陈皮 9 g,浙贝母 12 g,桔梗 9 g,礞石滚痰丸 6 g,胆南星 9 g,瓜蒌皮 12 g。

14. 活血通络　桃仁 9 g,大红藤 30 g。

15. 肝硬化

(1) 活血祛瘀,软坚通络:桃仁祛瘀消癥。莪术被誉为"今医家治积聚诸气最要之药",三棱药力尤猛,能治"老癖癥瘕,积聚结块"。两者配合可以攻坚散结。山楂消肉食,散瘀积;泽兰疏肝气,活血利水;五灵脂通利血脉,消散瘀血。鳖甲能滋阴潜阳,散结消癥,软坚散痞。

(2) 清湿热,利水消肿:肝硬化腹水,常见大量抽水后,腹中压力骤减,聚水更速,且腹水中之精微物质亦随之而去,损伤元气。或用中药利水峻剂如甘遂、大戟、芫花之类,泄水之效虽速,但取快于一时,亦能损气耗血。故通利小便只宜缓图。用猪苓、茯苓、车前子、陈葫芦等药性温和,牵牛子于早期用,中病即止。葶苈子泻胸水有效,前人多认为葶苈子药性峻烈,用量以三钱(9 g)为妥,现临床应用 20～30 g 未见明显副作用。石见穿、半边莲均有清热解毒之效,前者活血消瘀,后者能利水消肿。有黄疸、胆结石时用茵陈、金钱草,亦有清热除湿、行水利尿作用。必须指出,通利并非治腹水之唯一法门。因为腹水积聚与气血关系密切,或因于脾气不运,阳气不化;或因于血瘀而溢,血虚而渗。积水为标,气血为本。治气治血之法,亦所以治水也。

16. 疏肝利胆,清泄湿热　柴胡 9 g,炒白术 12 g,竹茹 9 g,制大黄 9 g,焦栀子 12 g,黄柏 9 g,茵陈蒿 30 g,金钱草 30 g,海金沙 15 g(包煎),虎杖 15 g。

17. 清湿热,助气化,滋肾凉血　桂枝 9 g,炒白术 12 g,猪苓、茯苓各 12 g,泽泻 12 g,甘草梢 9 g,黄柏 9 g,萹蓄 15 g,生地、熟地各 15 g。另以滋肾丸 9 g,分 2 次吞。

(三) 特例专病方

1. 骨癌基本方　黄芪 15 g,当归 9 g,熟地 20 g,补骨脂 9 g,淫羊藿 12 g,白芥子 9 g,麻黄 6 g,肉桂心 6 g,生甘草 6 g,炮姜 3 g,巴戟天 9～12 g,山茱萸 15 g,川牛膝 12 g,龟甲胶、鹿角胶各 9 g(另烊冲服)。

2. 食管癌小剂　壁虎 30 条,硇砂 20 g,冰片 10 g,研末,每次服 1 g,餐后 0.5 h 以少量稀粥和服,不饮水。临睡前汤药后服 1 g。

3. 带状疱疹（清热解毒） 蝉蜕 6 g,板蓝根 15 g,土茯苓 15 g,川黄连 6 g,连翘 12 g,赤芍、白芍各 12 g,牡丹皮 9 g,生蒲黄 10 g(包煎),五灵脂 9 g(炒包煎),徐长卿 15 g,参三七末 2 g(吞服),黄芪 20 g。另以三黄洗剂外敷。

4.（过敏性紫癜性）肾炎

（1）补肾养血：熟地 15～30 g,制何首乌 12～15 g,桑椹 15 g,山茱萸 12～15 g,巴戟天 9～12 g,菟丝子 12 g。

（2）健脾生清：黄芪 15 g,党参 12 g,炒白术 12 g,升麻 9 g,炙甘草 9 g(以上五味为张景岳举元煎)茯苓 12 g,怀山药 15 g。

（3）凉血止血：生地 15～20 g,牡丹皮 9 g,赤芍 12 g,白茅根 30 g,小蓟草 30 g。

（4）紫癜基本方：黄芪 20～30 g,党参 12 g,当归 9 g,生地 12 g,熟地 20 g,三七末 2 g(吞),荆芥 3 g,另以龟甲胶 200 g,陈阿胶 200 g,加水炖烊,每日 3 次,每次 1 茶匙冲服。

［凌耀星如是说］ 所用基本方为"收血方"加龟、阿两胶,原方出自《石室秘录》。该书原系医学家傅青主遗著,经清陈士铎补充整理而成。立方之意为："此方补血而不专补血,妙在补气也;止血而不专止血,妙在能引经也。血既归经,气又生血,自然火不沸腾,相安无事,何至有上中下之乱行哉。故无论各证用之而皆效也。"

5. 血箭基本方 生地、熟地各 15 g,炒荆芥穗 12 g,赤芍、白芍各 12 g,茜草根 15 g,全当归 15 g,生黄芪 12 g,仙鹤草 15 g,参三七末 3 g(吞)。

［凌耀星如是说］ 治法以《石室秘录》陈士铎的收血汤(熟地、生地、当归、黄芪、荆芥、三七)加减。据陈氏云："血宜顺其性而不宣拂,引血归经,不拂乱其性,则血自归经,各不相犯矣。倘用止血之剂,未尝无效,然而如石压草,一时虽止,而性思冲突,必得空隙,仍复飞越沸腾平。"荆芥穗入血疏风(王荆公"古拜散"用一味荆芥穗研末春服,治产后血晕),合赤芍、白芍柔肝调血,与荆芥一散一敛,引血归经;当归熟地养荣补血;生地、仙鹤草、茜草根凉血止血;参三七透络止血。诸药均入肝经,以助调血藏血之功,加黄芪一味,不独振奋卫阳,益气固表,尤能统帅血分诸药,共奏引血归经之效。若服后见出血,深恐树欲静而风不止。可加黄精、陈皮两味,一则养阴填精,协助熟地滋水涵木以敛肝,一则利气益气以增强黄芪护外周表之力。

6. 儿童多动症(疏肝调气,活血养心)　淮小麦 30 g,生甘草 9 g,丹参 12 g,辰灯心 1 札,藿香 9 g,大枣 7 枚(切),川芎 9 g,石菖蒲 12 g,柴胡 9 g。

[凌耀星如是说]　方中甘麦大枣汤加味。该方出自汉代张仲景《金匮要略》,能养心宁神,甘润缓急。原治精神恍惚,不能自主,烦躁不安的脏躁病。石菖蒲、藿香开窍和中,芳香化浊。丹参、辰灯心清心利血。川芎行血气,升散走窜,配合柴胡疏肝解郁,升发清阳。

三、临证加减一百○八法

1. 小便不利治法　半边莲 30 g,石韦 30 g,琥珀末 4 g,分 2 次吞服,猪苓 15 g,甘草梢 9 g,木通 6 g。

2. 排尿痛感治法　蚤休 30 g,蒲公英 30 g,黄柏 9 g。

3. 膀胱部下滞感治法　加小茴香 6 g,乌药 12 g。

4. 胃中嘈杂不适治法　小川连 6 g,淡干姜 6 g,陈皮 9 g,姜半夏 9 g。

5. 咽喉梗塞感治法　半夏厚朴汤:半夏 9 g,紫苏 12 g,川厚朴 6 g,茯苓 9 g,生姜 4 片。

6. 腰酸治法　续断 15 g,山茱萸 12 g。

7. 尿血多治法　地锦草 30 g,血见愁 30 g,生蒲黄 15 g,仙鹤草 30 g,侧柏炭 12 g。

8. 尿蛋白治法　山茱萸 12 g,巴戟天 9 g,菟丝子 15 g。

9. 血压高治法　槐角 15 g,青木香 12 g,荠菜花 30 g。

10. 鼻涕血丝治法　白茅根 90 g,煎汤代茶。

11. 声音嘶哑治法　薄荷 6 g(后下),玉蝴蝶 4.5 g,凤凰衣 4.5 g。

12. 大便稀治法　忌生熟地、玄参等滋腻阴柔药,加焦山楂 12 g,六神曲 9 g,炒白术 12 g。

13. 尿频量少(前列腺轻度肥大所致)治法　猪苓、茯苓各 12 g,淫羊藿 9 g,滋肾丸 12 g,分 2 次吞服。

14. 目睛酸胀治法　决明子 15 g,白蒺藜 12 g,茺蔚子 9 g。

15. 舌苔厚腻治法　苍术 9 g,生薏苡仁 30 g。

16. 恶心呕吐治法　姜半夏 9 g,陈皮 9 g,生姜四片。

17. 便溏腹泻治法　焦山楂、神曲各 15 g,炮姜 5 g。

18. 畏寒脚凉治法　附子 9～12 g,川桂枝 9 g,巴戟天 9～12 g,淫羊藿 12 g。

19. 低热治法　柴胡或银柴胡 9 g,青蒿 9～12 g,炙鳖甲 12 g(打粉碎)。

20. 皮肤痒治法　白鲜皮 12 g,地肤子 12 g,晚蚕沙 12 g(包煎)。

21. 腹水治法　半边莲 30 g,地骷髅 30 g,陈葫芦 30 g,猪苓、茯苓各 20 g,泽泻 15 g,车前子 30 g(包煎)。

22. 贫血属气血不足者治法　当归 9～12 g,熟地 20～30 g,制黄精 20～30 g。

23. 止血治法　三七末 2 g(吞),白及末 2～4 g(吞),侧柏炭 12 g,景天三七 20 g,血见愁 20 g,白茅根 30 g。

24. 咳血多治法　白及末 6 g(分吞),十灰丸 6～9 g(分吞),并选加藕节 12 g,陈棕炭 9 g,蒲黄 9 g。

25. 通便治法　全瓜蒌 15 g,火麻仁 15 g,玄明粉 6～9(冲服),制大黄 6 g。

26. 咳甚治法　马兜铃 9 g,杏仁 9 g,白毛夏枯草 30 g,炙款冬 9 g,天竺子 9 g。

27. 痰多治法　白芥子 9 g,干姜 6 g。

28. 气急治法　紫苏子 9 g。

29. 汗多治法　煅牡蛎 30 g(先煎)。

30. 感染发热治法　黄芩 9 g,炙麻黄 9 g,杏仁 9 g,生石膏 30 g,生甘草 9 g,蚤休 30 g。

31. 升火面赤治法　大补阴丸 20 g(包煎)。

32. 大便稀治法　炮姜 6 g,焦楂曲各 12～15 g,煨肉豆蔻 10 g。

33. 胃纳差治法　炒谷芽、麦芽各 12 g,炒山楂、神曲各 12 g。

34. 小便色深治法　绵茵陈蒿 15～20 g,焦栀子 9 g,黄柏 9 g。

35. 夏日空调房无汗即发热治法　香薷 9 g。

36. 牙龈红肿治法　玄参 12 g。

37. 谷丙转氨酶升高治法　田基黄 30 g,凤尾草 30 g,垂盆草 30 g,平地木 30 g 等。

38. 腹胀气治法　大腹皮 12 g,乌药 12 g,广木香 9 g,青皮、陈皮各 9 g,制香附 9 g。

39. 咽喉疼痛治法　射干9g,山豆根9g,玄参15g。

40. 关节红肿疼痛治法　黄柏9g,威灵仙12～15g,牛膝15g。

41. 腹股沟疝肿痛治法　川楝子9g,小茴香6g,生山楂12g。

42. 胁腹胀治法　醋柴胡9g,青皮、陈皮各9g,大腹皮9g。

43. 肝区痛治法　川楝子9g,延胡索15g,没药6～9g,五灵脂9g,三七末2g。

44. 泛恶欲吐治法　旋覆花9g(包煎),代赭石20g,制半夏9g,陈皮9g。

45. 胃脘痛治法　川楝子9g,延胡索12g,陈皮9g。

46. 骨痛治法　乳香、没药各6～9g,延胡索20～30g,炒五灵脂10g。

47. 呃逆治法　丁香3～5(后下),柿蒂5枚,韭菜子9g。

48. 心悸汗多治法　麦冬15g,煅牡蛎30g,炙甘草9g。

49. 烦躁口干苦治法　忌巴戟天、淫羊藿等温肾药,加淡竹叶12g,知母9～12g,麦冬12g,生地15g。

50. 感冒发热治法　忌固涩药及温补脾肾药,根据外感风寒或风热,辨证给药。

51. 胃痛治法　延胡索片9～12g,良附丸9g(吞)。

52. 大便有黏液治法　苍术9g,秦皮9g。

53. 腹痛治法　木香9g。

54. 小便频数不利治法　猪苓12～15g,泽泻9～12g,甘草9g,滋肾丸9g(吞)。

55. 尿道部下滞感治法　小茴香3～6g,升麻9g。

56. 尿液镜检白细胞多治法　黄柏9g,木通6g。

57. 期前收缩心悸治法　炙甘草9～12g,磁石30g(先煎),红枣10枚(切)。

58. 胸闷治法　全瓜蒌12g,如大便烂用瓜蒌皮12g。

59. 淋巴结肿大治法　夏枯草15g,海藻、昆布各12g。

60. 血压升高治法　石决明30g,钩藤9～12g(后下),舒张压110mmHg时加羚羊角粉1g。

61. 化疗阶段增白细胞治法　灵芝10g,补骨脂10g,女贞子15g。

62. 大便偏干不爽治法　当归10g,瓜蒌仁15g,炒枳实9g。

63. 咽喉痛口腔溃疡治法　板蓝根12g,玄参12g,生地12g,山豆根9g,

金银花 12 g,连翘 12 g,射干 9 g,蚤休 30 g(以上选用),去温燥药。

64. 血象低治法　黄精 15 g,灵芝 30 g,仙鹤草 30 g。

65. 腿脚抽筋治法　炒白芍 30 g,木瓜 12 g,牛膝 12 g,

66. 牙痛治法　蚤休,冬凌草片,白芷,细辛。

67. 牙龈渗血治法　仙鹤草 30 g。

68. 心悸治法　麦冬 15 g,丹参 15 g。

69. 噎梗、食物阻滞治法　威灵仙 15 g,旋覆梗 12 g,竹茹 9 g。

70. 下肢抽筋治法　僵蚕 12 g,炒白芍 30 g,甘草 9 g。

71. 呕吐治法　苍术 6 g,旋覆花 9 g(包煎),代赭石 15 g,姜半夏 9 g,生姜 3 片。

72. 低热治法　青蒿 9 g,制鳖甲 9 g(打粉碎),白薇 9 g。

73. 五心烦热治法　地骨皮 9 g,淡竹叶 9 g,知母 9 g。

74. 精神兴奋治法　莲子心 3 g,天冬 9 g,辰麦冬 9 g,柏子仁 9 g。

75. 关节游走痛治法　徐长卿 9 g,虎杖根 15 g。

76. 烦躁治法　焦栀子 9 g,淡竹叶 9 g。

77. 心悸治法　麦冬 15 g,丹参 15,瓜蒌皮 12 g。

78. 大便有血及黏液治法　地榆炭 12 g,侧柏炭 12 g,胡黄连 6 g 或加生大黄 15 g,败酱草 30 g,煎汤保留灌肠,每次 100 ml,每日 1～2 次。

79. 白带多治法　椿根皮 9 g,墓头回 9 g,治带片 10～15 片。

80. 夜尿频多治法　菟丝子 15 g,覆盆子 15 g,煅牡蛎 30 g。

81. 带状疱疹治法　板蓝根 15 g,牛黄、炉甘石剂外搽。

82. 血小板低治法　仙鹤草 30 g。

83. 夜眠不安治法　夜交藤 30 g。

84. 肩背酸治法　鸡血藤 30 片,姜黄 9 g,秦艽 9 g,狗脊 15 g,桑寄生 15 g。

85. 肝区痛治法　川楝子 9 g,制香附 9～12 g,三七片 6 片。

86. 腹胀治法　八月札 15 g,炒枳壳 9 g。

87. 胃不适治法　绿萼梅、陈皮、焦山楂各 9 g。

88. 咳嗽痰多治法　杏仁 9 g,鱼腥草 30 g,山海螺 30 g,天竺黄 12 g,桔梗 9 g,白芥子 9 g。

89. 鼻出血治法　生地 15～20 g,玄参 15 g。

90. 咳嗽无痰治法　天竺子9 g，炙款冬9 g，光杏仁9 g。

91. 痰中有血治法　白及6 g，黛蛤散20 g，生地15 g，仙鹤草30 g。

92. 淋巴红肿治法　夏枯草20 g，蒲公英30 g。

93. 化疗消化道反应治法　陈皮9 g，半夏9 g，佛手柑6 g，旋覆花10 g(包煎)，代赭石20 g。

94. 无唾液分泌治法　山豆根12 g，并以玄参15 g、生地15 g、麦冬15 g、生甘草10 g，煎汤频频含饮。

95. 鼻塞治法　苍耳子、苍耳草各12 g，白菊花9 g，薄荷6 g(后下)，鹅不食草9 g。

96. 化疗后不适，泛恶欲吐治法　陈皮6 g，姜半夏9 g，生姜3 g。

97. 经行头痛治法　川芎6 g，白芷9 g。

98. 经行目糊治法　茺蔚子12 g，甘枸杞12 g。

99. 关节部皮肤发细小红色疹治法　赤芍12 g，忍冬藤20 g。

100. 咽喉不舒治法　薄荷6 g(后下)，桔梗6 g，甘草6 g，射干6 g。

101. 肝胆区不适治法　柴胡9 g，茵陈蒿15 g。

102. 后项部牵痛治法　葛根9 g。

103. 局部肌肉抽掣发麻治法　干地龙9 g，全蝎粉1 g(吞服)。

104. 伴胃溃疡渗血治法　白及末6 g(止血)，每次服药后0.5 h取1.5 g放茶匙内，加少量温开水调成糊状，吞服，可与三七末合用。

105. 喘甚加麻黄治法　痰稀加干姜6 g；痰黏加白芥子9 g、桔梗6 g；咳甚加桃仁、杏仁各9 g，炙款冬9 g，炙百部9 g；舌红口干加南沙参、北沙参各12 g，天冬、麦冬各12 g，野百合15 g。

106. 肝硬化治法　鼻血、龈血加生地30 g，生大黄粉2 g(分吞)，生蒲黄粉2 g(分吞)；小便少加猪苓20 g；胆红素增高加郁金10 g、生大黄6 g(如大便坚秘用12 g)；腹胀加防风炭。GPT增高加垂盆草30 g、田基黄30 g煎汤代水，五味子10 g，肝区隐痛加三七末2 g(分吞)。

107. 夏季低热治法　藿香12 g，佩兰12 g，青蒿12 g。

108. 肌酐高治法　六月雪30 g，土茯苓30 g，益母草20 g。

109. 尿蛋白治法　菟丝子12 g，升麻9 g。

110. 血压高治法　炒杜仲9 g，桑寄生15 g，制何首乌15 g，泽泻15 g。

第三节 膏方选录

膏方,又叫膏剂,是一种特色中医剂型,属于丸、散、膏、丹、酒、露、汤、锭八种剂型之一。其临床应用历史悠久,效用独特,如滋补强身、抗衰延年、纠偏祛病等,具有鲜明的中医特色。早在秦汉时期,即有膏方的使用记载,《内经》中曾记载:"治之以马膏,膏其急者,以白酒和桂,以涂其缓者。""治之以砭石,欲细而长,疏砭之,涂以豕膏。"《金匮要略》"腹满寒疝宿食病"篇,亦曾载"乌头大者五枚,上以水三升,煮取一升,去滓,内蜜二升,煎令水气尽,取二升,强人服七合,弱人服五合",用大乌头煎煮熬成的药膏治疗寒疝,这是最初的内服膏方代表。明清时期,膏方进入迅速发展阶段,其适应证及临床应用范围逐步扩大,吴尚先曾于《理瀹骈文》中记载:"今人但知痞癖用膏,风痹用膏,而不知一切脏腑之病皆可用膏。余积数十年之经验,统会前人用药之旨,阅历十年,施送数万人,深知其效,故不惜为后告。"已故"国医大师"裘沛然曾言,膏方最大的特点是"大方复治",所谓"大方",并非强调药物杂乱繁多,而是指药物配伍"杂而不乱""井然有序",严格遵循辨证论治的配伍方法,方能使大方用药厚重而不失灵动。凌耀星曾言:"我国自古以农立国,广大农民春夏辛勤耕耘,秋季忙于收获,冬季农事已毕需要休养生息,这是符合生物界春生、夏长、秋收、冬藏的自然规律的。冬令天寒地冻,生物潜藏蛰伏。人们则家家丰收,也有条件增些营养、进些补品,贮藏些精力,以备来春劳动之需。富贵人家则请医生开药方,熬膏滋药,寒冬腊月,久存不腐,每日服用。"兹选取凌耀星部分临床膏方医案以供研读。

(一)亚健康状态

随着现代社会发展速度的加快,各个阶层的人们都面临着巨大的生活、工作和精神压力。在长期重压下,越来越多的人处于亚健康状态。相关调查结果显示,亚健康人群占我国总人口的 60%～70%,其中以中年群体居多,约占49.8%,我国目前70%的高级知识分子和企业管理者处于亚健康状态。中医膏方特点鲜明,在治未病方面疗效卓著。

安某,女,40 岁。

初诊(2004 年 12 月 2 日)

患者生活中心理压力较大,焦虑抑郁,睡眠不稳,头顶枕颞等处时发胀痛,时感疲乏,经后尤甚。经来腰酸,月经先期,22 日一行,大便偏干,口渴欲饮,脉象弦细,时值冬令,以中药调理。

生晒参 150 g,炙黄芪 150 g,炒白术 120 g,紫丹参 150 g,左秦艽 120 g,粉葛根 150 g,制何首乌 150 g,制黄精 150 g,全当归 150 g,火麻仁 150 g,淮小麦 180 g,生甘草 100 g,怀山药 150 g,山萸萸 120 g,大熟地 150 g,石菖蒲 120 g,软柴胡 120 g,广郁金 120 g,远志肉 120 g,西赤芍 120 g,橘叶核 80 g,佛手柑 60 g,制香附 100 g,新会皮 80 g,大川芎 120 g,津红枣 500 g,龟甲胶 120 g,陈阿胶 250 g,蜂蜜 500 g,饴糖 500 g。

[按语] 柯琴说:"《经》云,阴在内,阳之守也。阳在外,阴之使也。故阳中无阴,谓之孤阳;阴中无阳,谓之死阴。"本案女性,焦虑忧郁,睡眠不稳,时感疲乏,经来腰酸,月经先期,为气血失调,心神失养,方取圣愈汤和甘麦大枣汤加味。

(二)职业病

随着社会的快速进步与发展,科技的进步在带给人们生活便利的同时,也增加了职业病的发病率,越来越多的上班族长期处于较大的工作压力状态,工作环境不佳,从而导致诸如颈椎病、腰椎间盘突出、失眠等不良健康情况。中医膏方擅长辨证论治,结合患者的生活环境,情绪变化,工作特点,能够燮理阴阳,平调寒热,疏肝解郁,培补正气,祛邪除疾,极大地缓解患者的疾痛。

郑某,男,40 岁。

初诊(2004 年 11 月 2 日)

患者工作紧张,时感疲乏,抗病力差,容易感冒,有胆囊炎、脂肪肝,去年曾发现谷丙转氨酶升高,大便清,日行 2 次,口干欲饮,颈部酸胀,颈椎病压迫导致手指发麻,舌正常,脉濡。宜冬令调理。

生晒参 150 g,生黄芪 150 g,潞党参 150 g,炒白术 150 g,枸杞子 150 g,败酱草 180 g,炒山楂 200 g,川黄柏 120 g,肥知母 120 g,云茯苓 120 g,炮姜炭 60 g,粉猪苓 120 g,福泽泻 150 g,益智仁 120 g,五味子 80 g,夜交藤 200 g,合欢皮 150 g,绵茵陈 150 g,田基黄 150 g,粉葛根 150 g,左秦艽 120 g,补骨脂 120 g,川续断 150 g,全狗脊 150 g,炒杜仲 150 g,津红枣 400 g,冰糖 400 g,陈阿胶 250 g,鳖甲胶 120 g。

[按语] 五味所入,甘先入脾,脾不足者,以甘补之,脾欲缓,急食甘以缓之。

寒湿所胜,平以辛热。散寒温胃,必先用辛剂。选方为理中丸、四君子汤。

(三)血液系统疾病

脾为后天之本,气血生化之源。血液病虚证患者冬令调补的主要作用之一在于调理脾胃,促进其化生气血,从而有利于改善机体的免疫功能,提高抗病能力。肾为先天之本,藏精生髓,通过调治肝肾以化生精血,促进血红蛋白、血小板、白细胞的生成。膏方调治涉及五脏六腑,特别是脾肾两脏。不独所谓的"补虚,补不足",而是扶正祛邪兼顾,寒温并用,兼清伏邪、余邪,从整体上维护机体的阴阳平衡,使脏腑气血调达以保证机体的正常生理功能。

顾某,女,60岁。

初诊(2000年12月5日)

血常规检查:血小板计数 $44×10^9/L$,血红蛋白 49 g/L,有全血细胞减少史,咽喉有痰,难咯,脑出血,不时头痛,颅压升高,血压不高,反复发作,口腔溃疡,易感冒,受冷时腰酸,脉细数,舌质红。曾患胃溃疡、浅表性胃炎。

生晒参 125 g,潞党参 120 g,生黄芪 150 g,炒白术 150 g,全当归 150 g,大熟地 120 g,炒白芍 120 g,制黄精 180 g,制何首乌 150 g,广陈皮 100 g,旋覆花 120 g,代赭石 180 g,延胡索 120 g,补骨脂 120 g,仙鹤草 180 g,川桂枝 120 g,生地榆 120 g,川续断 120 g,楮实子 120 g,玉桔梗 100 g,姜半夏 100 g,生姜片 80 g,津大枣 400 g,鹿角胶 100,陈阿胶 300 g,白冰糖 500 g。

二诊(2002年12月9日)

血常规检查:血小板计数 $115×10^9/L$,白细胞计数 $4.5×10^9/L$,红细胞计数 $3.84×10^{12}/L$,血红蛋白 12 g/L,咽喉有痰,痰黏难出,头痛昏,畏寒肢冷,易感冒,偶有胃痛,口不干,心惊悸,脉细数,舌可,大小便正常,口溃疡愈。

生晒参 150 g,潞党参 120 g,生黄芪 150 g,炒白术 150 g,全当归 150 g,大熟地 200 g,炒白芍 120 g,制黄精 150 g,制何首乌 150 g,广陈皮 100 g,川桂枝 120 g,玉桔梗 1008,浙贝母 120 g,姜半夏 100 g,制南星 100 g,淡子芩 120 g,射干片 120 g,云茯苓 120 g,大川芎 100 g,竹节羌 100 g,制甘松 80 g,川续断 120 g,津红枣 30 g,山豆根 100 g,鹿角胶 100 g,陈阿胶 300 g,白冰糖 250 g,蜂蜜 250 g,饴糖 250 g。

[按语] 《景岳全书》载:"凡治血证,须知其要,而血动之由,唯火唯气耳。故察火者,但察其有火无火,察气者,但察其气虚气实,知此四者而得其所以,则

治血之法无余义矣。"本例中患者年逾花甲,脏腑功能渐亏,有胃溃疡、脑出血史,失血体虚虽有口腔溃疡、头痛之象,但观其脉证为虚,乃虚火之象,当以补虚为要。"然血化于气而成于阴,阳虚固不能生血,所以血宜温而不宜寒;阳亢则最能伤阴,所以血宜静而不宜动,此盈虚性用之机,苟能察其精义而得养营之道,又何血病之足虑?"

（四）消化系统疾病

《素问直解》曰:"万物均生于春,长于夏,收于秋,藏于冬,人亦应之。"故冬令进补,符合自然规律,也是中医"天人相应"观的具体应用。从现代医学角度来看,冬天气温较低,热量消耗多,胃肠道功能相对较其他季节强,生理功能旺盛,也有利于营养物质的吸收和利用。特别是慢性病、老年人、亚健康状态人群,更加适合在冬令服用膏方调理。

张某,男,37 岁。

初诊（2002 年 12 月 30 日）

患者有胃出血、十二指肠球部溃疡史,今年未发,自觉胃肠功能较差,消瘦,纳尚可,不喜荤腥,口不渴,易腹泻。臀部皮质腺囊肿时发,红、肿、化脓疼痛,近 1 个月进行了根治术。晨起有痰,脉弦细,舌正常。

生晒参 150 g,潞党参 150 g,生黄芪 180 g,炒白术 150 g,炒苍术 100 g,生麦芽 120 g,炒山楂 150 g,粉猪苓 120 g,云茯苓 150 g,麦冬 120 g,大熟地 159 g,制黄精 150 g,制何首乌 150 g,广陈皮 120 g,姜半夏 120 g,全当归 120 g,肥玉竹 120 g,枸杞子 150 g,大红藤 150 g,决明子 150 g,桑寄生 150 g,津红枣 300 g,诃子肉 150 g,煨肉豆蔻 120 g,炮姜片 80 g,陈阿胶 300 g,龟甲胶 100,白冰糖 250 g,饴糖 500 g。

二诊（2003 年 1 月 18 日）

胃中无不适,大便每晨一次,纳多进素菜,口不渴,臀部皮脂腺囊肿,两个月发一次(去年 1 个月发一次),早晨痰多,厚白色,大量吐痰,下午无,腰酸腿疼。脉弦细,舌正常。

生晒参 150 g,潞党参 120 g,生黄芪 180 g,炒白术 150 g,炒苍术 100 g,制何首乌 150 g,浙贝母 120 g,全当归 120 g,姜半夏 100 g,薏苡仁 130 g,大红藤 130 g,胆南星 120 g,广陈皮 100 g,山海螺 120 g,决明子 150 g,云茯苓 150 g,炒山楂 150 g,生麦芽 120 g,蒲公英 120 g,海藻菜 120 g,夜交藤 120 g,黄药子

100 g,肥玉竹 120 g,桑寄生 150 g,福泽泻 120 g,龟甲胶 120 g,鳖甲胶 150 g,陈阿胶 100 g,津红枣 300,白冰糖 400 g。

[按语]　李东垣《脾胃论》有云:"夫脾胃虚弱损伤元气,怠惰嗜卧,四肢不收,精神不足,两腿痿软……口不知味。"张璐《古今名医方论》云:"胃气伤则百病丛生,故凡病久不愈,诸药不效者,唯有益胃补肾两途,故用四君子随证加减。"

（五）呼吸系统疾病

膏方不仅是滋补强壮的补益之品,也是调养慢性疾病的良好选择。冬季是慢性呼吸系统疾病复发及加重期,此类疾病有反复易发、病后经久不愈的特点。临床常用汤剂对症治疗。中药汤剂虽然疗效明显,但煎煮繁琐,口感较差,加之需反复往返就诊,致使许多急慢性呼吸系统疾病患者难以长期坚持。对于此类患者,针对患者病因与体质从本图治,兼顾各系统的其他症状,适当加入滋补之品,做成膏方予以调补。膏方剂型常以糖或蜂蜜调兑,既可缓急、解毒、润肺,又起到了一定的养胃护胃作用,弥补了汤剂等剂型不宜久服的弊端,并在此基础上合理配伍以使机体达到"阴平阳秘"的状态。

楼某,男,5 岁,杭州。

初诊(1999 年 11 月 17 日)

患者哮喘 3 年,每年有 3 次发作,今年加剧,先感冒咳嗽后哮喘发作,每次咳喘并发,有痰,出汗多,脉细数,舌正常,舌苔根白。

生黄芪 150 g,潞党参 120 g,炒白术 120 g,南沙参 120 g,炙甘草 100 g,苦杏仁 100 g,浙贝母 120 g,炙百部 120 g,炙紫菀 120 g,炙款冬 120 g,苦远志 120 g,煅牡蛎 250 g,五味子 100 g,玉桔梗 100 g,麦冬 120 g,白芥子 100 g,鱼腥草 150 g,山海螺 150 g,化橘红 100 g,江剪刀草 150 g,姜半夏 120 g,津红枣 500,白冰糖 500 g,陈阿胶 350 g,胡桃肉碎 300 g(后下)。

二诊(2000 年 12 月 19 日)

今年哮喘发作两次,时间不长,半个月前感染发热,咳嗽未喘,纳不佳,出汗较前减少,舌苔白腻,边尖红,脉数。

生黄芪 150 g,潞党参 150 g,炒白术 120 g,南沙参 150 g,麦冬 120 g,天冬 120 g,煅牡蛎 250 g,山海螺 150 g,五味子 100 g,制何首乌 120 g,全当归 120 g,浙贝母 120 g,补骨脂 100 g,大熟地 150 g,白芥子 100 g,炙甘草 100 g,炒麦芽 150 g,炒谷芽 150 g,炒山楂 120 g,广陈皮 100 g,百部 100 g,姜半夏 100 g,枸杞

子 120 g,津红枣 400,陈阿胶 350 g,胡桃肉 300 g,白冰糖 500 g。

[按语] 儿童正处于生长发育阶段,儿童机体既有发育未成熟而柔弱的一面,又有生机蓬勃、快速发育的一面。中医归纳儿童的生理特点是"稚阴稚阳""纯阳之体"。儿童对疾病抵抗力较差,气候变化、起居不慎则容易引起外感,饮食不当则容易吐泻,治疗稍有出入,疾病就会迅速转化,经过适当治疗又容易很快恢复。宋代名医钱乙称小儿"脏腑柔弱,易虚易实,易寒易热"。膏方口感好,容易被儿童接受,有慢性病的体虚儿童可以选用膏方。儿童脏器清灵,切不可盲目滥补,用药需轻灵,药性宜平和而不滋腻。

(六)肿瘤疾病

中医药是肿瘤综合治疗手段的重要组成部分,而膏方是最能够集中体现中医特色治疗的方式之一。中医学尤其重视"未病先防、防治结合"的诊治思想,这与肿瘤发病的隐袭性和复杂性不谋而合,可以一定限度地减少肿瘤的发生与发展。肿瘤的发病是一个质变的动态过程,中药膏方能结合肿瘤的不同时期辨证施治,调节机体微环境的动态平衡,从而延缓肿瘤的生成及进展,并对放疗、化疗所产生的毒副作用及耐药性有较好的作用。

高某,男,57 岁。

初诊(2004 年 12 月 21 日)

患者去年 10 月做嗅沟脑膜瘤切除手术,右侧嗅神经被切除。现嗅觉已完全丧失,有高血压家族史,现用药物控制,胆固醇血黏度偏高,有前列腺肥大史,气管炎每年发作两次,腰酸腰痛,痔疮有时出血。唇暗,舌脉正常。冬令膏方调理。

生晒参 150 g,生黄芪 150 g,炒白术 120 g,全当归 100 g,大川芎 100 g,紫丹参 120 g,原红花 100 g,炒杜仲 150 g,臭梧桐 150 g,青木香 120 g,麦冬 150 g,北沙参 120 g,枸杞子 150 g,小生地 150 g,五味子 150 g,云茯苓 120 g,粉猪苓 100 g,福泽泻 120 g,生山楂 150 g,决明子 150 g,天花粉 120 g,生甘草 80 g,煅牡蛎 150 g,桑寄生 150 g,制何首乌 150 g,墨旱莲 120 g,津红枣 250 g,龟甲胶 180 g,鹿角胶 100 g,鳖甲胶 100,蜂蜜 500 g,饴糖 500 g。

二诊(2005 年 11 月 3 日)

2003 年嗅沟脑膜瘤切除手术后嗅觉丧失,今年 7 月复查病灶处未见异常,高血压控制良好,精神振,睡眠安,二便调,素来每年发作两次之慢性气管炎亦未见发作,显示出去年服用膏滋之效果。现尚有腰酸,左踝酸痛,脉小数,舌根腻,再予调理。

生晒参 150 g, 生绵芪 150 g, 全当归 120 g, 炒杜仲 120 g, 桑寄生 150 g, 青木香 120 g, 麦冬 150 g, 北沙参 120 g, 枸杞子 150 g, 五味子 80 g, 川续断 150 g, 怀牛膝 150 g, 全狗脊 120 g, 粉猪苓 120 g, 云茯苓 120 g, 福泽泻 120 g, 水蛭片 100 g, 生山楂 150 g, 决明子 150 g, 生甘草 8os, 制何首乌 120 g, 紫丹参 150 g, 原红花 180 g, 大熟地 120, 大川芎 100 g, 津红枣 300 g, 白冰糖 230 g, 龟甲胶 100 g, 陈阿胶 100 g, 鳖甲胶 100 g。

[按语] 本例脑膜切除术后患者, 嗅觉丧失, 有高血压、高血脂、气管炎、前列腺肥大等慢性病, 老年病史, 证候不多, 唯气管炎每年发作两次, 腰酸腰疼, 痔疮有时出血, 来冬令调补。《景岳全书》指出: "腰痛之虚证, 十居八九。""腰为肾之府, 肾与膀胱为表里, 故在经则属太阳, 在脏则属肾气, 而又为冲任, 督带之要会。所以凡病腰痛者, 多由真阴之不足, 最宜以培补肾气为主。"又见《医宗必读·痰饮》指出: "脾为生痰之源, 肺为贮痰之器。""脾土虚湿, 清者难升, 浊者难降, 流中滞膈, 郁而成痰, 故本案仍从脾肾论治"。

第四章
经典医案医话

　　凌耀星擅治疑难杂症、重病,在凌耀星的病案中可见一斑。凌耀星治疗肿瘤的疗效自是不在话下,非但闻名沪上,更有全国各地的患者慕名前来求诊。有的患者在经凌耀星诊治后,不远万里撰写书信,以求治病救命之方。即使遇到症状极重、极其复杂的患者,凌耀星亦不会有所畏而拒诊。除了她晚年最擅长的肿瘤病治疗外,其余临床各科如心血管内科、消化科、神经科、皮肤科、五官科、妇科等多个科室的疾病治疗亦是疗效卓著。

　　凌耀星之所以能治疗如此危重、疾病谱如此广泛的疾病,与凌耀星运用《内经》理论及各家学说论点于临床是密不可分的。这也是凌耀星学术观点形成的关键所在。在当时社会背景所营造的学术氛围下,她即使碰到罕见病,亦能出奇方而治怪病,如"血箭"病案的治疗。

　　凌耀星尚有保存病案的良好的习惯,但凡求诊于她的患者,她定会将其病案归类、整理、汇总,她通过诊后对病案的分析,以求更为精进的疗效。正因凌耀星当年完好地保存了如此多的医案,现在我们才得以有机会再一窥当年凌耀星的治病风采,这些完整的病案也成为弟子、徒孙、后辈学习的教材,她的学术思想也得以传承。

第一节　医　　案

　　长年大量医案的积累,是凌耀星遗留给同道、后辈的一笔宝贵财富。她的病案记叙详细,文字生动,评按精当。学习凌耀星之医案,能身临其境,犹如凌耀星诊治时跟诊其后,并娓娓讲解。

一、症情纵有万端变息，将挡土掩独尊其宗

临证治病犹如临阵御敌，变幻多端，常会出现不在意料之内之事。凌耀星在应诊时从不畏惧症情变化，往往能独坐中州，应诊用药恰似指点江山，起沉疴，化危难。

病例1 肺胸腺癌伴胸膜转移

李某，男，40岁。

初诊（1982年6月18日）

1981年下半年起出现胸闷、胸痛、气促、咳嗽、盗汗，在新疆某医院诊断为"结核性胸膜炎"，给予抗痨治疗及胸腔穿刺—放液，无效。1982年5月在上海市第一人民医院经病理组织学检查确诊为"右肺癌（腺型），右胸膜转移（癌性胸水）"。由于有大量血性胸水，故每周需抽胸水1～2次，每次1 100～1 600 ml，并随即注入硝卡芥（AT-1258）40 mg，共8次，CP 4 mg 1次，后出现血白细胞计数降至2.9×10^9/L。自1982年6月18日起开始服用中药治疗，服药后患者精神明显转佳，症状改善，胸水减少，病情稳定。刻诊时胸闷、胸痛、气急、神疲乏力、自汗、盗汗、胃纳大减、腹胀，二便尚可。诊查可见患者形体消瘦，面色晦滞，汗出如雨，气急。舌质暗体胖，苔薄黄腻，脉细滑数。

诊断：悬饮。证属脾气亏虚，水饮内停胸胁。治拟健脾益气，温化水饮。

基本方：经病案整理，住院后两个月，以下列中药为主先后服用。

健脾益气：生黄芪9～20 g，潞党参9～12 g，生白术6～9 g。

温化水饮：甜葶苈9 g，白芥子3 g，川椒目9 g，防己12 g，猪苓30 g，冬瓜子、冬瓜皮各15 g。

抗癌散结解毒：白花蛇舌草30 g，生半夏5 g，铁树叶30 g，龙葵30 g。

［凌耀星如是说］ 患者住院期间，坚持中药治疗，病情趋于稳定，使一度因化疗而降低的血白细胞恢复正常，胸水减少，一般情况明显改善，疗效肯定。同时也使患者能够耐受化疗，为继续治疗创造了有利的条件。

本例患者突出的特点是右肺腺癌，伴胸膜转移，有大量胸水，压迫症状明显，胸水屡抽屡生，患者痛苦不堪，化疗又使血白细胞下降，进一步化疗难以为继。根据《金匮要略·痰饮咳嗽病脉证并治》云："饮后水流在胁下，咳唾引痛，谓之悬

饮。"而患者胸闷、胸痛、大量胸水,故病属悬饮。悬饮是机体水液运行失常的结果,此与肺、脾、肾三脏相关,脾运失司又首当其冲,正如《素问·经脉别论篇》所说:"饮入于胃,游溢精气,上输于脾,脾气散精,上归于肺,通调水道,下输膀胱,水精四布,五经并行。"由此可见,脾胃不仅是气血生化之源,而且是机体水液运行、正常敷布的重要脏腑。胸水病属悬饮,为标证,若单纯采用十枣汤、葶苈大枣泻肺汤以泻肺利水,是难以收到好的疗效的。故处方中以健脾益气药固其本,温化水饮利湿治其标,解毒散结药遏其癌。如此标本兼顾,扶正祛邪,终于取得稳定病情,抑制肿瘤的效果。

病例2 原发性肝癌、癫痫

顾某,男,42岁。

初诊(1991年8月11日)

患者有癫痫史,第一次发病在1979年8月,此后不定期发作,症状为目定、失神,0.5～1 min后即恢复常态。自从发现肝癌后,癫痫发作较频,每2～3日发作1次,此后每日1次甚至1日数次。

患者于1989年1月因肝区持续隐痛,去医院诊治,发现肝脏有占位病变,经做CT及其他多种检查,确诊为肝癌,大小约6 cm×8 cm。由于癌肿部位在门静脉旁,不宜手术,乃作介入疗法,前后共6次,末次介入在1991年4月。曾断续服用中药,并进行体育锻炼。5月份CT复查,癌肿缩小。

刻诊时病灶已缩小至3.5 cm。但肝区隐痛或刺痛依然存在。癫痫1～2日发作1次,或1日发作2次。发作时呆视,不动,意志丧失,约几秒至几十秒即恢复意识,动作如常。白细胞偏低,胃纳可,大小便正常。脉细滑,尺部脉沉。舌质淡黯,边有齿印,舌苔白。基本方:

炒白术30 g,党参12～15 g,黄芪20～30 g,赤芍、白芍各12 g,生山楂15 g,莪术9 g,露蜂房9 g,漏芦12 g,壁虎2条,生熟薏苡仁各20 g,干地龙9～12 g,石菖蒲12 g,白金丸6 g(分吞)。另以仙鹤草、白英、半枝莲、石见穿、猫人参各30 g。

煎汤代水。

服药10月,肝区疼痛等症状明显减轻乃至消失,甲胎蛋白(AFP)、癌胚抗原(CEA)等指标均正常。B超示癌灶2.1 cm×2.2 cm,续有缩小。癫痫数月偶发

1次。至 1995 年 CT 复查,肝癌病灶已消失。2000 年凌耀星再遇此患者,存活已 11 年。癫痫有时发作。

[凌耀星如是说] 本例肝癌经介入后,病灶明显缩小,此后单用中药调治,癌肿屡有缩小,肝区疼痛逐渐减轻,病情稳定。2000 华 3 月 30 日遇见患者,知其肝痛病灶完全消失已有多年,存活已 11 年。发病 10 余年且愈发愈频之癫痫亦得到控制,疗效满意。

中药重视对正气固护,以白术、黄芪、党参等健脾益气,提高机体自身对癌症的防卫能力。莪术入肝经,利气、祛瘀、消积,常用于癥瘕积聚;露蜂房攻毒肿;壁虎消血积;漏芦消痈肿;薏苡仁健脾渗湿,以上诸药均有抑癌作用。舌质淡黯为气虚血瘀之象,故加赤芍、山楂活血化瘀,加强散结之力。继介入化疗克敌制胜之后,以中药乘胜追击而取效。

本例癫痫是一种"失神小发作型",它与临床常见之大发作型癫痫,即突然僵仆,意识丧失,肌肉抽搐,口吐白沫,即俗称羊痫风者,迥然不同,治法亦异。失神小发作型表现为短暂间意识障碍,蒙闭心窍。所以用地龙通利经络,息风定惊;石菖蒲化痰辟浊,开心窍;白金丸中白矾祛痰,郁金行气解郁,两药研成细末,另以辛香清透之薄荷煎汁糊丸,可心脑,而治痫证。

病例3 扁桃体恶性淋巴瘤

冯某,女,72 岁。

初诊(1989 年 12 月 5 日)

1988 年 7 月因长期以来咽喉疼痛,医治未见明显效果而去医院检查,见扁桃体肿大,诊为炎症,表面坏死。当年 9 月 15 日去肿瘤医院住院,诊断为右扁桃体弥漫性恶性淋巴瘤混合细胞型,表面有坏死。先做化疗,再做放疗。因患者不能耐受毒副作用,不得不中断放疗,要求服中药治疗。患者有高血压病、冠心病。刻诊时咽喉干燥,吞咽困难,神疲乏力,头晕难支,大便干艰。脉濡细,舌光剥无苔。血压最高时达 180/130 mmHg。

证属癌毒未除,气虚阴伤。治拟滋养肺阴,补益脾气,清热抗癌。

基本方:自初诊起以下列药物辨证轮换选用。

滋阴养肺:天冬、麦冬各 15 g,北沙参 15 g,生地 15~20 g,熟地 15~20 g,天花粉 12~15 g,火麻仁 15 g,全瓜蒌 12~15 g。

益气健脾：炙黄芪 30 g,炒白术 12 g,茯苓 12 g,生甘草 9 g,孩儿参 30 g。

清热抗癌：蚤休 30 g,山豆根 12 g,漏芦 12 克,山慈菇 12 g,夏枯草 15 g,龙葵 30 g,仙鹤草 30 g,葡萄藤 30 g(草药质轻、体积大,每次选用 4～5 味,煎代水煎药)。

上药调治 4 个月后,咽喉部症状逐渐减轻,能不用饮水,干食面包 2 片及干饭。血压稳定,心区亦无不适,调治至 1992 年 4 月停药。4 年后随访,癌症未见发展,生活如常。后据冯女士介绍的患者朱某处得知,冯女士 84 岁高龄时仍健在,存活已 12 年。

[凌耀星如是说]　本例患者 70 余高龄,素有高血压、冠心病,又患癌症,体质本已衰退,再经 2 次化疗,继以放疗,损伤较甚。中途停止放疗,体力已难支持。初诊时主要突出表现为津液灼伤,气阴两虚,癌瘤犹存,隐患未除,饮食难进,生命难续。治疗首重养阴生津,润泽咽喉谷道,增液行舟,使能进食,则生化之源不绝。同时补益脾气,运化中宫,扶植正气,增加护卫抗敌之能力,以防瘤体之滋长、窜走。据科研报道：北沙参、天冬、黄芪等对经强烈致癌物质处理过的细胞具有反突变的作用。清热解毒的草药大多有抗癌消瘤作用,如山慈菇据《本草拾遗》云："疗痈肿、疮瘘、瘰疬、结核。"其提取物能抑制细胞核分裂,常用治淋巴肿瘤。漏芦据《本草经》云"主皮肤热毒,恶疮疽痔"。山豆根见《图经本草》云"解咽喉肿毒"。此外蚤休、夏枯草、龙葵、野葡萄藤等对恶性肿瘤均有一定抑制作用。两年半中药辨证施治,济虚纠偏,整体调摄,血压平静,心脏稳定,自然正胜邪却。患者届年 84 岁,带癌延年,生活自理,中药疗效,当可肯定。

病例4　原发性团片型肝细胞型肝癌

刘某,男,55 岁。

初诊(1996 年 8 月 9 日)

患者 1978 年起血压偏高,1991 年、1994 年两次胃溃疡大量出血,两鼻出血量多。1996 年 1 月发现肝右叶占位病变,1 月 31 日在长海医院做手术,肿瘤及肝右叶部分切除,术中见肝脏小结节肝硬化,脾肿大。病理物告肝细胞癌团片型,术后未作化疗。手术 2 周后发热,出现胸水,曾抽胸水 2 次,每次 800 ml。4 月份曾在上海岳阳医院中药治疗 1 个月。后血检 ALT 200 U/L,轻度黄疸,于 5 月 13 日住院。7 月 2 日在上海市第一人民医院 CT 检查,见右侧胸腔大量积液,右下肺部分萎缩,肺门及纵隔未见肿大淋巴结。医师建议穿刺做细胞学检查,因患者畏惧,未做穿刺。7月17日出院前拍X线胸片,见仍有大量胸水,左肺胸膜炎改变,粘连。1996年8月求诊于凌耀星,要求中药治疗。其后单纯中药调治,病情稳定。

刻诊时形体消瘦,面色萎黄,畏寒怕风,精神倦怠,声音嘶哑,呼吸喘急,咳嗽痰黏。下肢水肿,小便量少不畅,初尿时有痛感,两侧乳头疼痛,手术切口不适隐痛,胸水已5个多月,舌质红黯,脉象弦数,每分钟>100次。

中都积饮已数月,宜先除邪饮,奈患者体虚之极,不可一味猛攻,拟温肾健脾为主,寓攻于补,辅以泻肺利水为治。处方:

党参30 g,黄芪20 g,炒白术20 g,淡附片9 g,川桂枝9 g,净麻黄9 g,甜葶苈20 g(包),桑白皮30 g,猪苓、茯苓各20 g,车前子30 g,生姜6片,炒白芍10 g,大枣7枚(切)。

另:半边莲30 g,半枝莲30 g,石见穿15 g,仙鹤草30 g,猫人参30 g,石上柏30 g。煎汤代水。

药后小便渐增,畏寒怕风明显好转。8月26日胸片液性暗区下降一个肋间。ALT为72 U/L(正常值为40 U/L)。原方加田基黄30 g,凤尾草30 g,垂盆草30 g等,9月13日血检,ALT下降至正常范围,乳头已不痛,精神好转。10月11日X胸片示胸水已消失,此后改用以下基本方加减。

益气健脾:黄芪30 g,炒白术30 g,党参15 g,茯苓15 g,生甘草9 g,怀山药15 g,白扁豆15 g,炮姜6 g。

温养肾气:巴戟天12～15 g,淫羊藿12 g,补骨脂12 g,山茱萸15 g,枸杞子12～15 g。

补血活血:当归9～12 g,熟地20 g,制黄精15～20 g,生山楂12～15 g。

抑癌散结:壁虎1～2条,天葵子9 g,干蟾皮9 g,半边莲30 g,半枝莲30 g,石见穿30 g,八月札30 g,猫人参30 g,败酱草30 g,仙鹤草30 g,白花蛇舌草30 g,漏芦12 g,薏苡仁30 g,炙鳖甲12 g(打粉碎),石上柏30 g。

以上各类药物选用。凡草药量多体积大者,先前2次,滤汁代水,煎其他中药。

上药调治,病情稳定。1996年12月20日起1年多AFP值正常。B超检查,1996年12月20日长海医院B超示:肝硬化,肝癌术后,肝左叶囊肿,胆囊息肉,脾肿大。右侧卧位腹水 1.5 cm。1997 年 2 月 28 日复查无腹水,余同前。1997 年 11 月 6 日彩超:慢性肝病声像图,肝癌术后。1997 年 12 月 20 日 B 超:肝硬化,中粗光点,肝左叶囊肿,门静脉 9 mm。1998 年 2 月 5 日,右肝低回声区 2.2 cm×1.6 cm,提示:左肝囊肿,肝硬化,胆囊息肉,脾肿大。腹水 1.5 cm。

由于胆红素增高,白球蛋白比例下降。AFP 34 ng/ml,B 超有低回声区 2.2 cm×1.6 cm,腹水 1.5 cm,睾丸疼痛肿胀,右侧腹股沟疝。患者于 1998 年 2 月 16 日去医院,服螺内酯与呋喃苯胺各 3 片/日,连服 3 日,减量至各 1.5 片,连服 3 日。大量排尿,顿时消瘦脱形。体重减轻 2 kg 多,体力很差,卧床不起,昼夜小尿量＞1 500 ml,发音低微嘶干哑,小腿抽筋。1998 年 2 月 23 日,家属复求诊于凌耀星,诉述以上情况,要求服中药治疗。从生化检验指标提示患者肝功能明显下降,仅少量腹水,且体质虚弱而给服多量利尿剂连续 6 日,大量失水,耗损津液,大伤气阴,遂致不能支持。除嘱停服西药利尿剂外,治以益气补脾,滋养肝肾,酌加退黄渗水之剂。1998 年 3 月 2 日,患者自来面诊,腹胀腹疝明显减轻,小便量每日超过 1 000 ml。胃纳稍增,大便正常,脉濡数,舌质可,仍宗前方调治。

［凌耀星如是说］ 本例原有多种慢性疾患,多次大量出血,体质本已虚弱,在肝硬化基础上,肝癌形成,手术切除元凶,大患虽除,而肝硬化及其他病变依然存在,切肝大手术后,元气难复,全身情况极差,术后未作放疗、化疗,单纯中药治疗,肝脏生化指标渐见改善,形体逐渐康复,癌瘤未见复发转移。存活已 4 年,中药疗效可以肯定。

初诊时正值盛夏,而患者四肢冰凉,畏风恶寒,神情委顿,真阳衰竭之象,已露端倪。肾阳不足则脾阳不温,脾虚气弱,失于健运,殃及肺气,肺失肃降,不能通调水道,下输膀胱,三焦气化失常,津液留滞,上为胸水,下为跗肿。脾虚失运,不能为胃行其津液。人以胃气为本,胃为水谷之海,今胃不思纳,生化来源匮乏,元气焉能得复? 初诊时,诉说胸水已有 5 个月之久,刻下仍有大量,压迫肺脏,影响呼吸。今如以峻剂泻水,虽能取效于一时,但从病理考虑,用峻下只能加重恶性循环,终至危及生命。处方以葶苈大枣泻肺汤泻肺中积饮,辅以麻黄、桑白皮宣降肺气;以五苓散加车前子助膀胱气化,利尿排水,此为治其标。同时以真武汤、附子理中汤温肾逐寒,健脾利水,并益气化之源,此乃治其本。如此标本兼顾,双管齐下,使胸腔积液,于较短时间内完全消失,且不再复发。其中机制主要是肺脾肾三焦气化功能复常,津液循正常轨道运周,自然不再形成胸水。如此效果,绝非抽水、利尿之法所能比拟。患者乳头疼痛,乳头属足厥阴肝经,与肝肾冲任关系密切。同时足阳明胃经贯乳中,故加柴胡疏理肝气,配合方中补益脾肾之剂,以调冲任。漏芦、天花粉入胃经,两药均能消痈肿,并有抗癌功能。

胸水既消,乃转而以补益为主。温补脾肾之阳气,滋养肺肾之阴精,增益脾肺之气机。同时益肝血,通肝络,祛肝瘀,散肝结,抑肝癌,使正气旺而非邪却,防止癌瘤之萌生、复发与转移。

二、减消疾病症状,提高生活质量,带癌延寿

癌症患者的生理、心理上都会受到极大的创伤,疾病所带来的症状常令患者痛苦不堪。"攻、补、调、导"治癌法的创立正是通过长年临床对患者的治疗提炼的临床结晶。因此临床治癌时,凌耀星绝非囿于癌瘤肿块,消减症状,给患者带来高质量的生活,带癌延年超过国际癌症治疗疗效金标准的生存期,"与癌症共存",不可谓癌症没有治愈。凌耀星早已大胆提出:人类将最终征服癌症,癌是可治之症。

病例1 肺腺癌

吴某,女,80岁。

初诊(1994年4月10日)

患者有长期吸烟史。1994年1月份在外院确诊为肺腺癌,因肿瘤生在右肺门部位,不能手术。右侧胸腔出现大胸水,已抽胸水6次,最多一次抽出胸水1 500 ml,并作小化疗,抽胸水后仍感气急胸闷。昨日X线片见胸水液面在第三肋间,医生估计生命在3个月以内。刻诊时消瘦乏力,面色潮红、呼吸困难、不能平卧,主诉胸闷,咳嗽,痰中有血,胃纳少,口干不敢多饮,大小便少,下肢有红色小疹。无发热,脉濡细数,舌质红,苔黄糙。

患者已80高龄,气血本衰,又患恶瘤,更加多次抽液,精津大量耗损。正气越虚,不能制邪;邪毒鸱张,侵蚀元气。恶瘤盘踞肺门,肺络阻滞,液渗胸腔,通气困难,喘咳动血。治拟扶助正气,抑癌祛邪,逐积水以利呼吸,清肺热以宁咳血。处方:

黛蛤散30 g(包煎),葶苈子15~20 g(包煎),猪苓、茯苓各15 g,炙黄芪

30 g,党参 12 g,生白术 15 g,薏苡仁 30 g,桑白皮 15 g,生甘草 9 g,浙贝母 12 g,大枣 10 枚(切)。

另:半枝莲、半边莲、车前草、仙鹤草、白毛夏枯草、白根各 30 g,煎汤代水。

1994 年 4 月 24 日 X 线胸透:胸水自第三肋间下降到第五间。胸闷气急减轻,可不用氧气。胃纳增加,咳嗽无痰、血,脉稍有力,舌苔黄糙。续以前方随症加减,服至 5 月 29 日,去岳阳医院做 X 线胸片,见胸水已消失,癌块病灶与前片比较略见缩小。

1994 年 8 月 11 日邀诊,中药已停 2 个月,住院于长宁区结核病防治所。近来咳嗽痰血,或红或黯,气急胸闷,右胸右背疼痛,小便时多时少。X 线胸片示右肺胸膜积液,平第五前肋,右肺门块影 3 cm×4 cm,较 1994 年 6 月 14 日片增大。胃纳减少,每餐 1～2 匙。大便 2 日未解,脉濡细数。根据辨证,治疗以扶正益气养阴、抗癌抑癌、泻胸水止血为主要治法,又调治 3 月余,于 1994 年 12 月 22 日去世,医院医师原来估计存活不会超过 3 个月,经中药治疗,曾一度胸水消失,病灶缩小,并随时消减不断出现的症状。存活期延长至将近 1 年。

病例 2 转移性骨癌

陆某,男,78 岁。

初诊(1995 年 10 月 4 日)

1995 年 8 月患者因排尿困难,前列腺增生,住上海某医院。1995 年 8 月 7 日手术摘除前列腺,重 30 g,病理报告:部分腺体异形增生,局部癌变。1995 年 9 月 11 日再做双侧睾丸切除术,病理为退行性改变。由于患者诉说后颈部、腰椎胀痛,脊椎两侧腰部及肩等处酸痛,于 1995 年 10 月 5 日去瑞金医院做全身骨骼放射性核素 ECT 扫描。摄片见颈椎、第三腰椎、右肩、左肋弓及股骨粗隆等处有放射性异常浓聚,诊断为全身骨骼多处转移性病变。1995 年 10 月 4 日起服中药治疗,术后 2 年,病情一直稳定。刻诊时咳嗽 1 月余,频出如沫,气急。颈、腰、肩关节酸痛。面色少华,乏力,肺部 X 片示支气管炎。脉濡细而数,舌质红,苔薄白。

先予益气养阴,化痰止咳。处方:气管炎方。

净麻黄 6～9 g,马兜铃 9 g,前胡 9 g,浙贝母 12 g,光杏仁 9 g,北沙参 12 g,野百合 15 g,炙款冬 9 g,化橘红 9 g,佛耳草 9 g,生甘草 6 g。

经放射性核素 ECT 全身骨扫描,诊断报告为恶性骨肿瘤,且已多处转移。予骨癌基本方,并随症加减。服中药至 1997 年 5 月份,情况良好。颈肩肋腰等处疼痛明显减轻。体重也增加了。但因膝关节走路时痛,请一位针灸医师针刺,当夜膝部疼痛剧烈,服萘丁美酮 1 粒才缓解。

二诊

骨痛向下移至胫骨,向上发展至股骨,尤其是胫骨前缘剧痛难忍,彻夜不眠,萘丁美酮加至 2 粒仍未能止痛。ECT 骨扫描与前片比较无明显发展。为了止痛,原方除加乳香、没药、延胡索、五灵脂外,另予外治,处方:乳香、没药 20 g(打粉碎),肉桂末 20 g,冰片 15 g,上药加蜂蜜 1 汤匙,再加 75% 乙醇,调成糊状,涂于痛处,覆上保鲜纸,再盖纱布,以胶布固定,每日换药 1 次。1 周后家属代诊云:敷药当日晚上痛就止了,至今没有痛过。能在室内走动,胃纳增加,中药续服。

9 月中旬起去上海市第六人民医院注射化疗药 153。每月 1 次,全疗程为 15 次。但反应比较大,虽以中药辅佐减轻症状,但注射 3 次后患者因不能忍受,不得不停止注射,仍以中药治疗,此后 10 个月病情稳定。

[凌耀星如是说] 疼痛是骨恶性肿瘤的突出症状。当胫骨前缘疼痛剧烈持久,痛彻心扉时,给温热、芳香、活血透骨之肉桂、乳香、没药、冰片等外敷,内外合治后,竟药到痛除,实为始料所未及。敷药调以蜂蜜主要使保持湿润,75% 乙醇使药力透入皮肤,更好地发挥作用。肉桂辛甘大热,散寒止痛,"乳香活血,没药散血,皆能止痛消肿"(《本草纲目》),并能疗恶疮,内服外敷,加强镇痛效果。

恶性骨肿瘤属中医阴疽范畴。用外科治阴疽的名方阳和汤,加味治疗。方中麻黄、肉桂、炮姜温通经络,振奋阳气。白芥子辛散温通,逐痰散结。肾主骨,肾气虚衰,精髓亏损。鹿角胶、龟甲胶合称龟鹿二仙胶,为血肉有情之品,前者配补骨脂、淫羊藿、巴戟天温气补肾阳,后者配熟地、山茱萸填精补肾阴。黄芪、当归为大补血汤,益气补血。牛膝活血祛瘀,通经络,补肝肾,强筋骨,引药下行,《本草备要》云:"(牛膝)治腰膝骨……散恶血,破癥结。"草药鸡血藤补血行血,壮筋骨,《名医别录》"破留血癥结",据研究鸡血藤还能升高白细胞,提高抗病力。鸡矢藤活血散瘀,治风湿痹痛,肿毒疮疡,有解毒作用。徐长卿消肿止痛。患者自发现全身转移性骨癌后 1 年多中曾做 3 次 153 化疗。因患者不能耐受严重副作用而中止。单纯中药调治,未再有骨痛发生。

三、巧遇"仙人"建奇功,有变失治惜殒命

中国的人文精神在强调"技"和"艺"时,也将人与人之间的相互联系和微妙关系容纳其内。虽凌耀星以高超的诊疗水平济于世,亦难"调"众生。正如凌耀星曾言:"只能治病,不能救其命。"

病例1 支气管肺腺癌

张某,男,52岁。

初诊(1990年4月9日)

患者反复咳嗽三四年,行动时气急一年,间歇性痰中有血。1990年4月4日在松江泗泾医院胸部X片示右上肺叶不清,右肺中央型癌可能。4月7日来沪,在瑞金医院做支气管镜检查及活检,报告为右上叶支气管肺腺癌,未做其他检查及治疗。患者有吸烟史。4月9日起中药治疗2月余,症状明显减轻。后因感冒高热,住当地医院服西药治疗而愈。6月下旬起进行化疗,3次为1个疗程,至10月5日全程结束。患者出现大量胸水,病情恶化,至当年11月8日去世。

咳嗽已三四年,经常痰中带血。现干咳无痰,连声不绝,气急喘促,每日出现呼吸困难2~4次。不能平卧,尤不能向右侧卧,后半夜通宵端坐,汗出淋漓。诊察见形瘦骨立,面容憔悴,疲乏不支,两手颤抖,呼吸急促,听诊两肺中上部常在性干啰音,浅表淋巴结无明显肿大。脉弦数,98次/min,舌质淡略,光剥无苔,舌脉曲张。

据病情辨证为气阴两虚,脾肺双亏,痰瘀结毒,阻塞气道。拟治则为健脾益气,润肺止咳,化痰散结。基本方如下。

健脾益气:黄芪30g,党参15g,炒白术15g,茯苓12g。

润肺止咳:北沙参12g,炙百部9g,光杏仁9g,生甘草9g。

化痰散结:黛蛤散15g(包),浙贝母12g,山海螺20g,生薏苡仁、熟薏苡仁各20g,干蟾皮9g,露蜂房9g。

1990年5月8日其弟来信云:服药1个月咳嗽明显减轻,呼吸略松,气喘有好转。夜间已能平卧睡眠,向右侧睡亦无不适,精神、情绪较好,适逢农忙季节,患者上下午均能起床1~2h,乡人谓遇到"仙人"了。嘱继续服上药。但此后便

失去联系。之后家属告知：遵嘱原方续服 1 月余，情况较好。后因感冒，发高热，不得不停服中药，送往医院。病愈后，进行化疗，自 6 月下旬开始，化疗 3 次为 1 个疗程，至 10 月 4 日结束。患者不思纳食，疲乏不堪，出现胸水，气喘加剧，全身情况极差，至 1990 年 11 月 8 日去世。未能坚持中药治疗，深为后悔。

[凌耀星如是说] 本例患者支气管肺癌确诊后即以中药治疗，虽仅 2 个月，而严重的症状获得明显好转。后因感冒发高热急诊住院而停服中药。热退病愈，开始作化疗，但疗程结束时，病情急剧恶化，1 个月后殁。由此联想：化疗为当前癌症治疗的主要手段之一，在缩小乃至消灭癌瘤方面，确有一定效果。但无可否认，在杀伤癌细胞的同时，对机体亦带来损害，削弱了机体自身对癌瘤的抗病能力。有些患者经过化疗，未能收到抑制病灶的作用，甚至在化疗结束不久，癌症迅即扩展，一发不可收拾，本例即属于此。中药抗癌作用虽不如西药化疗，但中医辨证求本，扶助正气，整体调治，消减症状，副作用小等，则具有独特的优点。中西药配合，常能取得较好效果。

病例2 原发性肝癌

丁某，男，85 岁。

初诊(1991 年 5 月 19 日)

1960 年曾患迁延性肝炎，乙型肝炎病毒(HBV)阳性。1990 年单位退休职工进行体格检查时，B 超发现肝脏有占位，但当时未曾告知本人及其家属，亦未做进一步检查。1991 年 4 月起患者自觉胃部有阻塞感，医生给予三九胃泰治疗。5 月 14 日突感右侧胁部疼痛，去医院急诊，0.5 h 后昏厥。B 超检查见肝脏有 40 mm×60 mm 占位病变，腹水 5.3 cm，慢性胆囊炎。5 月 16 日做 CT，意见：肝右后叶上段原发性肝癌可能性较大。14 日血检报告：AFP>1 000 μg/ml，确诊为原发性巨块型肝癌，晚期。因年龄太大，不宜手术。患者有胃溃疡胃出血史。求诊于凌耀星门诊，刻诊时感肝区胀满，咳嗽及用力屏气时肝区疼痛。进食泛恶欲吐，口干，心慌乏力，咽喉部有黏痰。观患者面色晦滞，形体消瘦，腹部膨隆，有腹水，右胁下扪及硬质肿块。脉弦，舌苔白腻，舌质黯，舌脉粗紫。

据病史及证候辨证为高年精气大衰，痰瘀邪毒，阻塞络脉，气化失常。治以软坚抗痛，消癥散结，实脾柔肝，利尿消水，以补助攻。基本方：自初诊起以下药选用。

实脾柔肝：黄芪 30 g,炒白术 30～50 g,党参 15 g,枸杞子 12 g,生白芍 15 g,当归 9 g,生甘草 9 g。

软坚散结,消瘀利水：炙鳖甲 12 g(打碎),海藻 9 g,昆布 12 g,生牡蛎 30 g,赤芍 12 g,石见穿 30 g,猪苓 15 g,茯苓 15 g。

解毒抗痛：半枝莲 30 g,半边莲 30 g,仙鹤草 30 g,薏苡仁 30 g,猫人参 30 g,干蟾皮 9 g。

随症加减。

上药 21 剂后,自觉肝区硬块松软,腹胀减,胃纳增。又服 14 剂,腹水消退,肝区无不适感,能步行自曹家渡至静安寺来回 1 h 20 min,不觉劳累。但 B 超示肝脏肿块稍有增大。服药 3 个月,每餐米饭 100～150 g,晨餐牛奶一瓶,鸡蛋 1 只,生煎包子 6 只或面饼 2 个。1 只鸭子三顿吃光。头顶部有黑发生长,乌黑光亮,范围逐渐扩大。因全身情况良好,而瘤块仍见增大,拟于 1991 年 12 月 21 日转 411 医院作介入疗法。继续服用中药,但是因凌耀星出国,3 月份起停服中药。

凌耀星 1 年后回国,对患者随访,据家属告知,患者共作介入疗法 5 次。1992 年 8 月初作第五次介入疗法后,时感胃脘疼痛。27 日突然胃脘剧痛,继之全腹疼痛拒按,大量呕血,于 1992 年 8 月 31 日去世,死亡原因为胃穿孔、胃出血。

[凌耀星如是说]　凡癌瘤之生,总由于瘀、痰、毒互结而成。中医治癌的根本原则主要是祛瘀、化痰、消毒、散结,特别是注重机体本身的整体与局部亏损的调治。在此基础上,根据癌肿的不同部位性质及个体差异,治疗上有所侧重,选方用药。本例患者 85 岁高龄,患凶险之巨块肝癌,正气之虚与邪毒之实,矛盾极为突出,两者权衡,前者尤为重要,盖正气消亡,命且不存,何论其余？ 故必须以扶正为主,以补助攻,扶正达邪。重用白术、黄芪、党参以实其脾气。合枸杞、白芍柔肝保肝。考虑患者有胃溃疡出血病史,对逐瘀破血之品,不可妄用,故选取当归活血养血,赤芍入肝,凉血散瘀。《本草品汇精要》云："通顺血脉,散恶血,消痈肿。"猫人参活血消肿,石见穿活血散瘀,并有抗癌作用。再加鳖甲、薏苡仁等软坚散结,仙鹤草、半枝莲等清热抗癌。待介入疗法开始,便纯用扶正之剂,以作配合,中西并进,稳住癌瘤,惜中药未继续服用。死亡原因可能为原有胃溃疡出血病灶穿孔之故,并非死于痛证。

四、不囿西医病理分期，分段施治步步为营

病理的分期对疾病的研究深入了一大步，但一定程度上有碍于临床思路的发散而下出武断的结论。凌耀星往往能破除迷雾，《内经》曰："有者求之，无者求之。"

病例 1 肺腺癌

朱某，男，73 岁。

初诊（1990 年 4 月 17 日）

1987 年胸部 X 线片见右肺上叶有阴影，做气管镜检查未见肿块，检查痰液亦未发现癌细胞，做抗结核治疗。1990 年初摄肺 X 光分，层片，见右上肺阴影有所增大，建议做 CT 进一步检查。2 月 16 日上海长征医院 CT 示：有上肺后段肿瘤，未见明确纵隔转移。诊断为周围型肺癌。1990 年 4 月 4 日在胸科医院做右上肺叶切除手术，据病理报告，出院诊断为肺右上叶后段腺癌。因术后有头昏嗜睡现象，出院时医生嘱做脑 CT 检查，排除脑转移。刻诊时肺癌术后 2 周，嗜睡，头晕乏力，不能起床，气急口干，畏寒，肢凉，下肢水肿，小便白天少夜间多，大便干结。诊其脉象弦细而数，88 次/min，舌红光剥。

证属肺肾阴虚，脾肾阳虚。治拟滋肺肾之阴，益脾肺之气，温脾肾之阳。

第一阶段自初诊起至 1993 年底，以下药为基本方轮用。

滋肺益肾：南沙参、北沙参各 12～15 g，天冬、麦冬各 12～15 g，枸杞子 12 g，大熟地 15 g，制何首乌 15 g，制黄精 12～15 g，五味子 9 g。

益肺脾气：孩儿参 30 g，黄芪 20～30 g，炒白术 12 g，茯苓 12 g，炙甘草 9 g，桑白皮 12 g。

温脾肾阳：淫羊藿 12 g，巴戟天 9～12 g，山茱萸 12 g。

随证加减。

服药 10 剂后，神清，不嗜睡，能起床活动，诸症均有好转。按上法调治，病情稳定。

二诊（1992 年 2 月 2 日）

去年底化疗后，曾寒战高热，咳嗽，抗生素静注已 1 月余。利尿剂每日 3 片。刻诊时体温尚有 38.8℃，形寒肢冷，胸闷气急，干咳频仍，痰黏有血丝，胸骨内痒

感。口干,下肢微肿,小便量少,大便一日 2～5 次,稀烂,腹不痛。晚上升火。脉微细而数,舌红光剥。辨证为邪热伤肺,气阴两虚。治则以气养阴为主,兼予清肺退热,镇咳止血。

第二阶段自 1994 年 2 月 2 日起,下药为基本方选用。

益气养阴:黄芪 20～30 g,党参 12～15 g,南沙参、北沙参各 12 g,天冬、麦冬各 12 g。

清肺退热:鱼腥草 30 g,半枝莲 30 g,白毛夏枯草 20 g(以上煎汤代水煎药),银柴胡 9 g,地骨皮 9 g(二味热退减)。

镇咳止血:光杏仁 9 g,炙款冬 12 g,仙鹤草 30 g。

随证加减。

服药后中下肺叶炎性阴影消失,此后又曾反复感染。中药调治,癌肿未复发。

患者自 1990 年 4 月 17 日起,中药治疗,症状迅即消失,坚持服药近 5 年,其间曾化疗 6 次,毒副作用不严重。患者情况良好,已 77 岁高龄,每日去人民公园步行 1 h 许。存活逾 4.5 年。

[凌耀星如是说] 本例肺腺癌术后化疗,年高体弱,中药治疗,存活 4 年余,疗效肯定。自初诊起,始终以益气养阴为主,涉及脾、肺、肾三脏。以气言,其本在肾,其末在肺,其制在脾。沙参、麦冬养肺阴;枸杞子、熟地、何首乌滋肾阴,五味子敛肺滋肾,益智振疲,合石菖蒲开窍醒脑而嗜睡愈;巴戟天、山茱萸、淫羊藿温肾助阳,入滋阴剂中乃阳中求阴,孩儿参、黄芪、白术、茯苓、甘草补脾肺之气,合桑白皮而降气利水,平喘消肿。第二阶段邪热侵袭,原本不足之气阴,耗伤更甚。阴虚生内热,故低热缠绵,舌红升火。热伤肺络则咳血。肺气虚则卫气不能固护,招致外邪而反复感染。肺气来源于脾肾。三焦气化失常,津液不能蒸化而孔窍组织失濡,不能通调水道下输膀胱则尿少水聚而下肢水肿。病虽在肺,而补脾益肾,实为治本之本。

病例 2　原发性肝癌

何某,男,58 岁。

初诊(1978 年 6 月 4 日)

患者于多家医院检查,结果提示"肝区右半下方实质占位病变,符合肝癌、肝硬化诊断"。6月经上海市肝癌协作组专家会诊,意见:原发性肝癌,在右叶近肝门部位,不宜手术。建议中药治疗。1978年6月起服用中药,1个月后AFP开始逐步下降,至8月份降至正常。1980年5月24日曙光医院B超示,肝不大,肝内未见占位性病变。服药2年余,病情稳定,身体健康,再断续服药至1984年停药。1988年12月发现黑便,连续3日,隐血试验(+++)。在岳阳医院做全消化道钡餐造影。结论:胃窦炎,十二指肠、小肠、升横结肠,均未见异常。1989年1月4日做钡剂灌肠,低张双重造影结论为直肠、乙状结肠炎症。1989年1月在杨浦区肿瘤防治院做纤维结肠镜检查,诊断为慢性肠炎,降结肠脾曲血管病变(蚯蚓样隆起)。活检报告:降结肠黏膜慢性炎症。经中药治疗,便血停止。

第一阶段:1978年6月4日初诊至1984年初止。初诊时根据检查资料及专家会诊确诊为原发性肝癌,但无明显症状,从面色少华,舌质偏淡,舌脉偏黯等证候上看,辨证为气血不足,肝脉瘀阻,治则为补气益血,活血通络,佐以消肿、散结、抗癌。基本方:下列药物轮换选用。

健脾益气:党参12 g,生黄芪15~30 g,炒白术30~50 g,猪苓、茯苓各12 g,生薏苡仁、熟薏苡仁各20 g,炙甘草9 g。

补血通络散结:全当归9~12 g,桃仁9 g,赤芍、白芍各12 g,天葵子9~12 g,莪术9~12 g,枸杞子12 g,炙鳖甲(打碎)12 g,干蟾皮9 g,壁虎2条。

消肿抗缩:石见穿30 g,半枝莲30 g,木馒头30 g,八月札15~30 g,仙鹤草30 g,败酱草30 g,白花蛇舌草30 g。以上草药每次选用4~5味,煎汤代水以煎药。

初诊起2个月内上药每日2剂,待AFP降至正常以后,改为每日1剂,连服2年余,病情稳定,B超示肝内未见占位病变,改为每月服药5~7剂,至1984年初停药。

第二阶段:1988年12月连续黑便,隐血试验(+++),血红蛋白低下,面色苍白,时有脘腹疼痛,大便时结时溏,经检查为胃窦炎、慢性结肠炎。舌质淡胖,脉细数。证属气血两虚,气不摄血,肠络瘀阻。治拟补气补血,止血通络。主方处方如下。

黄芪20 g,党参12 g,炒白术20 g,全当归12 g,熟地20 g,阿胶9~12 g(另烊冲),茜草15 g,地榆炭12 g,陈棕炭12 g,侧柏炭12 g,桃仁9 g。

服药1月余,便血停止,此后多次出现便血,仍服上药,隐血多能迅速转阴。

［凌耀星如是说］　本例患者初期虽多种检测提示肝癌,但患者自我无异常感觉,故从辨病入手,结合面色、舌质、舌脉等辨证为肝脉瘀阻,气血不足。此亦符合"邪之所凑,其气必虚""虚处受邪,其病为实"的理论,故以补益气血与消肿抗癌并举,方中重用白术。白术一名山精,不仅健脾,且能护肝,据现代药理研究,白术能升高白蛋白,纠正白球蛋白比例倒置,有抗凝血和明显而持久的利尿作用,并有保护肝脏,防止肝糖原减少以及抗肝癌的作用。肝脏喜柔润而恶刚燥,《神农本草经》云:"白术富有膏脂,故苦温能燥,亦能滋润津……万无伤阴之虞。"慢性病凌耀星多重用之。今配养血柔肝之当归、枸杞及健脾益气之人参、黄芪、茯苓、白芍、甘草等,可提高和调节机体的免疫功能,从而抑制癌细胞的生长。莪术、桃仁、鳖甲等活血消癥。天葵子亦名"千年老鼠屎",能解毒消肿散结,与蟾蜍、壁虎临床均用以治肝癌。败酱草能促进肝细胞再生和防止肝细胞变性,石上柏治小鼠肝癌能明显延长寿命。其他草药大多清热解毒,散结抗癌。开始治疗时每日服药 2 剂,使中药大军以压倒优势,扼杀癌肿于初萌幼小之时,待 AFP 定量下降,改为每日 1 剂,持续服药 2 年,然后断续服用至 1984 年。肝癌平息整整 12 年,生活如常人。

五、放化疗"原子弹"轰疗,中医药"定军心"护航

放化疗是目前治疗癌症的一种有效手段,但是其带来的副作用正如王庆其所言:就像"原子弹"轰炸,玉石俱焚。凌耀星以不变之规矩权衡,应常变之世间万物,在此又体现出中医药的巨大魅力。

病例 1　支气管鳞状细胞癌

初诊(1994 年 4 月 3 日)

患者素有老年性慢性支气管炎。1993 年 10 月 17 日起高热 1 个月不退,进住海军 411 医院。气管镜发现右下支气管有癌肿,病理诊断为鳞状细胞癌,以阿霉素、顺铂、环磷酰胺化疗 5 次,至 1994 年 6 月 19 日化疗结束。4 个月后肺 X 线片复查。右下肺内见一 3 cm×4 cm 大小的团块状阴影,提示癌肿未见缩小。伴慢性肺气肿,右侧肋膈角变钝,胸膜肥厚粘连,右下肺慢性肺炎,左上肺陈旧性结核。刻诊时出院 10 日。诊断为:右下肺支气管鳞癌,因高龄不愿手术,已化疗 3 次。形体瘦小,面色苍白,神疲乏力,呼吸急促,咳嗽频频,痰声辘辘,痰稀色

白,胃纳极少,右侧卧时咳嗽增剧。夜尿 3～4 次。脉左濡右滑,舌苔白腻。

治拟益气养阴,健脾补肾,化痰止咳。

二诊

白细胞计数迅速上升至 $6.4×10^9/L$、$7.0×10^9/L$。6 月 19 日化疗结束,检查癌灶未见缩小,自 1994 年 9 月起,在原方改动时,加抗癌散结的药物,并增仙鹤草、石上柏、白毛基本方:

炙黄芪 20～30 g,党参 10～15 g,土炒白术 12 g,制黄精 15 g,玉竹 12 g,北沙参 12 g,熟地 15 g 淫羊藿 12 g,浙贝母 12 g,野百合 12～15 g。

三诊(1994 年 9 月 4 日)

近 2 个月来自我感觉良好,咳嗽甚少,胸不闷,偶有极少量痰,无气急,口不干,无汗淋,大便 1～2 日一行,胃纳佳,已恢复起病前的情况。

鉴于化疗结束已将 3 个月,原方改动,加抗癌散结之剂并加仙鹤草 30 g、石上柏 30 g、白毛夏枯草 30 g、半枝莲 30 g、鱼腥草 30 g、白英 30 g、猫爪草 30 g、山海螺 30 g 等。每次选用 5 味,煎汤代水。咳血加黛蛤散 20 g、白及末 3 g(吞),熟地改为生地 20 g。

1994 年 4 月起服中药治疗。断续 2 年余,1994 年 12 月妻子脑溢血住院,出院后瘫痪在床,照料病妻及一切家务全由患者独力承担。

[凌耀星如是说] 初诊时患者尚在化疗期间,中药以扶助正气,消除症状,减轻化疗副作用为主,调治 5 个月。白细胞下降后夏枯草等草药,每次选用 5 种,煎汤代水。患者有肺部慢性炎症,咳痰稀白,乃属寒痰,不能囿于"炎"字而用石膏黄芩等寒性药物,方中选用三味辛温之品:白芥子散寒祛痰,紫苏子降气定喘,干姜煨土散寒,以此温化凝聚之痰湿,起了一定作用。

病例 2 母细胞型淋巴肉瘤

曹某,男,15 岁。

初诊(1987 年 9 月 30 日)

1987 年 6 月初发现右颈侧淋巴结肿块,逐渐增大。7 月 10 日在上海市第四人民医院检查,淋巴肿块约 2 cm×3 cm 大小,穿刺病理报告为母细胞型淋巴肉瘤。即去肿瘤医院行手术切除,病理报告证实前诊断。骨穿检查阴性。术后做化疗,初用多柔比星、环磷酰胺、长春新碱等 8 次后,用平阳霉素 2 次,1988 年 11

月改用口服司莫司汀 Me - CCNU100 mg,每月 1 次,共 5 次,至 1989 年 8 月 15 日化疗结束。1987 年 9 月底起服用中药,前后达 4 年之久,白细胞维持在 $4\times10^9/L$ 以上,全身情况良好,完成高中及大学学业,走上工作岗位。自发病起至今(凌耀星记载该病案之时),存活已逾 13 年,身体健康。

刻诊时右颈母细胞型淋巴肉瘤切除手术后 2 月余,正进行化疗,白细胞降至 $2.44\times10^9/L$ 停药 4 周。诊视患者精神较萎靡,胃纳甚差,消瘦,大便 2 日一行。脉象细数,舌质偏淡,边有瘀点。

证属气血两虚。治拟益气之本,补血之源,重在脾肾。

基本方:自初诊起至 1989 年 8 月化疗结束,以下药轮用加减。

健脾益气:生(或炙)黄芪 30 g,党参 15~20 g,炒白术 15~20 g,茯苓 15 g,生甘草 9 g。

补肾扶正:熟地 15~30 g,黄精 15~30 g,淫羊藿 12~15 g,枸杞子 12 g,制何首乌 15 g,女贞子 15 g,灵芝 9~12 g。

随症加减。

化疗期间配合服用上述中药,并加服至灵胶囊,每日 3 次,每次 3~4 粒。白细胞基本维持在 $(4.4~7)\times10^9/L$ 之间,偶有降至 $3.7\times10^9/L$ 但很快即回升。化疗结束后,在上方基础上酌加化痰散结、活血消肿之剂,从下药中选择轮用。

益母草 30 g,丹参 15 g,海藻、昆布各 12 g(或以海带佐餐),炒薏苡仁 20~30 g,山慈菇 9~12 g,天花粉 15 g,黄药子 12 g,白花蛇舌草 30 g,夏枯草 15 g。

至 1991 年 9 月,自觉一切正常,已升入大学二年级。停药。

[凌耀星如是说] 淋巴母细胞肉瘤是一种恶性淋巴瘤,较多发生在青壮年。本例发现颈部单个肿块,及时切除,骨髓未见异常,是为取得疗效的重要基础。日后再化疗,对稳定病情、抑制新病灶的发生有一定作用。但由于化疗药物在抑制癌细胞的同时,对正常细胞亦有破坏作用。特别是对骨髓造血系统和免疫机制的损害及严重的副作用,常使治疗不得不中止。本例化疗不久,白细胞明显下降,不思纳食。针对这种情况,在化疗期间,中药着重在补益脾肾。这是因为抵抗病邪、运化水谷、吸收营养、生成精血全赖脾气,而脾气之根则在肾。据研究报道,补益脾肾之剂大多能提高人体的抗病能力。本例化疗期间服用中药,维持白细胞水平,保证了化疗的顺利完成,即在于此。据有的学者经筛选和实验研究,提出黄芪及白术配茯苓、甘草,熟地配淫羊藿有较强的反突变和反启动作用,从

而可以防止癌细胞的发展。化疗结束后,单用中药继续调治2年余,除仍以原来基本方的治疗原则为主外,加用化痰散结、活血消肿等具有抗癌作用的药物,以巩固疗效。

六、家学渊源,针刺点穴,应声病除

凌耀星在青年时秉承家学,以穴应病,以指代针,应声效显,令人称奇。

病例1　急性腰扭伤

顾某,女,68岁。

1996年3月12日初诊。3日前因勉力抬搬水泥水斗,扭伤右侧腰部,疼痛不能转侧,逐渐加甚,不能动弹,至今卧床不起。患者刻时与凌耀星住同一里弄,由邻居们前来要求往诊。诊见患者仰卧床第,呻吟不能动弹。病属急性扭伤,宜以针刺治疗。由于丝毫不能移动、脱衣,乃取穴左下腰腿点,共两针,进针后,以双手捻针,有酸胀感,嘱其扭动腰部,初不敢,试后竟能活动了。捻针2 min后,留针20 min后再捻针2 min,同时活动腰部,留针40 min时再捻针后出针。此时患者已能转身。未感疼痛,邻居们均啧啧称奇。

次日凌耀星又前去为其复诊。见患者已起坐,除偶有抽痛外,未有其他不适。再针双侧腰腿点,同时活动腰部,留针40 min,运针3次。

3月15日,再去他家随访,患者已能下地行走,动作自如,腰部已无疼痛感觉。

直至5年后之今日,腰部未见任何后遗症状。

本例用手针治疗急性腰扭伤,效果满意。手针是针刺双手一定穴位以治疗疾病的一种针刺疗法。腰腿点在手背上,距腕横纹1.5寸处,共两个进针点,第一个在第二伸指肌腱的桡侧旁,进针时针尖与皮肤呈15°~30°角,针尖向手掌尺侧缘,进针后探索前进,遇阻时稍稍向上或向下,深度为5~8分,以感到酸胀为度。第二个在第四伸指肌腱的尺侧旁,进针时针尖向手掌桡侧缘,角度与进针法同第一个进针穴。进针后保持针体位置与深度双手同时进行运针(捻针)1~2 min,同时嘱患者扭痛伤处。此后隔20 min运针1次。留针40 min起针。

双手双足为四肢之末,亦称四末。人身有十二经脉运行气血,其中有6条经脉行至上肢,即手三阴经与手三阳经,阳经与阴经在手指交接。这六条手经直接连属于六个脏腑(即肺、心包、心、小肠、三焦、大肠)。另有六条经脉行于下肢,足三阳经与足三阴经交接于足趾。六条足经连属于六个脏腑(即脾、肝、肾、膀胱、胆、胃)。正如《灵枢·动输》所说:"夫四末阴阳之会者,此气之大络也。"十二经脉在四肢肘膝以下有许多特定穴位,如井、荥、腧、原、经、合等五输穴与原穴,都是治疗内脏与全身疾病的重要腧穴,为临床所常用。手针就是在此基础上发展而成的,其治疗范围较广,不仅效果明显快捷,而且简便安全。尤其在冬令天寒,无脱衣之烦,无受寒之虞。凌耀星在下乡巡回医疗时,常以此疗疾。用 0.5～1.5 寸针即可。

1970 年凌耀星去安徽某干校,每周进县城为当地居民治病。曾有一女性患者,年 20 多岁,产后每次月经来时阴部阵发抽痛,已有 1 年余。诊时经来第二日,正抽痛难忍。取穴双手会阴点,进计后顿觉然松缓。如法运针,留针 30 min 起针,抽痛停止,观察 2 个多小时,来见发作。

病例 2　多发性神经炎

张某,女,21 岁。

初诊(1978 年 10 月 21 日)

1971 年 6 月曾因风湿性关节炎住院 2 周,经治疗后病情缓解出院。此后仍经常出现关节疼痛,四肢肘膝以下发冷发麻,感觉差,下肢抽筋、颤抖,跛行,时常跌倒。多家医院诊断为多发性神经炎。一直服西药治疗,已 7 年之久未能见效,要求服中药治疗。

近 1 个多月来症情加重。刻诊时低热 37.5～38℃。少汗,口干欲饮,手足麻感、厥冷,行动不便,下肢为甚。脉沉细,舌质红。此乃痹证。风寒湿邪入侵经络,营卫气血运行受阻,局部组织失养。治宜温经通络,活血养血,达卫和营。桂枝芍药甘草汤合当归四逆汤加味。

川桂枝 6～9 g,白芍 15～30 g,当归 9 g,净麻黄 6 g,细辛 3～6 g,木通 6 g,制川乌 6 g,生地 20 g,炒白术 9 g,生甘草 6 g,干地龙 9 g。

二诊(1978 年 11 月 19 日)

上药服 6 剂后低热已退,至今未再出现。发麻、厥冷、颤抖、跛行等均有减轻,行步较稳,未有跌仆。仍有口干。舌脉如前。

前方续服,加黄酒 50 ml 同煎。

同时加用腕踝针,取穴:① 双侧"上2",在上肢内关穴进针,针尖向肘部;② 双侧"上5",在上肢外关穴进针。以上两穴进针后均沿皮下平刺1寸半,留针30 min,不作运针。

三诊(1978 年 11 月 26 日)

上次针后在回家路上患者即感手足温暖,麻感减轻。上药7剂,口干不甚,小便增多,脉转有力,舌苔已化。

前方加葱白7个,毛冬青15 g。同时针腕踝针"上2""上5""下4"(在外踝上3寸,足阳明胃经的下巨虚穴直下,沿皮平刺,针尖向下),均双侧。

以后续诊两次,方药、针刺无大变动,症状继续减轻。至 1979 年 2 月 17 日随访,麻木、抖、抽筋等症状全部消失,四肢末梢温暖有力,已全天上班3个月了。

[凌耀星如是说] 多发性神经炎是一种全身多处周围神经损害的疾病。主要临床表现为四肢远端对称性的感觉、运动障碍和营养功能及自主神经功能障碍等。任何年龄均可发病而以青壮年略多。引起本病的原因很多。如伴发或继发于各种急性或慢性感染性疾病、结缔组织病、代谢及内分泌障碍、营养障碍、慢性酒精中毒、药物中毒等。治疗得法,预后一般较好。轻者或可自愈,但严重的可导致四肢瘫痪。如果发生于咽喉部肌肉神经,可引起吞咽困难,可累及膈肌、肋间肌,可导致呼吸困难,甚至呼吸麻痹而危及生命,故不可掉以轻心。

本例多发性神经炎为一女青年。起病于风湿性关节炎之后,病变主要在四肢周围神经。运动及感觉神经均有障碍。症状表现属痹证。病程长达7年之久,日见加重。邪入已深,久滞经络,阳气不达,营血失运,气不能煦,血不能濡。正如《素问·痹论篇》所说:"其不痛不仁者,病久入深,营卫之行涩,经络时疏,故不痛,皮肤不营,故为不仁。"有阻滞,便有不至;有不至,便有不足。《金匮要略》有云:"阴阳相得其气乃行,大气一转,其气乃散。"所以治疗应着重在转其大气,以通为主,以养为辅。方中转大气用麻黄、桂枝、细辛、川乌等阳刚辛热之品,温经达卫,解凝散寒而化湿;当归、生地、芍药、知母、甘草等阴润甘缓之剂,活络和营,养血柔筋而息风。如此配合,果然奏效。7年顽疾,终得解脱。

病例3 中毒后遗顽固性呃逆

1972 年春凌耀星参加医疗小分队,去上海南汇农村,培训"赤脚医生",并在大队卫生室开展治疗工作。7月11日上午忽然听到响亮清晰的连声呃逆,由远而近,有一位年轻姑娘由同伴搀扶进来,据同伴诉说患者是南汇东海农场的上海下乡知识青年,当年4月18日,因为用手搅拌农药,发生中毒,送医院救治脱险。从第六日开始就出现持续不断的呃逆,至今已将近3个月了。曾口服氯氮卓、羟哌氯丙嗪(奋乃静),注射氯丙嗪、阿扑吗啡等药,也作过膈神经普鲁卡因封闭,以及针灸、中药等治疗,都没有效果。特前来求治。

陈某,女,20岁。

初诊(1972年7月11日)

患者愁颜苦容,全身乏力,呃逆连声,每分钟50余次,终日不停已3个月,每晚必须注射氯丙嗪后才能勉强入睡。熟睡后呃逆停止,次日醒来又大声呃逆,痛苦不堪,不思饮食,舌苔薄白,脉象细数。证属邪毒所致,胃气上逆。治以解痉安膈,和胃降逆。

丁香6g,柿蒂9g,炒白芍30g,生甘草9g,川桂枝6g,陈皮9g,姜半夏9g,枸橘李6g,竹茹9g,茯苓9g。

3剂。

当场给予头针治疗。取鼻咽口舌区,进针沿皮平刺,深3cm。进针0.5min,呃逆立止,在场者无不称奇。留针0.5h,其间运针3次,每次2min,起针后不久,呃逆又作。再在原处进针,呃逆又止,头部留针返回农场。

二诊(1972年7月12日)

昨日回上海,下午4时起针,至晚入睡,未见发作。今晨醒来,轻微发作,不久自止。

针鼻咽口舌区。维生素B_1,双足三里穴位注射。双足太冲穴埋针。

三诊(1972年7月13日)

昨日下午稍有发作,今晨起身未有呃逆,精神很好,胃纳增加,苔脉正常。

维生素B_1,双足三里穴位注射。

半月后随访,呃逆未曾发作。

[凌耀星如是说] 呃逆俗称打嗝,古称"哕",早在《内经》里就有关于哕的论述。如"胃为气逆,为哕""谷入于胃,胃气上注于肺,今有故寒气与新谷气俱还入于胃,新故相乱,真邪相攻,气并相逆,复出于胃,故为哕",说明了呃逆的病机。呃逆在生活中常见,有的人容易呃逆,也有人大笑,或突然吸入冷风时发生呃逆,

大多在短时间内自行停止,不足为奇。《内经》还介绍了三种简易疗法:"哕,以草刺鼻,嚏,嚏而已;无息而疾迎引之,立已;大惊之亦可已。"这三种方法,通过试验的确有一定效果。这可能是因为呃逆是一种神经反射引起膈肌不自主的间歇性收缩运动。如果这时候再给他一个突然的神经刺激或精神刺激,如喷嚏,屏气突然放开,突然的惊吓等,便使呃逆消失。但是如果呃逆持续不停,顽固不愈,就不那么简单了。如见于脑部疾患、伤寒病、慢性肾炎、尿毒症患者,特别是多种慢性病晚期,如果出现呃逆,常为病危之兆。这就是《内经》所说的"病深者,其声哕"。

本例属农药中毒所致的顽固性呃逆,多方治疗无效,持续已达 3 个月之久。经针药并用,3 日痊愈,实出意料。凌耀星在临床治疗各种疾病时,根据病情需要,取得患者同意,有时针药并用,往往能收到很好的效果。看来对本例的治疗效果其中起主要作用的是头针。这是近 30 年来开展应用的一种新的针刺疗法。

中医理论认为,头为诸阳之会。人体十二条经脉中的六条阳经,即手三阳经、足三阳经和奇经八脉中总管阳经的督脉均上会于头部,足厥阴肝经也上达巅顶与督脉相会。头部还通过手足三阳经与手足三阴经的络属关系和十二经别、十五别络、络脉、孙络与全身脏腑、器官、组织、气血相通,密切联系。头部的许多穴位一向是历代医家临床针刺治疗全身许多疾病时所常用。一般都采用沿皮平刺及透刺等法。新的头针就是在传统针刺方法基础上通过实践结合现代医学解剖生理而形成的。施针区域是根据大脑皮质各功能区在头皮表面相应的投影部位来划分的,在不同的区域施术点线,进行针刺,可以治疗各不同功能区的病变。如运动区治疗运动障碍,感觉区治疗感觉障碍,平衡区治疗小脑平衡障碍,胸腔区治疗胸闷、胸痛、心悸、哮喘等。

针刺方法:采用《内经》以左取右,以右取左的刺法。沿皮透刺。从健侧头皮取穴。病在中部或双侧者,取双侧穴位。选用 28 号长 1.5～2.0 寸针。以 15°角刺入头皮进针点皮下,感到指下阻力减少时,将针体平卧使与头皮平行,捻转推针,根据不同部位,刺入 0.5～1.5 寸。如果患者喊痛,则稍向后退,至不痛时,然后缓缓进针,达到要求的深度。运针只在原位捻转,不可提插,要求捻转幅度大,速度快。持续 2～3 min,留针 10 min,再运针,再留针,反复 3 次后起针。亦可以电针刺激替代手法运针。每日或隔日 1 次。瘫痪等慢性病以 10 次为 1 个疗程,休息 1 周,根据需要,再作下 1 个疗程。由于运针时刺激强度较大,应观察患者面色、表情,防止晕针。起针时用干棉球按压针孔,防止出血。本疗法安全而有效,对脑源性疾病及神经系统疾病,治疗效果尤为显著。从本例治疗情况,也可得到验证。

七、旷世怪病,闻刊寻医,炮制而愈,其证可循

"血箭"一病闻所未闻,凌耀星博览群书,以古方治之。无独有偶,相似症状患者见刊报道求诊,亦以同法治之而愈。病例虽少,凌耀星用临床疗效说明了该病用中医古法治疗的可复制性。

"血箭"是一种罕见的毛孔出血病证,属于"肌衄""血汗"之类。病名首见于明代陈实功《外科正宗》。清代陈士铎《石室秘录》、吴谦《医宗金鉴·外科心法》及唐宗海《血证论》等均有关于"血箭"的论述。由于本病的特点是"从毛孔中流出一线血来,有似箭之射出,故名血箭"。但长期以来,从未见有关此种病例的报道,因此不少医家对它的真实性产生怀疑。如近代裴正学《血证论评释·血箭》中写道:"所谓血自毛孔中射出之说是缺乏根据的。"凌耀星于 13 年前曾遇一病例,确是血液自毛孔喷射而出,当属"血箭"无疑。特介绍如下。

病例 1

巴某,女,68 岁,退休教师,住上海虹口区山阴路。

初诊(1986 年 11 月 4 日)

3 日前半夜时分,患者从睡梦中醒来有鼻血流出,即开灯坐起,并唤醒身边丈夫,吐出鲜血数口,少顷,右手臂自肩至手腕背面外侧皮肤毛孔中突然有血液射出如细线,高达 1 m 左右,如喷泉,如细雨,头额、前胸亦有少量血液喷出,用布把手臂上血液抹去,只见毛孔渐渐出现一行行排列整齐的出血点,不多会儿,本红点毛孔里又喷射血线,如此随抹随射血线,前后达 5 min 之久,血止,臂上出血点消失,衣服全被血液湿透,被褥、地板、家具满是血液,玻璃窗、桌子上、包水果的纸袋上都是密密麻麻的猩红血点。

即由丈夫陪同去附近医院急诊。医生检查,未见出血征象,手皮肤亦完好无损。对病家诉述病情,医生不信,未给任何处理及数物。再去同区一市立医院求论。此后又全皮肤科、血液科医师会诊,仍未得出结论。昨晚齿龈及口唇上的血管瘤有少量出血,家属为之惊恐异常,特邀凌耀星往视。见患者卧床,面色苍白,神志清醒,嘴唇右上侧有约 1 cm² 大小的血管瘤,头面及手臂皮肤未见异常。血

压 110/70 mmHg。自感四肢无力,头昏,脉弦细而数,舌质偏淡。证属肝不藏血,血不归经,卫气不固。此乃毛孔射血之"血箭"病,血后气血两亏。治当益气柔肝,引血归经。以陈士铎之收血汤加减治之。

生地、熟地各 15 g,荆芥穗 12 g(炒),赤芍、白芍各 12 g,茜草根 15 g,全当归 15 g,生黄芪 12 g,仙鹤草 15 g,参三七末 3 g(吞)。

4 剂。

二诊

病情稳定,未有出血,舌脉同上。

前方黄芪增至 15 g,加制黄精 15 g、陈皮 6 g。5 剂。

三诊

情况良好,无出血现象,脉细数,已无弦象。

此后在原方基础上,根据症状,辨证加减。心悸失眠加酸枣仁 12 g、柏子仁 12 g、远志 12 g、夜交藤 30 g;头顶痛或头颅痛加石决明 30 g、灵磁石 30 g、水牛角 15 g、白菊花 9 g、藁本 9 g;头晕加潼蒺藜 12 g、制何首乌 12 g。

最后以益气补血之剂调治至 3 月下旬,诸症悉除,情况良好而停药。至今未有复发,身体尚健。

"血箭"亦称"肌衄",但与临床常见的"肌衄"不同。后者主要表现为皮下出血点、皮肤紫癜等。历代医家所论"血箭"之病因病机意见不一,有谓心肺火盛,有谓肝火亢烈,有谓胃火亢盛,归纳起来主要有三点:① 火盛逼血妄行。② 逆溢,血不循经。③ 气虚,血脉流散。而总不外乎气。盖火盛乃气之有余,逆溢由于气逆,流散因气不摄血。

本例病起于睡眠之时,一切检查均在正常范围,既无其他疾病,亦无任何先兆。然则如此突发大量血雨,究竟由何而来?经反复推敲,考虑有几点情况值得注意:① 患者过去虽偶有短时间血压增高,但平时血压偏低。发病当日血止后的血压在医院测量为 190/90 mmHg。血箭喷射高达 1 m 左右,考虑当时血管内压力可能相当大。射血后血压自然下降,射血自然停止。② 人身气血运行犹如潮汐消长。《内经》云:"此四支八溪之朝夕也。故人卧血归于肝,肝受血而能视,足受血而能步,掌受血而能握,指受血而能摄。"白天人的一切生理活动,无不需要足量的血液供应。夜晚睡眠时,全身活动大大减少,需血量锐减,较大量的血液贮于肝脏。本例发病在酣睡之时,血自皮毛射出,此种反常现象,当责之肝不藏血而血不归经所致。脉见弦象,乃肝气不宁的表现。③ 人身卫气的敷布运行,昼日偏多于表,入夜潜行于里,夜睡眠时,体表卫气不足,皮毛腠理不固,毛孔虚疏。当血不循经,且有压力所逼时,则见开而射出。

治法以《石室秘录》陈士铎的收血汤(熟地、生地、当归、黄芪、荆芥、三七)加减。据陈氏云:"血宜顺其性而不宜拂……引血归经,不拂乱其性,则血自归经,各不相犯矣。倘用止血之剂,未尝无效。然而如石压草,一时虽止,而性思冲突,必得空隙,仍复飞越沸腾乎。"初诊处方中,荆芥穗入血疏风(王荆公"古拜散"用一味荆芥穗研末吞服,治产后血晕),合赤芍、白芍柔肝调血,与荆芥一散一敛,引血归经;当归、熟地养荣补血;生地、仙鹤草、茜草根凉血止血;参三七透络止血。诸药均入肝经,以助调血藏血之功,加黄芪一味,不独振奋卫阳,益气固表,尤能统帅血分诸药,共奏引血归经之效。复诊时虽未见出血,但脉仍有弦象,深恐树欲静而风不止。故加黄精、陈皮两味,一则养阴填精,协助熟地滋水涵木以敛肝,一则利气益气以增强黄芪护外固表之力。由于患者年事已高,大量夺血,正气大衰,故以补气益血收功。2001 年 4 月 6 日患者夫妇陪女儿来凌耀星处求诊。言"血箭"愈后 16 年来未曾发过。现年 83 岁。

以上案例总结,余以"血箭一例"为题撰文,发表于《光明中医》杂志(双月刊)1990 年第一期。想不到无独有偶,另一位血箭患者见文后,多方打听,特地找到我家,专程告知我他亦患此奇病。今并录于此。

病例 2

社某,男,44 岁,上海工具厂钳工,住上海镇宁路。

初诊(1990 年 6 月 17 日)

40 岁起曾发"血箭"4 次。部位均在左耳下颌部,射血呈条线,射出距离 0.5~1 m,按压不能阻止,射血 5 min 自行停止。发作时间都在秋季黄昏 7~9 时。42 岁后,未再发。除"血箭"外,还有如下情况。

(1) 30 岁起,在四季季节交替时段,唇红如涂口红,非常明显,2~3 日后红色减退,出现口腔溃疡,持续半个月左右,服任何药物都不见效,但半个月后不治自愈。此现象连续 10 年之久。

(2) 35、36 岁时患荨麻疹。先从腰部开始瘙痒甚,迅即向上、下身发展,遍及全身,面部肿大,有时发展到额部以上,有时发展至百会穴。时即昏厥,大小便失禁,出冷汗后,自行苏醒,从发作起到醒来约 0.5 h,发作后一切如常,好像未发生过一样,也不觉疲劳。

(3) 40~42 岁,发"血箭"4 次,已如上述。

(4) 42 岁后,口腔面颊内侧发血疱 4 次,右侧 2 次,左侧 1 次,上腭 1 次。初起如绿豆大小硬质血疹,5 min 不到即肿如核桃大血疱,迅即退缩,平复如常。其中发在上腭的血疱大如鸡卵,胀破出血后即消退复常。

(5) 44 岁,来凌耀星家前一个半月时,出现血精,如妇女月经状,以后精呈咖啡色,6 月 10 日消失。以上现象不论哪一种,自我感觉均无异常,亦不服药。仅发荨麻疹时服马来酸氯苯那敏,共发作几十次,自每次 1 粒增至 9 粒。自感手心发凉,但旁人按之感觉不到。

"血箭"之证,虽属罕见,而确实存在。通过以上两例,当信前人所述,绝非虚构。读古人书,切不可妄加否定。

2000 年 8 月 29 日,旅澳大利亚华侨徐女上因长期失眠前来求治。诉说 6 年前曾患"血汗"。晨起时发现内衣胸背部有密密麻麻血迹点点,呈咖啡色。连续半月。2 年及 3 年后又发 2 次(1996、1997 年)。每次发作,感觉头重脚轻、乏力。素来月经量多,易汗,血压不高。此亦属肌衄之类。

第二节 医 话

凌耀星好学敏思,对学术碰到的问题都会想着多问一个为什么,除了搜集病案外,对所思所想都习惯提笔记录,其中一部分以医话载录。凌耀星的医话涉及的面较为广泛,有对经典的阐释、对临床杂病的独到见解、教学笔记、科普闲话等方面。

一、经典的阐释

(一)《黄帝八十一难经》的学术思想

《黄帝八十一难经》(简称《难经》)与《内经》属于不同的学术流派。它既有对包括《内经》在内的古医经的阐发,亦有独树一帜的学术观点。主要有独取寸口,脉证相参的辨证整体观;以肾(命门)—元气—三焦为轴心的整体生命观;以五行生克规律为指导的整体防治观,天人相应的内外统一整体观。

　　我一向从事《内经》的教学和研究工作,对《难经》一书虽曾阅读多遍,但都如蜻蜓点水,不求甚解,总感到该书似乎"简而不明,奥而不深",只是《内经》的注本而已。自从接受卫生部和国家中医药管理局下达的《难经》校注、语译的科研任务以来,这五六年的时间里,我一头扎进这本书里,才开始认识了它的真面目,自感今是而昨非。《难经》作为一部公认的古医经,有它独立的见解、可贵的贡献和存在的价值。下面以读书心得的形式,就其学术思想,作一些介绍。

　　历代医家对《难经》一书,褒贬不一。多数是赞誉有加,称之为"医经之心髓,救疾之枢机""医之有《难经》,句句皆理,字字皆法"。贬之者则云:"中国古医书之荒谬者,无过于《难经》。"今之《难经》,盖由好事医生冒《八十一难》之名,杂摭《灵枢》《素问》,益以荒谬之语而成,此不通之怪书耳。一褒一贬,可谓天渊之别。此外,亦有以伪书目之者。

　　书无真伪。古代医书多不署撰者姓名,托名的甚多,如《内经》《神农本草经》等,岂能因托名而摒弃它? 对古医籍的评价,必须从当时的历史条件出发,根据其内容、学术思想,对医学的贡献,对后世的影响,以及存在的问题等,作客观的分析,然后作出判断。

　　在《难经》中,既有对古代医经的阐释,发前人所未发,亦有独树一帜的学术观点,自成理论系统,论述如下。

　　《难经》与《内经》属于不同的学术流派:关于《难经》的学术渊源,自古以来,绝大多数学者的意见认为渊源于《内经》。如:"黄帝有《内经》二帙,帙各九卷。越人乃采摘英华,抄撮精要,二部经内,凡八十一章,勒成卷轴,伸演其道。""盖本黄帝《素问》《灵枢》之旨,设为问答,以释疑义。"以阐明《内经》要旨为主。也有少数医家认为:"其理论与《素》《灵》时有出入,盖当先秦之世,学说昌明,必各有所受之。""《难经》虽源《内经》,而其实别是一家言。"

　　查《难经》中引"《经》言""《经》曰"者凡 37 处,其中有些不见于今本《内经》。亦有不称"《经》曰"而见于《素问》《灵枢》者。《内经》既成书在前,《难经》作者援引其内容,加以伸演,是当然的。但从《难经》全书内容对某些问题的说法,尤其是某些名词概念和学术思地观之,确属别是一家之言,论证如下。

　　(1)关于"三部九候":《难经·十八难》明确指出:"三部者,寸、关、尺也。九候者,浮、中、沉也。"而《素问·三部九候论篇》则云:"人有三部,部有三候……上部天,两额之动脉;上部地,两颊之动脉;上部人,耳前之动脉。中部天,手太阴也;中部地,手阳明也;中部人,手少阴也。下部天,足厥阴也;下部地,足少阴也;下部人,足太阴也。"所指的是全身上、中、下三部九个动脉部位而言,此与《难经》独取寸口诊脉法,在寸、关、尺三部,各以指按三种用力轻重而得的九候脉象,概念迥异。

(2) 关于"真藏脉":《难经·三难》云:"遂上鱼为溢,为外关内格,此阴乘之脉也……遂入尺为覆,为内关外格,此阳乘之脉也,故日覆溢,是其真藏之脉,人不病而死也。"说的是脉气超过本位,阳加于阴,阴加于阳,反映阴气极盛或阳气极盛而成关格之证。而《素问·平人气象论篇》所述是"所谓无胃气者,但得真藏脉,不得胃气也"。《素问·玉机真脏论篇》作了描述:"真肝脉至,中外急,如循刀刀责责然,如按琴瑟弦……真心脉至,坚而搏,如循薏苡子累累然……真肺脉至,大而虚,如以毛羽中人肤……真肾脉至,搏而绝,如指弹石辟辟然……真脾脉至,弱而乍数乍疏……诸真脏脉见者,皆死不治也。"此与《难经》的真脏脉,绝不相同。

(3) 关于"是动"与"所生病":《难经·二十二难》曰:"《经》言,是动者气也,所生病者血也。邪在气,气为是动;邪在血,血为所生病……故先为是动,后所生病也。"是以"气血""先后"加以划分的。在《灵枢·经脉》中仅三焦手少阳之脉主气所生病,胃足阳明之脉主血所生病。同时详细列举了十二经脉"是动则病"和"是主某所生病者"的一系列具体病证。原文中两个"是"字是指示代词,指本经脉。"是动则病"意为这条经脉发生变动时所能出现的病证。"主",主治。马王堆汉墓出土古医书《阴阳十一脉灸经》所载在"主"字后均有"治"字可证。"是主某所生病者"意即:本经脉所能主治的病证。这与《难经》所述,显然不同。本难首称《经》言亦可能另有所本。

(4) 关于"命门":"命门"一词在《灵枢·根结》与《灵枢·卫气》共两见,都云:"命门者目也。"《难经》中两见于《三十六难》《三十九难》,其命门乃是一个脏器。肾有两脏,左为肾,右为命门,其气与肾通,它是精神所舍,原气所系,藏精系胞之脏。并非指"目"。

(5) 关于"十五络":《难经·二十六难》与《灵枢·经脉》所载关于十五络的具体内容,除十二经脉各有一络和脾之大络两书相同外,另两条络脉,《难经·二十六难》是言阳跷之络和阴跷之络,而《灵枢》则指任脉与督脉。

以上种种,可见两书对同一名词的解释,内涵不同,差别很大,于此似可提示

《难经》的学术并非渊源于《内经》，它们可能不属于同一学术流派。

（二）《难经》原文训释一则

《难经·五十三难》云："《经》言七传者死，间脏者生，何谓也？然：七传者，传其所胜也，间脏者，传其子也。何以言之？假令心病传肺，肺传肝，肝传脾，脾传心，一脏不再伤，故言七传者死也。假令心病传肺，肺传肾，肾传肝，肝传心，是子母相传，竟而复始，如环无端，故曰生也。"

《难经》运用五行相生相克的理论，解释五脏疾病的传变及预后，并举心病为例，以说明传其所胜者死，传其所生者生。文义很清楚。但对其中"七传"之"七"字，颇费推敲。多数注释本作数字解。如《难经本义》引纪氏曰："自心而始，以次相传，至肺之再，是七传也。"即依次传遍五脏，再续传二脏，合为七传之数。但为什么传其所胜之脏，一定要七传而死呢？实属牵强，吕广注云："'七'当为'次'字之误。此下有'间'字，即知上当为'次'。"吕氏提出"七"当为"次"，并以"七传"与"间脏"相对为说，颇有独到见解。唯笔者认为如从训诂学角度进行考证，"七"字可通"次"，"七传"即"次传"。分析如下。

1."七"通"次"　虞庶注对吕广之说提出异议。他说："七传者死，七字明也。吕氏以七为次，深为误矣。又声音不相近也。"殊不知"七"与"次"同在右声清纽，恰恰属同声通假。又"次"在右韵脂部，"七"在右韵质部。脂质两部可以对转。《说文》段注"七""次"均在十二部。

汉代刘向《列女传》有鲁漆室女（漆室，鲁国邑名）忧心国事，倚柱而悲歌，旁人深受感动，后人常以此作为关心国事者范例。如《后汉书·卢植传》："漆室有倚楹之戚。"汉代王符《潜夫论·释难》："是以次室倚立而叹啸。"两书都是引漆室女的典故，而一称"漆室"，一称"次室"，说明两者通用。在《说文·欠部》"次"下段玉裁注亦云："次，读如漆，是以鲁漆室之女，或作次室。"故"漆"亦作"次"。又"漆"亦假作"七"。《说文·桼部》"桼"下段注："桼，今字作'漆'……汉人多假'桼'为'七'字。《史记》：'六律、五声、八音、来始。''来始'，正'桼始'之误。《尚书大传》《汉律历志》皆作'七始'。"是以"漆""七""次"并通。

2. 七传即以次相传　"七"既与"次"通，"七传"即以依相传之意，它与间脏是相对而言的。五脏如按相胜之次序排列，则顺次相传均为相胜之脏，间隔相传均为相生之脏。即原之所云："七传者，传其所胜也，间藏者，传其子也。"

考《灵枢·病传》云："诸病以次相传，如是者，皆有死期，不可刺也。间一脏及二三四脏者,乃可刺也。"《素问·标本病传论篇》亦有类似文句。王冰注云:"夫以五行相传为纪,以不胜之数,传予所胜者,谓火传于金……金传于木……木传于土……土传于水……水传于火。"可见"以次相传"与本难"七传"相同。以预后言,以次相传"皆有死期",与"七传者死也"也完全一致。此可作为"七传"即"次传"的又一佐证。间脏虽有间一脏及数脏的不同,而总属于传其所生。

(三)《内经》对脏腑辨证的启示

从五方面论述《内经》对脏腑辨证的启示:① 从病因的角度辨病在何脏何腑,各种病因损伤内脏有一定的选择性。② 从证候特征辨病在何脏何腑,每一脏腑各具不同的生理功能,当其发生病变时,所呈现证候亦具有各自的特征,可作为脏腑辨证的依据。③ 同一症状可见于不同的脏腑病变,可根据其兼见证候辨病在何脏何腑。④ 一种病机可发生于不同脏腑,呈现不同的症状,根据脏腑的证候特征进行辨别。⑤ 在疾病发展过程中,脏腑之间可相互传变而出现症状的变化,可根据脏腑证候特征,辨病在何脏何腑。

人患了病就出现各种各样的症状。医生治病,一种是见什么症状,用什么方法。如发热退热,疼痛止痛,便秘通便,腹泻止泻,或哪里病痛就在那里针灸。另一种是寻找发生这些症状的病机进行治疗。如同样腹泻,有用消导,固涩,清热,甚至用通利的方法。很明显,这后一种是有效的、正确的,也就是辨证论治,这是中医理论实践体系的核心。

古代医家在长期医疗实践中,看到症状虽错综复杂、千头万绪,但有些症状常同时出现。这种不偶然的现象,多次反复,结合临床治疗效应的反馈信息,发现其中存在着某些规律性。对这些规律性现象进行归纳、辨析,认识它们之间的内在联系,从而确定其属于哪一经脉、哪一脏腑的生理改变,这就是经络辨证、脏腑辨证的滥觞。在定位的基础上,再进一步辨析邪正虚实、阴阳寒热、气血表里,于是有八纲辨证、病邪辨证、气血辨证等,其中经络辨证与脏腑辨证是最基本的环节。张仲景《伤寒论》是以六经辨证为基础的;针灸的循经取穴、辨证选穴是以经络辨证为基础的;巢元方《诸病源候论》、孙思邈《千金要方》等主要是以脏腑辨证为基础的。他们的理论都渊源于《内经》,是《内经》为中医的辨证论治奠定了理论基础。

关于经络辨证,我曾在《十二经病候对辨证论治的启示》一文中作过介绍。本文主要谈谈脏腑辨证。《内经》中关于脏腑辨证的内容多而分散,兹归纳为五个方面进行分析。

1. 从病因的角度,辨病在何脏何腑　任何疾病的发生均有原因。《内经》反复强调诊病首先必须询问病史,了解疾病起始之因。如《素问·三部九候论篇》:"必审问其所始病,与今之所方病,而后各切循其脉。"《素问·征四失论篇》:"诊病不问其始,忧患饮食之失节,起居之过度,或伤于毒,不先言此,卒持寸口,何病能中。"从正反两方面突出掌握病因的重要性。不同病因,伤害人体有各自相异的侵袭途径。换言之,即各种病因对内脏的损伤有一定的选择性。因此,掌握致病之因,在一定程度上有助于辨别疾病在何脏何腑。举例如下。

《灵枢·邪气脏腑病形》:"黄帝曰,邪之中人脏奈何?岐伯曰,愁忧恐惧则伤心,形寒寒饮则伤肺……有所堕坠,恶血留内,若有所大怒,气上而不下,积于胁下,则伤肝。有所击仆,若醉入房,汗出当风,则伤脾。有所用力举重,若入房过度,汗出浴水,则伤肾。"

《素问·阴阳应象大论篇》:"怒伤肝。""喜伤心。""思伤脾。""忧伤肺。""恐伤肾。"

《素问·上古天真论篇》:"肾气衰,发堕齿槁……天癸竭,精少,肾藏衰,形体皆极。"

《素问·生气通天论篇》:"因而强力,肾气乃伤,高骨乃坏。"

《素问·脉解篇》:"内夺而厥,则为瘖俳,此肾虚也。"

《素问·痹论篇》:"饮食自倍,肠胃乃伤。"

从以上所举内容,加以归纳,初步可以看出病因与脏腑辨证的特殊联系。例如:

外感寒邪,首先考虑病在肺。盖天气通于肺,喉主天气,肺主鼻,外合皮毛,故一切外感之邪,包括寒邪在内,一旦入侵人体,必先犯肺。如叶天士所言:"风邪上受,首先犯肺。"可见《内经》理论是有实践基础的。

精神情志过度导致疾病,首先考虑心。盖心藏神,一切愁忧恐怒等无不伤及心神。但五脏也都与神有关,不同的情志变动对五脏又各有选择性的作用。如大怒伤肝、暴喜伤心、悲忧伤肺、思虑伤脾、恐惧伤肾。这在历代名医的医案中,不难找出许多例子,足以验证其对脏腑辨证的指导性意义。

年老体衰,房事过度,举负过重,强用其力等首先考虑肾气衰,肾受损。这是因为肾藏精,主骨生髓。肾之精气为生殖生育和一身生命之本。随着年龄的增长,肾脏精气渐衰,人也进入年老体衰的阶段。因此,凡老年性疾病必须较多考虑肾的问题。

由于跌堕、大怒而致血滞血瘀、气逆气郁,病多在肝。因肝藏血,主疏泄,疏泄不及则郁滞,疏泄太过则逆乱,应从肝论治。

由于饮食过量、食物不当、酗酒无度所致疾病,主要损伤脾脏及胃肠道。

以上所举虽不全面,然确可为脏腑辨证提供思考的线索。

2. 从证候特征,辨病在何脏何腑　脏腑各有不同生理功能和病理变化。每一脏腑所呈现的证候,无不由此发生而具有各自的特征。医者即据以分辨病变所属脏腑。《内经》作者对各脏腑的特殊证候,作了不少描述和归纳,这是脏腑辨证的理论基础。

(1) 五脏病候。《素问·脏气法时论篇》:"肝病者,两胁下痛引少腹,令人善怒;虚则目䀮䀮无所见,耳无所闻,善恐,如人将捕之。取其经,厥阴与少阳。气逆则头痛,耳聋不聪,颊肿,取血者。心病者,胸中痛,胁支满,胁下痛,膺背肩甲间痛,两臂内痛;虚则胸腹大,胁下与腰相引而痛。取其经,少阴、太阳、舌下血者。其变病,刺郄中血者。脾病者,身重,善肌肉痿,足不收行,善瘈,脚下痛;虚则腹满肠鸣,飧泄食不化。取其经,太阴、阳明、少阴血者。肺病者,喘咳逆气,肩背痛,汗出,尻阴股膝髀腨胻足皆痛;虚则少气不能报息,耳聋嗌干。取其经,太阴、足太阳之外厥阴内血者。肾病者,腹大胫肿,喘咳身重,寝汗出,憎风;虚则胸中痛,大腹、小腹痛,清厥,意不乐。取其经,少阴、太阳血者。"

《素问·至真要大论篇》:"诸风掉眩,皆属于肝;诸寒收引,皆属于肾;诸气膹郁,皆属于肺;诸湿肿满,皆属于脾;诸痛痒疮,皆属于心。"

《灵枢·五阅五使》:"肺病者,喘息鼻张;肝病者,眦青;脾病者,唇黄;心病者,舌卷短,颧赤;肾病者,颧与颜黑。"

《素问·平人气象论篇》:"病心脉来,喘喘连属,其中微曲,曰心病。""病肺脉来,不上不下,如循鸡羽,曰肺病。""病肝脉来,盈实而滑,如循长竿,曰肝病。""病脾脉来,实而盈数,如鸡举足,曰脾病。""病肾脉来,如引葛,按之益坚,曰肾病。"

以上所举原文五段,叙述了五脏有病时,可能出现的某些症状和脉象,提示了各脏症状客观存在着差异。内容虽较简单,但无可否认其具有一定的代表性。如病邪在肺,主要证候是胸闷、喘息、咳嗽、呼吸不利、寒热、汗出、皮肤痛等;病邪在肝,主要证候是胁痛、眩晕、抽掣、郁血、易怒等,再结合五脏脉象,当可辨明病属何脏,然后进行治疗。当然,在《内经》中有关五脏病候的阐述,远远不止以上五篇。以下搜集有关肾病证候的零星资料,作为补充,加以说明。

"肾气衰,发堕齿槁……天癸竭,精少,肾藏衰,形体皆极。"(《素问·上古天真论篇》)

"内夺而厥,则为瘖俳,此肾虚也。"(《素问·脉解篇》)

"腰者肾之府,转摇不能,肾将惫矣。"(《素问·脉要精微论篇》)

"肾气虚则厥,实则胀"(《灵枢·本神》)

"肾藏精""精脱者耳聋"(《灵枢·决气》);"精散则视歧"(《灵枢·大惑论》);"精伤则骨酸痿厥"(《灵枢·本神》);"肾为水肿"(《素问·水热穴论篇》)。

综合以上有关肾病的经文,辨证属肾病的症状,可归纳为以下几方面:① 全身性的衰退,尤其与精气亏损有关者及老年性疾病。② 男女生殖、生育等功能的异常。③ 水肿、肢厥、喘、颜面色黑、腰酸骨楚等。

以上证候与肾病的关系至为密切,目前临床与此亦完全相符。我治男女不育症、老年病、久病虚衰、免疫功能低下、肾炎水肿、心脏性水肿、艾迪生病等,都着重治肾,在辨证属肾的基础上,进一步辨析阴阳、寒热、虚实,都取得较好的效果。

再举肝病为例,补充以下经文。

"肝气虚则恐,实则怒。"(《灵枢·本神》)

"肝病头目眩,胁支满。"(《素问·标本病传论篇》)

"肝热病者,小便先黄,腹痛多卧,身热。热争则狂言及惊,胁满痛,手足躁,不得安卧。"(《素问·刺热篇》)

"肝热者,色苍而爪枯。"(《素问·痿论篇》)

"肝气当治而未得,故善怒。"(《素问·脉解篇》)

综合以上有关肝的经文,辨证属肝病的症状,可归纳为以下几方面:① 胁痛,胁胀支满。② 头晕目眩、震掉、抽搐等肝风症状。③ 怒、恐、惊等精神症状,尤以善怒最为突出。④ 筋、爪、目、耳、少腹等方面的异常。

以上这些症状与肝病的关系至为密切,可视为肝病辨证的一些证候特征。

(2)六腑病候。

《灵枢·四时气》:"腹中常鸣,气上冲胸,喘不能久立,邪在大肠,刺肓之原、巨虚上廉、三里。小腹控睾,引腰脊,上冲心,邪在小肠者,连睾系,属于脊,贯肝肺,络心系。气盛则厥逆,上冲肠胃,熏肝,散于肓,结于脐。故取之肓原以散之,刺太阴以予之,取厥阴以下之,取巨虚下廉以去之,按其所过之经以调之。善呕,呕有苦,长太息,心中憺憺,恐人将捕之。邪在胆,逆在胃,胆液泄则口苦,胃气逆则呕苦,故曰呕胆。取三里以下,胃气逆则刺少阳血络以闭胆逆,却调其虚实,以去其邪。饮食不下,膈塞不通,邪在胃脘,在上脘则刺抑而下之,在下脘则散而去之。"

《素问·举痛论篇》:"寒气客于肠胃,厥逆上出,故痛而呕也。寒气客于小肠,小肠不得成聚,故后泄腹痛矣。热气留于小肠,肠中痛,瘅热焦渴,则坚干不得出,故痛而闭不通矣。"

《灵枢·师传》:"胃中热,则消谷,令人悬心善饥,脐以上皮热;肠中热,则出黄如糜,脐以下皮寒。胃中寒,则腹胀,肠中寒,则肠鸣飧泄。胃中寒,肠中热,则胀而且泄,胃中热,肠中寒,则疾饥,小腹痛胀。"

以上六腑的症状,突出在消化道功能失调及二便异常,其胀、痛、寒、热、鸣响等症状,主要集中在腹腔,而具体部位则随各腑所在而异。如胃病主要表现在胃脘部,且与纳食、运化功能有关,如消谷善饥、呕吐、食不下等;大肠、小肠证候则偏重在脐周及脐下少腹,且与排泄有关,如泄泻、便秘等。胆病呕吐苦汁,是胆逆导致胃气逆。膀胱病在下腹部,见小便异常。三焦病则关系到水液的代谢异常。经文中不仅列举了六腑病的主要证候,并提示了针刺治疗的经脉、腧穴和方法,可称辨证论治的典范。

3. 一种症状应分辨不同的脏腑所属　每一脏腑病变各有其特殊证候,已如前述,但其中亦有相同者,因此,同一证候亦可见于不同的脏腑病变。当然,这种相同的证候,其病机和治疗是不同的,此亦属于脏腑辨证的范围。举例如下。

《素问·咳论篇》:"黄帝问曰,肺之令人咳,何也? 岐伯对曰,五脏六腑皆令人咳,非独肺也……帝曰:何以异之? 岐伯曰:肺咳之状,咳而喘息有音,甚则唾血。心咳之状,咳则心痛,喉中介介如梗状,甚则咽肿喉痹。肝咳之状,咳则两胁下痛,甚则不可以转,转则两胠下满。脾咳之状,咳则右胁下痛,阴阴引肩背,甚则不可以动,动则咳剧。肾咳之状,咳则腰背相引而痛,甚则咳涎。""胃咳之状,咳而呕,呕甚则长虫出……胆咳之状,咳呕胆汁……大肠咳状,咳而遗矢……小肠咳状,咳而失气,气与咳俱失……膀胱咳状,咳而遗溺……三焦咳状,咳而腹满,不欲食饮。此皆聚于胃,关于肺,使人多涕唾而面浮肿气逆也。"

这段经文是以咳嗽为主症,进行脏腑辨证论治的典范,提出了在以咳嗽为主要症状的同时,兼见躯干不同部位疼痛及其他一些症状,根据这些可以辨别其咳嗽是由于哪一脏腑病变所导致,便称之为某脏之咳。

咳嗽本是肺的主症,从肺治咳是主要原则。但是导致肺脏咳嗽的原因和机制,往往是比较复杂的,不论哪一个脏腑病变,当它影响肺脏时,都可能引起咳嗽。这样,单纯治肺,就难以取得疗效,必须把导致肺咳的其他内脏病变除去,肺咳也就随之而消失。历代医家遵循《内经》这一重要启示,在临床实践中,对咳嗽一症的辨证论治,作了阐发。如李东垣为《素问·咳论篇》中十一证型提出了具体方药:肝咳,小柴胡汤;胆呕胆汁,黄芩加半夏生姜汤;心咳,桔梗汤;小肠矢气,芍药甘草汤;脾咳,升麻汤;胃吐长虫,乌梅丸;肺咳,麻黄汤;大肠遗矢,赤石脂禹余粮汤、桃仁汤,不止,猪苓汤分水;肾咳,附子细辛汤;膀胱遗尿,茯苓甘草汤。久咳不止,三焦受之,钱氏异功散。

后世名家医案中有不少以脏腑辨证治咳的例子。例如:

薛己治一妇人患咳嗽,胁痛发热,日晡益甚,用加味逍遥散加熟地治之而愈(《薛己医案》)。这是从肝治咳。

李中梓治文学金伯舍咳而上气。凡清火润肺化痰、理气之剂几无遗用,而病不少衰,李诊其肾脉大而软,此气虚火不归元。用人参三钱,煎汤送八味丸五钱,一服而减,后予补中益气汤加桂一钱,附子八分,凡五十剂及八味丸二斤而愈(《医宗必读》)。这是从肾治咳。

吴桥治鄱阳王令病咳嗽,唾痰稠黏而臭,且杂以血,久之潮热失声,食少肉消,闭户逾月,将乞骸骨归。桥曰:此肝气凌脾,治者谬以为阴虚火动,剂凉则脾益滞,津液不通,肝愈炽而无所制矣。法当扶脾抑肝,三剂如脱,七剂而出视事(《续名医类案》)。这是从肝脾治咳。

韩飞霞旅寓北方,夏秋久雨,天行咳嗽头痛。用益元散、葱姜汤调服,应手取效。日发数十斤。此盖甲巳土运湿令,痰壅肺气上窍。但泻膀胱下窍而已,不在咳嗽例也(《名医类案》)。这里从膀胱治嗽。

李中梓治张远公 3 年久嗽,服药无功,委命待尽,饥时胸中大痛,视其上唇白点如糁者十余处。此虫啮其肺,用百部膏一味,加乌梅、槟榔与服,不十日而痛若失,咳嗽止矣。令其家人从净桶中觅之,有寸白虫四十余条,自此永不复发(《医宗必读》)。此为从虫治嗽,属《素问·咳论篇》中胃咳之类。

以上所举案例,均以咳嗽为主症,所用都非治嗽的方药,而能获显著效果,不治嗽而嗽自愈。由此可见,一种症状如能从脏腑辨证论治,则思路广了,方法就多了。

与《素问·咳论篇》相似,对"心痛"一症的脏腑辨证论治,见于《灵枢·厥病》:"厥心痛,与背相控,善瘈,如从后触其心,伛偻者,肾心痛也。先取京骨、昆仑,发狂不已,取然谷。厥心痛,腹胀胸满,心尤痛甚,胃心痛也,取之大都、太白。厥心痛,痛如以锥针刺其心,心痛甚者,脾心痛也,取之然谷、太溪。厥心痛,色苍苍如死状,终日不得太息,肝心痛也,取之行间、太冲。厥心痛,卧若徒居,心痛间,动作痛益甚,色不变,肺心痛也,取之鱼际、太渊。真心痛,手足清至节,心痛甚,且发夕死,夕发旦死……心肠痛,侬作痛,肿聚,往来上下行,痛有休止,腹热喜渴涎出者,是蛟蛕也。"

"心痛"指心窝附近疼痛,实包括心区、胸腹、胃脘等处。经文中除真心痛属于心痛外,亦包括多种疾病,统称之为"心痛"而已。根据其疼痛发生的部位、情状、性质及兼见症状,辨析其病变所属脏腑,采取不同的治疗措施。其精神与《素问·咳论篇》是一致的。

4. 一种病机可发生在不同脏腑 凡气血运行失常、太过不及、寒、热、虚、实等,都是病机。同一种病机可发生在不同脏腑,而表现为该脏腑的功能异常,便呈现各种不同症状。透过这些形形色色的现象,辨析其病机的实质进行治疗,由于病机相同,其治疗原则大同小异。这是脏腑辨证论治的又一方面。《内经》中有关这方面的内容较为丰富,略举数例如下。

《灵枢·胀论》:"夫心胀者,烦心短气,卧不安。肺胀者,虚满而喘咳。肝胀者,胁下满而痛引小腹。脾胀者,善哕,四肢烦悗,体重不能胜衣,卧不安。肾胀者,腹满引背央央然,腰髀痛。六腑胀:胃胀者,腹满,胃脘痛,鼻闻焦臭,妨于食,大便难。大肠胀者,肠鸣而痛濯濯,冬日重感于寒,则飧泄不化。小肠胀者,少腹膜胀,引腰而痛。膀胱胀者,少腹满而气癃。三焦胀者,气满于皮肤中,轻轻然而不坚。胆胀者,胁下痛胀,口中苦,善太息。凡此诸胀者,其道在一。"

《素问·刺热篇》:"肝热病者,小便先黄,腹痛,多卧,身热。热争则狂言及惊,胁满痛,手足躁,不得安卧……刺足厥阴、少阳。""心热病者,先不乐,数日乃热。热争则卒心痛,烦闷善呕,头痛面赤,无汗……刺手少阴、太阳。""脾热病者,先头重,颊痛,烦心,颜青,欲呕,身热,热争则腰痛,不可用俯仰,腹满泄,两颔痛……刺足太阴、阳明。肺热病者,先渐然厥,起毫毛,恶风寒,舌上黄,身热,热争则咳喘,痛走胸膺背,不得太息,头痛不堪,汗出而寒……刺手太阴、阳明,出血如大豆,立已。肾热病者,先腰痛胻酸,苦渴数饮,身热。热争则项痛而强,胻寒且酸,足下热,不欲言,其逆则项痛员员澹澹然……刺足少阴、太阳。""肝热病者,左颊先赤;心热病者,颜先赤;脾热病者,鼻先赤;肺热病者,右颊先赤;肾热病者,颐先赤。病虽未发,见赤色者刺之,名曰治未病……诸治热病,以饮之寒水,乃刺之,必寒衣之,居止寒处,身寒而止也。"

以上"痹""胀""热"等都是一种病机。"痹"是痹闭不通,多由外邪导致气血运行不利。"胀"是膨大胀满,多由于气机不利所致的胀满,由于病变的脏腑不同,而出现在不同部位。"热"是外邪入侵,邪正相争的病机,不论病变在何脏腑,都有发热症状和功能亢奋现象。这些具有类似病机的脏腑病症,实包括许多不同的疾病。如"心痹者,脉不通,烦则心下鼓,暴上气而喘,嗌干善噫,厥气上则恐",颇似冠心病患者的某些症状。"胞痹者,少腹膀胱按之内痛,若沃以汤,涩于小便,上为清涕",则很像急性尿路感染的临床感觉等。痹既属于痹阻不通,治法当以通利为主。心痹宜通心气,活血脉,针刺心经俞穴;胞痹则行气,利小便,清利膀胱湿热,泻膀胱俞穴等,当属同中有异。脏腑之胀,脏腑之热,与此同理。

5. 疾病发展过程中的脏腑辨证　任何事物都是在不断发展的,疾病也不例外。当疾病发生之后,它不是一成不变的,脏腑之间,可以相互影响,相互传变,其症状表现也随之而有所变化。如《素问·热论篇》:"伤寒一日,巨阳受之,故头项痛,腰脊强。二日阳明受之,阳明主肉,其脉挟鼻,络于目,故身热、目疼而鼻干,不得卧也。三日少阳受之,少阳主胆,其脉循胁络于耳,故胸胁痛而耳聋。"这是热病发展过程中,对各阶段症状进行经络辨证的纪实。在《内经》中亦有疾病各阶段症状进行脏腑辨证论治的。

例如《素问·玉机真脏论篇》:"风者,百病之长也。今风寒客于人,使人毫毛毕直,皮肤闭而为热,当是之时,可汗而发也;或痹不仁肿痛,当是之时,可汤熨及火灸刺而去之。弗治,病入舍于肺,名曰肺痹,发咳上气。弗治,肺即传而行之肝,病名曰肝痹,一名曰厥,胁痛出食,当是之时,可按若刺耳。弗治,肝传之脾,病名曰脾风发瘅,腹中热,烦心出黄,当此之时,可按、可药、可浴。弗治,脾传之肾,病名曰疝瘕,少腹冤热而痛,出白,一名曰蛊,当此之时,可按、可药。弗治,肾传之心,病筋脉相引而急,病名曰瘛,当此之时,可灸、可药。弗治,满十日,法当死。"

这段经文在描述某一疾病从起病到死亡,由浅入深,由轻到重的全过程中,论述了脏腑病变的传变规律,突出了某一脏病变的主要证候。可视为脏腑辨证论治案例的典型示范。

在此举临床一病为例,进行论证:系统性红斑狼疮是一种自身免疫性疾病,患者多有经脉气血阻滞而见关节、皮肤症状。多数中医认为其属于痹证范围,根据症状分属于皮痹、脉痹、肌痹、筋痹、骨痹等。由于经脉外属于支节,内连于脏腑,故随着病情的发展,病邪入里,可发生内脏的痹证,而产生相应的复杂的临床表现,此时应作脏腑辨证,以确定病位。如有表现为心悸,心痛,脉细数,咽痛,口干,齿衄,舌红,烦躁不安,甚至抽搐昏迷者,辨证为心病。有表现为咳嗽、多痰、气急喘逆、呼吸困难、胸痛等,辨证为肺病。有表现为恶心、呕吐、腹痛、便血、腹泻或便秘,辨证为肠胃病。或表现为头痛,眩晕,面赤升火,项强,易怒,脉弦,辨证病在肝。有表现为面色不华,神疲乏力,少气懒言,腰痛,面浮肢肿,脉濡弱,辨证为脾肾病。根据辨证定位,进一步分析其寒热虚实,进行施治。

综上所述,《内经》从不同角度,既原则又具体地展示了根据藏象理论进行辨证论治的内容,这是古代医家长期医疗实践中不断摸索、不断总结的经验结晶,几千年来指导着临床实践,形成了中医学在认识和处理疾病时独特的思想方法,为中医的辨证论治奠定了理论基础。作为中医学的经典著作,中医学理论之祖,《内经》是当之无愧的。

（四）《内经》析疑四则

1. 气味与精形气化　《素问·阴阳应象大论篇》:"水为阴,火为阳。阳为气,阴为味。味归形,形归气;气归精,精归化;精食气,形食味;化生精,气生形;味伤形,气伤精;精化为气,气伤于味。"

每次在课堂上念完这段原文,总是全堂哗然。因为听来像绕口令。各家注释对文中的"气"字都解释为"元气""真气""阳气""气化功能",虽说法不同,而均指人体之气。唯马莳认为文中的"气"字包括两种含义,即食物之气与人体之气。细味原文结构,联系上下文义,我认为马莳的看法是正确的。原文先提出"阳为气,阴为味",把"气"与"味"作为阴阳相对的两方面。很明显,这里的气与味都是指食物或药物的气与味而言。再看本段的下文紧接"阴味出下窍,阳气出上窍。味厚者为阴,薄为阴之阳;气厚者为阳,薄为阳之阴。味厚则泄,薄则通气;薄则发泄,厚则发热……气味辛甘发散为阳,酸苦涌泄为阴",可见这段原文主要是谈药物、食物的气味性能作用,及进入人体后的变化。因此文中的"气"字,除了人体之气外,还有指物之气的如以气味为纲,并加标点符号,就不难看出其文理结构,多系互词,两两成对。兹画图说明之(图 4-2-1)

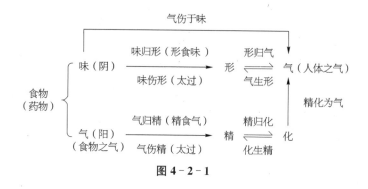

图 4-2-1

从图 4-2-1 清楚地看出,"气归精""精食气""气伤精"之"气"为食物之气,"形归气""气生形""精化为气""气伤于味"之"气"为人体之气,其中"形食味,精食气",与"味归形,气归精"意义相似。如果把互文的句子合并起来,原文便成为"气味归精形(精形食气味),精形归气化,气化生精形,气味太过则伤精、伤形、伤气。"文字就更简单明了。可作简图如下(图 4-2-2)。

用现代语解释当:为食物的气味可以滋养人体和转化为精血形体组织,精血形体组织可转化为气化能量,但食物气味的转化需依赖气化功能,气化过程中消耗的能量再由食物气味予以补充。饮食气味太过亦可伤害人体的精、形与元气。

由此可见,原文短短 44 个字,勾出了食物进入人体后复杂的新陈代谢的主要轮廓,包括合成与分解,能量储存与能量释放等物质转化的全部过程,以及饮食太过的危害性。可谓高度概括,字字精当。

2. 病为本工为标 《素问·汤液醪醴论篇》:"帝曰,夫病之始生也,极微极精,必先入结于皮肤。今良工皆称曰病成,名曰逆,则针石不能治,良药不能及也。今良工皆得其法,守其数,亲戚兄弟远近,音声日闻于耳,五色日见于目,而病不愈者,亦何暇不早乎?岐伯曰,病为本,工为标,标本不得,邪气不服,此之谓也。"

对"病为本,工为标,标本不得,邪气不服"几句,各家解释不一,共有以下

图 4-2-2

几种。

（1）作药不对症，治不得法解：如张志聪注"言不得草苏草荄，本末为助之法治之，是以邪气不服也"。他是根据《素问·移精变气论篇》"治以草苏草荄之枝，本末为助，标本已得，邪气乃服……逆从倒行，标本不得，亡神失国"。此解不妥。细味两篇中"标本不得"意义不同。《素问·移精变气论篇》中是粗工庸医，不辨天时，不审病情，倒行逆施，既失脉色之诊，又失针药之治。针药为标，病机是本，药不对病，标本不得，所以邪气不服。本篇则原文明确指出医生是"良工"，且强调"皆称曰病成""皆得其法，守其数"，说明高明医生不止一人，他们看法一致，诊断与治疗都没有什么错误。因此"标本不得"不能解释为医不识病，药不对症。

（2）作患者与医生不合作解：如张景岳注引《素问·五脏别论篇》"拘于鬼神者，不可与言至德；恶于针石者，不可与言至巧；病不许治者，病必不治，治之无功矣"。以解标本不得。如此理解，与原文亦不相符。原文明确提出患者是医生的兄弟近亲，因此不存在讳疾忌医、不许治、不合作、不信任的问题。

（3）作病失早治，贻误病机解：如马莳云"始时医工不得病之情……则病者不可不预，医者不可不先，忽之其始而徒悔于终"。这种解释也没有根据。原文指出医生对亲属患病，音声日闻于耳，五色日见于目，当病始生、极微极精的时候，即已看出"病成""名曰逆"，则疾病的发现亦何暇不早乎！治疗也不会不及时。

由此可见，《内经》作者写这一段文字的用意，是排除药不对症、患者与医生不合作、不及早治疗等三种因素。在这一基础上提出的"病为本、工为标、标本不得，邪气不服"，其意义就必须另作考虑了。我认为正确的答案要从本篇原文里去找。原文有云："帝曰，形弊血尽而功不立者何？岐伯曰，神不使也。帝曰，何谓神不使？岐伯曰，针石道也。精神进，志意治，故病可愈。今精坏神去，荣泣卫除，故神去之而病不愈也。"原文强调针石之类，只是治疗工具，而是否能"立功"，关键在于人体之"神"的"使"与"不使"。疾病到了"形弊血尽""精坏神去"，即"神不使"的地步，则纵有良药神针亦无济于事了。正如张景岳所注："凡治病之道，攻邪在乎针药，行药在乎神气，故治施于外，则神应于中，使之升则升，使之降则降，是其神之可使也。若以药剂治其内，而脏气不应，针艾治其外，而经气不应，此其神气已去，而无可使矣。虽竭力治之，终成虚废已尔，是即所谓不使也。"这里所谓"神"，可以理解为机体对药物、针艾等的反应。任何药物及医疗措施都必须通过机体本身的作用才能发挥疗效,如果机体不起作用,对药物、针艾等丝毫没有反应,即是"神不使",也就是"标本不得,邪气不服",故病不可愈。

文中特别提出"夫病之始也,极微极精",这是针对前文"形弊血尽而功不立"而言的。作者意图很可能强调:即使看来病很轻,甚至没有明显症状,但如果"神不使"的话,也会标本不得,邪气不服而病不得愈,以此进一步突出机体反应在治疗中的重要作用。

3. 哪六者是持脉之大法 《素问·脉要精微论篇》:"故曰知内者按而纪之,知外者终而始之,此六者,持脉之大法。"

这是一句总结性的话。究竟哪六者是持脉之大法呢? 自古迄今所有注释几乎都以此与上一段原文"春日浮,如鱼之游在波;夏日在肤,泛泛乎万物有余;秋日下肤,蛰虫将去;冬日在骨,蛰虫周密,君子居室"联系在一起。认为此六者即是"春、夏、秋、冬、内、外"。至于对"内、外"的理解,则有所不同。如王冰说:"知内者,谓知脉气;知外者,谓知色象。"张景岳说:"内言脏气,外言经气。"张志聪则以为内指脏腑,外指四时。

我每次备课至此,对前人的解释总不满意。人的脉象在四季有相应的变异,诊脉时应予考虑。但如果以春、夏、秋、冬每一个季节都作为持脉的一个大法,未免提得太高,指导意义也不大。有一次学员的发言,对我有启发。分析原文,本篇从开始起都是讨论诊脉的重要法则。而这几句话乃是归纳前文的总结语,可归纳六点为持脉大法。

(1)诊法常以平旦:原文云"诊法常以平旦,阴气未动,阳气未散,饮食未进,经脉未盛,络脉调匀,气血未乱,故乃可诊有过之脉。"指出天明人初醒时最能反映真实的脉象。时间、饮食、情志、动作等都能影响经脉气血的运行和脉象。以此指导人们在诊脉时必须考虑这些因素,并尽可能避免和减少这些干扰。

(2)脉象主病:原文云"夫脉者,血之府也。长则气治,短则气病,数则烦心,大则病进"。脉为血之府,气行则血行。脉象可以反映人体脏腑、经络、气血的变化和邪正斗争的形势。什么脉象主什么病变,是持脉必须掌握的基本知识。

(3)四诊合参:原文云"切脉动静,而视精明,察五色,观五脏有余不足,六腑强弱,形之盛衰,以此参伍,决死生之分"。原文并提出在诊脉的同时,必须结合患者的整体情况,包括观察患者的眼睛、面色、神志、体态、异常证候,听声音、呼吸及语言,询问饮食及大小便情况等,指出了必须四诊合参,全面了解病情,才能得出正确诊断。

（4）脉应四时：原文云"四变之动，脉与之上下"。四时季节因气候、日照、温度、湿度等差异，人的脉象也相应地有些变化，故有"春弦、夏钩、秋毛、冬石"之说。常见夏季脉象偏浮大，冬季偏沉细。虽然变化不甚明显，确是客观存在，在诊脉时必须考虑这些因素。这是天人相应统一整体观在诊断方面的具体体现。

（5）虚静为保：原文云"持脉有道，虚静为保"。这是指医生在诊脉时应有的正确态度。因为脉象是精细微妙的。医生诊脉必须排除杂念，全神贯注，悉心体会，才能掌握它。

（6）脉合阴阳：原文云"是故声合五音，色合五行，脉合阴阳"。指出诊脉必须掌握阴阳五行之理，尤以阴阳为要。这一观点亦常见于其他各篇中。如："察色按脉，先别阴阳。""脉从阴阳病易已，脉逆阴阳病难已。"这是说脉分阴阳，证亦分阴阳，脉证阴阳相从为顺，相逆为凶。"脉有阴阳，知阳者知阴，知阴者知阳。所谓阴者，真脏也，见则为败，败必死也。所谓阳者，胃脘之阳也。别于阳者，知病处也；别于阴者，知死生之期。"这是从脉象中有无胃气来判断预后吉凶。

以上六者，既考虑到人与自然的关系，又着重在人体本身的整体情况。亦即所谓"知内者按而纪之，知外者终而始之"，都是重要法则，堪称持脉之大法。

4. 是气喘还是脉喘 《素问·经脉别论篇》："黄帝问曰，人之居处、动静、勇怯，脉亦为之变乎？岐伯对曰，凡人之惊恐、恚劳、动静，皆为变也。是以夜行则喘出于肾，淫气病肺；有所堕恐，喘出于肝，淫气害脾；有所惊恐，喘出于肺，淫气伤心；度水跌仆，喘出于肾与骨。当是之时，勇者气行则已，怯者则着而为病也。故曰：诊病之道，观人勇怯、骨肉、皮肤，能知其情，以为诊法也。故饮食饱甚，汗出于胃；惊而夺精，汗出于心；持重远行，汗出于肾；疾走恐惧，汗出于肝；摇体劳苦，汗出于脾。故春秋冬夏，四时阴阳，生病起于过用，此为常也。"

对文中"喘"字的解释，历代注《内经》者均指为气喘。我认为不妥。考《内经》中"喘"字有两种意义。

（1）作气喘解。如"因血在胁下，令人喘逆""肾足少阴之脉……是动则病……咳唾则有血，喝喝而喘，坐而欲起""心痹者，脉不通，烦则心下鼓，暴上气而喘"。

（2）作脉喘解，乃形容脉搏跳动急促粗大似喘之象。如"胃之大络，名曰虚里，贯鬲络肺，出于左乳下，其动应手，脉宗气也。盛喘数绝者，则病在中""病心脉来,喘喘连属""平肾脉来,喘喘累累如钩""寸口脉沉而喘曰寒热""九候之脉……盛躁喘数者为阳""寒气客于冲脉,故喘动应手矣""脉至如喘,名曰暴厥""赤脉之至也,喘而坚……白脉之至也,喘而浮"。

以上两种意义在本文中虽都能讲得通,但我认为作脉喘解为好。理由是篇名《经脉别论》,内容主要是讨论经脉的问题。文章提出的问题是人的居处、动静、勇怯是否会引起脉的变动,回答是"皆为变也"。在夜行、堕恐、渡水跌仆等情况下,出现心跳加快、脉象数疾如喘状,正说明经脉的变动。居处、动静、勇怯导致脉为之变,说明当时是在健康无病的条件下。而气喘的症状在《内经》里一般都是出现在疾病中。故这里的喘,不应指气喘。因惊恐、夜行、跌仆而使脉疾如喘,与因饮食、惊恐、持重远行、疾走、劳苦而导致汗出,都是人们生活中常见的生理现象,乃是机体为应变而作自我调节的生理反应,经过一段时间,便可自行恢复。所以虽然"脉皆为之变",但是不属于病理。当然在某些人,特别是"怯者",及"过用"的情况下,也可以着而为病。说明人的体格、体质、意志、精神面貌在抵御疾病中的重要作用,这也是本段原文所提示的。

(五)《素问·举痛论篇》备课笔记

本篇主要内容有二:① "痛"的病因、发病情况、病机,及鉴别诊断。② 多种原因引起气机失调的病机。

1. 论痛

[原文] 黄帝问曰:余闻善言天者,必有验于人;善言古者,必有合于今;善言人者,必有厌于己。如此则道不惑而要数极,所谓明也。今余问于夫子,令言而可知,视而可见,扪而可得,令验于己而发蒙解惑,可得而闻乎? 岐伯再拜稽首对曰:何道之问也? 帝曰:愿闻人之五脏卒痛,何气使然? 岐伯对曰:经脉流行不止,环周不休。寒气入经而稽迟,泣而不行,客于脉外则血少,客于脉中则气不通,故卒然而痛。

[讲解] 本段首先提出关于痛的三个问题:诊断,病因,病机。分述为下。

(1)诊断:疼痛是患者的主观感觉,所以主要是"言而可知",即听取患者的主诉。其次也必须结合望诊及局部的按压叩摸等叩诊,也就是"视而可见,扪而可得"。

(2)病因疼痛的主要病因是"寒气"。如《素问·痹论篇》云"痛者,寒气多也,有寒故痛也"。所谓"寒气"不能单纯地理解为寒冷的物理因素。它包含如下内容：① 病因概念，即寒冷与寒冷条件下的外来致病因素。如冻伤，饮食生冷，冬季或受寒后发病的某些疾病的病原等。② 病机和辨证的概念。由于"寒"具有冷、收缩、凝滞、清沏、衰降等特性，因此凡是见症符合于这些特点的，均可辨为寒证。如毛孔粟粒，颤抖肌肉收缩，畏寒，肢冷，皮色苍白，浅表毛细血管收缩，迟脉，紧脉，血行凝滞，排出的水液呈清稀而冷的包括痰涎、涕、尿、大便、带下等以及阳气不足、功能衰退的某些症状等均属之。

（3）病机疼痛是一种常见的症状，可以出现在许多疾病中，它的病机是比较复杂的。本段提出痛的主要病机是"寒气入经而稽迟，泣而不行，客于脉外则血少，客于脉中则气不通"。"泣"音义同"涩"。后两句是"互词"。这是《内经》中常见的一种语法。即把一个完整的意义拆开成为对句。如《素问·生气通天论篇》中"大筋缑短，小筋弛长，缑短为拘，弛长为痿"。前句原意应为"大筋小筋，或缑短，或弛长"。故本文这二句完整的意思乃是"客于脉外则血气少，客于脉中则血气不通"。前者为虚，后者是实。因为寒性收引，客于脉外则脉络收缩而血气衰少，使局部失去温养，致发生疼痛，故属虚。寒性凝滞，客于脉中则血气稽迟而泣，泣则不通，不通则痛，故属实。痛的情况虽各不相同，但总不外乎虚实两端，故以此作为总纲。

［原文］ 帝曰：其痛或卒然而止者；或痛甚不休者；或痛甚不可按者；或按之而痛止者；或按之无益者；或喘动应手者；或心与背相引而痛者；或胁肋与少腹相引而痛者；或腹痛引阴股者；或痛宿昔而成积者；或卒然痛死不知人，有少间复生者；或痛而呕者；或腹痛而后泄者；或痛而闭不通者。凡此诸痛，各不同形，别之奈何？

岐伯曰：寒气客于脉外则脉寒，脉寒则缩蜷，缩蜷则脉绌急，则外引小络，故卒然而痛，得炅则痛立止；因重中于寒，则痛久矣。寒气客于经脉之中，与炅气相薄，则脉满，满则痛而不可按也。寒气稽留，炅气从上（按"上"应改为"之"），则脉充大而血气乱，故痛甚不可按也。寒气客于肠胃之间，膜原之下，血不得散，小络急引，故痛。按之则血气散，故按之痛止。寒气客于侠脊之脉，则深按之不能及，故按之无益也。寒气客于冲脉，冲脉起于关元，随腹直上，寒气客则脉不通，脉不通则气因之，故喘动应手矣。寒气客于背俞之脉，则脉泣，脉泣则血虚，血虚则痛，其俞注于心，故相引而痛。按之则热气至，热气至则痛止矣。寒气客于厥阴之脉，厥阴之脉者，络阴器，系于肝，寒气客于脉中，则血泣脉急，故胁肋与少腹相

149

引痛矣。厥气客于阴股,寒气上及少腹,血泣在下相引,故腹痛引阴股。寒气客于小肠膜原之间,络血之中,血泣不得注于大经,血气稽留不得行,故宿昔而成积矣。寒气客于五脏,厥逆上泄,阴气竭,阳气未入,故卒然痛死不知人,气复反,则生矣。寒气客于肠胃,厥逆上出,故痛而呕也。寒气客于小肠,小肠不得成聚,故后泄腹痛矣。热气留于小肠,肠中痛,瘅热焦渴,则坚干不得出,故痛而闭不通矣。

帝曰:所谓言而可知者也。视而可见奈何? 岐伯曰:五脏六腑,固尽有部,视其五色,黄赤为热,白为寒,青黑为痛,此所谓视而可见者也。

帝曰:扪而可得奈何? 岐伯曰:视其主病之脉,坚而血及陷下者,皆可扪而得也。帝曰:善。

〔讲解〕 本段论述多种疼痛的发作情况,发病部位,局部的望诊按诊及兼见症状等,作为鉴别诊断的依据,并详细分析其不同的病理机转。

(1)疼痛发作情况及鉴别诊断:① 患者对寒热按揉的反应:"得炅(热的意思)则痛立止",或痛处喜暖的,大多属寒;"按之痛止"或痛处喜按的大多属虚,望诊多见面白舌淡苔白,或局部苍白,叩诊多柔软。反之,"痛不可按"按之痛甚者,多属实;恶热喜凉,得热痛增的多属热,望诊可见面赤舌红或局部红肿等热性症状。按揉之而痛止者,病在气分,揉之则血气散故痛止。按之不及痛处或按之无益者,说明病变部位较深或在脊骨等骨骼之内。"宿昔成积"之在腹部者,可扪得肿块。② 疼痛发作之时间:发作短暂者,一般较轻浅;持久不已的,大多较深重,有些可能已成"积",如肿瘤及内脏器质性病变等。疼痛突然发作而昏厥的多因疼痛剧烈,提示病情危重,如少顷厥回复苏的,则尚可能挽救,如急腹症、心肌梗死、外伤等。③ 疼痛的部位:疼痛的部位常提示病变所在。但应注意尚有牵引痛和放射痛。如"胁肋与少腹相引而痛""腹痛引阴股"等临床可见于疝气、肠粘连等。泌尿系统结石,疼痛可自腰胁、下腹,向外阴部及大腿内侧等处放射。"背俞之脉……其俞注于心,故相引而痛",冠心病心绞痛有时可向背部放射。④ 局部搏动:"喘动应手"似属于血管搏动。如消瘦的腹痛患者或腹部有肿瘤者,常可扪及腹主动脉的搏动。其他如炎症性疼痛,有时亦可在局部摸到动脉搏动。⑤ 兼见症状:疼痛发生时的兼见症状乃是中医辨证和鉴别诊断的重要根据,不可忽视。原文举肠胃道症状为例作为提示。痛在脘腹而兼呕吐者,病在胃或在肠。腹痛而泄泻或腹痛而大便干结不解者,病多在肠。从兼见的焦热口渴等症状分析其病机的寒热虚实。

（2）病机：① 收缩挛急：寒气使血脉缩蜷细急，肌肉拘挛牵引而发生疼痛。如受寒后胃肠道痉挛性疼痛，痛经及腓肠肌痉挛等。得热则血脉、筋肉、内脏平滑肌得以舒缓而痛止。故治疗常用艾灸、热熨及温中散寒、温经通络的方药。如附子理中汤、大建中汤用于胃肠寒痛，温经汤、艾附暖宫丸用于寒性痛经，乌头汤用于肌肉关节痹痛等。芍药甘草汤有缓急解痉之功，配合应用可提高止痛效果。② 热盛脉满：寒气等外邪入侵，卫气起而抗御，邪正相争，脉满血充，局部红肿，叩之热实或有抵抗感。见于炎症性疼痛，热甚则化脓。治疗以清热泻火解毒为主，亦可佐以活血凉血之品，如黄连、黄芩、黄柏、蒲公英、紫花地丁、牡丹皮、赤芍等，用于各种急性炎症及疮疡外症。红藤、大黄、败酱草用于急性阑尾炎等。③ 血虚气少：寒气使脉泣，脉泣则血虚气少，局部组织不得温煦濡养而发生疼痛，患处常喜按，扪诊多陷下而濡软，多见于胸腹腔的虚性疼痛，如结核性腹膜炎、虚寒性溃疡病等。治疗以温补气血为主，如八珍汤、黄芪建中汤等，择宜而用。④ 血气稽留：血气稽留凝滞，不通则痛。气滞者，多痛暂而无定处，按揉则血气散而痛止，用理气药治之，如香附、延胡索、川楝子以及木香、沉香等香类药物。血瘀者多痛久而有定处，局部可见青黑瘀斑，亦可见于唇舌，如冠心心绞痛、血栓闭塞性脉管炎、瘀血性痛经、外伤等。治疗宜活血祛瘀为主，如乳香、没药、桃仁、红花、失笑散等。血瘀多兼气滞，故亦可配合理气药。血液瘀涩于小络不得流入大经脉，日久可以成积，其生于小肠膜原之间者，如腹部肿瘤、肝硬化等。治疗应逐瘀软坚，如三棱、莪术、鳖甲、牡蛎、海藻之属。⑤ 气血厥逆突发剧痛，使五脏气机逆乱，阴阳离决，昏厥不省人事。应及早查明原因，及时正确地进行抢救。如急性肠梗阻、急性胰腺炎等大多有"闭不通而痛"的症状，天津、遵义等地以中药攻下为主，用中西医结合的方法，取得显著效果。山西、四川等地用破血逐瘀法治疗异位妊娠破裂，效果满意，不少人得免于手术。

2. 百病皆生于气

［原文］ 余知百病生于气也，怒则气上，喜则气缓，悲则气消，恐则气下，寒则气收，炅则气泄，惊则气乱，劳则气耗，思则气结，九气不同，何病之生？岐伯曰：怒则气逆，甚则呕血及飧泄，故气上矣。喜则气和志达，荣卫通利，故气缓矣。悲则心系急，肺布叶举，而上焦不通，荣卫不散，热气在中，故气消矣。恐则精却，却则上焦闭，闭则气还，还则下焦胀，故气不行矣。寒则腠理闭，气不行，故

气收矣。炅则腠理开,荣卫通,汗大泄,故气泄。惊则心无所倚,神无所归,虑无所定,故气乱矣。劳则喘息汗出,外内皆越,故气耗矣。思则心有所存,神有所归,正气留而不行,故气结矣。

[讲解] "气"是一种不断运动着的、充养敷布于全身,犹如雾露之溉的精微物质。其中包含着能量热能、动能、化学能等,可转化为各脏腑组织器官包括卫外抗病在内的各种功能活动。所以气的运动体现出人的生命活动。所有内脏器官组织一切升降出入的功能活动无不是气的表现。它在异常状态下就是病理现象。因此说"百病生于气也"。本段所述气的病机,如"气上""气下""气乱"等乃是许多证候的综合概念。

导致气机病变的因素很多,这里提出九种,称为"九气"。分述如下。

(1)怒则气上:怒为肝志,怒则肝气上逆,血随气升,症见面红,目赤,头角静脉怒张,口渴,舌干,喘逆,咳血,鼻衄,甚则中风卒倒。如《素问·生气通天论篇》云"大怒则形气绝,而血菀于上,使人薄厥"。肝气犯肺则肺气不降,喘咳气逆。犯胃则胃气上逆而嗳气,呕吐。犯脾则飧泄。飧泄是清气不升,但它与呕吐同时出现,说明其病机主要由于胃的浊气不降所致,故列于"气上"。

(2)喜则气缓:喜则心情开朗,经脉舒缓,荣卫通利,气血和调,对机体的健康是有利的。

(3)悲则气消:"气消"指消沉、委顿、憔悴等而言。"心系急"形容悲伤过度,痛心抑郁,胸闷如揪的情状。"肺布叶举"形容号哭之后,吸气短,呼吸不畅,胸部胀满之状。如此则肺气不宣,上焦不能开发,荣卫不能敷布,致全身乏力,萎靡不振,如"气消"状,同时可出现口苦唇干,胸中烦闷等中热症状。

(4)恐则气下:恐惧时多表现为面色苍白,口唇失色,肢冷形寒,目不敢视,耳不敢听,声怯气馁,甚至小便频数等情状,属于精气向里向下的反映。故云"恐则气下""恐则精却","却"有退却内收之意。"却则上焦闭,闭则气还,还则下焦胀,故气下行矣"一段,乃对上述症状作病机分析,说理似较牵强。

(5)寒则气收:机体受寒后出现面色苍白,毛孔粟粒,无汗,颤抖,形寒,肢冷等,其病机主要是寒性收引,使腠理闭,卫气不宣发,血脉收缩,阳气内敛。

(6)炅则气泄:炅为热,热则腠理开,荣卫通利,气血行速而汗出,汗出则阳热之气外泄而热气自散。但如果汗出过多,则阳气疏泄太过而致虚。如中暑多汗则气虚,大汗则亡阳等。

（7）惊则气乱：惊则心神无主，举止失措，由神乱而影响气机。临床常见小儿因受惊或跌仆后发高热者，主要由于受惊后气机紊乱，减弱了机体的抗病能力，外邪便乘机致病之故。

（8）劳则气耗："劳"指体力劳动，常使人喘息汗出。喘息则气自内越出，汗则气自外越出，均使气消耗减损。故人们在重体力劳动及运动之后，常感疲乏思睡，易饥多食，主要由于劳则气耗，需要补充之故。

（9）思则气结：思则精神凝聚，忧则郁结不伸，故忧思可影响气机运行而致气结气滞。

本段原文文字简练，而指导意义较大，主要有如下二点。

一则提出"百病生于气"，说明"气"的异常是一切疾病病机的根本。举凡外感、内伤、脏腑经络、津液、精血、精神等病理变化无不关系于"气"，原文对"气"的病机进行了总结，把它归纳为"上逆""下陷""虚损""结滞""收敛""耗散"以及"紊乱失调"等。启示后学者可以执简驭繁，指导临床实践。

再者"九气"致病可分为三类：① 寒、炅：《内经》中常以寒与热代表六淫外邪的致病因素。② 劳属于内伤致病因素。③ 怒、喜、悲、恐、惊、思等精神情志过度而致病，达六条之多，可见《内经》非常重视精神因素对气机的影响。实践证明，人的情绪变化和精神状态常可成为疾病发生、发展、好转、恶化的重要因素。本文提出"怒则气上""恐则气下""悲则气消""惊则气乱""思则气结"等在临床上确属常见。同时指出"喜则气和志达，荣卫通利"，说明精神愉快，思想乐观，对调整机体内在因素，提高正气，战胜病邪，有重要的积极意义。提示人们做患者的思想工作，鼓励患者战胜疾病的勇气和意志，医病先医人，这是医务工作的一个重要方法。

（六）肝不弦肾不石解惑

《素问·平人气象论篇》："人以水谷为本，故人绝水谷则死，脉无胃气亦死。所谓无胃气者，但得真脏脉，不得胃气也。所谓脉不得胃气者，肝不弦，肾不石也。"对文中"肝不弦，肾不石"两句，诸家注释均不能贴切经义，于此提出一些看法，以就正于同道。

1. 何谓胃气脉、真脏脉　为了便于讨论，首先需要解释一下什么是脉有胃气？什么是真脏脉？"脉弱以滑，是有胃气"（《素问·玉机真脏论篇》），"谷气来也徐而和"（《灵枢·终始》），"真肝脉至，中外急，如循刀刃责责然，如按琴瑟弦……真心脉至,坚而搏,如循薏苡子累累然……真肺脉至,大而虚,如以毛羽中人肤……真肾脉至,搏而绝,如指弹石辟辟然……真脾脉至,弱而乍数乍疏。"(《素问·玉机真脏论篇》)

"春胃微弦曰平,弦多胃少曰肝病,但弦无胃曰死……夏胃微钩曰平,钩多胃少曰心病,但钩无胃曰死……冬胃微石曰平,石多胃少曰肾病,但石无胃曰死。"(《素问·平人气象论篇》)

从以上原文的描述,胃气脉是指带有从容和缓、柔而有力、匀静有神的脉象,不论弦、钩、毛、石以及浮、沉、迟、数、滑、涩等脉,都必须兼有这种脉象,才是脉有胃气。而真脏脉则是刚劲坚搏,责责逼指,或轻浮无根,或虚微无神,或乱而无伦。一般多见于垂危的病例,预后不良。真脏脉没有胃气,有胃气就不是真脏脉,胃气的多少有无,都可以从脉象上反映出来。

2. 历代注释不合经义　由于本段原文"所谓脉不得胃气者,肝不弦,肾不石也",与上述"但弦无胃曰死""但石无胃曰死"恰恰相反。因此历代注释都不得不曲为之解。

杨上善:"虽有水谷之气,以脏有病,无胃气者,肝虽有弦,以无胃气不名乎弦也,肾虽有石,以无胃气,不名乎石,故不免死也。"既云"有弦""有石",又云"不名乎弦""不名乎石",岂非自相矛盾?

吴崑:"肝不弦,肾不石,以其无冲和胃气,肝脉当弦而不弦,肾脉当石而不石也。"肝脉不弦,肾脉不石,虽属病脉,但绝不属于无胃气的真脏脉。

张景岳:"但弦但石虽为真脏,若肝无气则不弦,肾无气则不石,亦由五脏不得胃气而与真脏无胃者等耳。"把五脏不得胃气与真脏无胃作为两种不同的概念,于理难通。

高世栻:"至春而肝不微弦,至冬而肾不微石也。在原文中擅自加一'微'字,不但费解,且与真脏脉之原意相悖。"

姚止庵:"凡脉和缓,名为有胃气,故弦石而缓,乃得谓之弦石,若但弦石而无和缓之气则是真脏,而并不得谓之弦石矣。故云不弦不石。"弦就是弦,石就是石,岂有因无和缓之气,就不得称之为弦石之理,又如何解释"但弦无胃""但石无胃"?

3. 关键在于"不"字的词性　"不"通常是用作否定副词。表示对事物的否定。但在古代,"不"字也常作为语助词。

"肝不弦,肾不石"的两个"不"字也属于语助词,意即"肝弦,肾石"。这两句续在"所谓无胃气者,但得真脏脉,不得胃气也"之后,说明脉象只见弦、石,而不见胃气,即"肝但弦,肾但石"之意,不加"但"字,是省文。

又查"不"通"丕",大也。《诗经·清庙》:"不显不承。"《周书·君牙》有"丕显哉,文王谟!丕承哉,武王烈"。可见"不显"即"丕显","不承"即"丕承"。如本文"不"训作"丕",解作"大",则"肝不弦,肾不石"可解为"肝大弦,肾大石",于理亦明。

二、临床杂病的独特见地

(一)痹证与痿证

痹证是以肢体、皮肤、肌肉、关节等疼痛、酸楚、麻木、重滞及行动障碍为主要症状的一类病证。《内经》中有两篇关于痹证的专论,对痹证的分类、症状、病因、病机、病情演变发展,以及鉴别诊断等都有详细论述。《素问·痹论篇》曰:"风、寒、湿三气杂至,合而为痹也。其风气胜者为行痹,寒气胜者为痛痹,湿气胜者为著痹也。"又说人的荣卫之气随经络运行全身"逆其气则病,从其气则愈,不与风寒湿气合,故不为痹",明确指出痹证的病因是风寒湿外邪,但外邪只有在影响荣卫运行的情况下,才成痹证。由于邪正斗争情况及发生的部位不同,痹证有痛、不痛、不仁,有寒痹、热痹及骨痹、筋痹、脉痹、肌痹、皮痹等。所以除了风、寒、湿等外邪以外,主要病机是荣卫行涩,经络气血痹阻,故命名为痹证。《灵枢·周痹》又描述了两种痹证,即"众痹"(发作性的)和"周痹"(游走性的),详论其症状特征、病因病机,最后特别叙述了痹证用针灸疗法的要点。现代临床对痹证的治疗常用针灸疗法,取得较好的效果。由于痹证的主要病机是血脉经络痹闭不利。各种皮肉肢体的痹证不愈,有的可以影响或发展到内脏,形成脏腑痹证。如《素问·痹论篇》云:"五脏皆有合病久而不去者,内舍于其合也。"所以骨、筋、脉、肌、皮的痹证,日久不愈,再受外邪,便向内发展,成为肾痹、肝痹、肺痹、心痹、脾痹,而出现各该脏的症状。例如"凡痹之客五脏者……心痹者脉不通,烦则心下鼓,暴上气而喘,嗌干善噫,厥气上则恐"描绘的心痹症状,属于心脏疾患。

痹证的范围很广,有属单纯肢体痹证,如风湿性关节炎、类风湿关节炎、骨质增生性疾病、脊椎骨髓炎、坐骨神经痛、血栓闭塞性脉管炎、多发性神经炎等,亦有波及内脏的痹证。包括有些免疫性结缔组织疾病,如硬皮病、皮肌炎等,常病程久延,缠绵难愈。

痿证是指筋脉弛缓、手足痿软的一类病证。痿证与痹证都表现为肢体症状,但两者在病因病机和临床症状却各有特点。痹证是风寒湿邪所致,而以寒为主;痿证则以内热为主,热伤津液,五体失润。痹证是痹闭不通,痿证是萎废不用。痹证以关节、肌肉疼痛、酸楚、麻木不仁及运动障碍为主要见症;痿证则以手足痿弱无力,瘫痪,肌肉萎缩,皮肤不用为特征。痹证的发展多由外及内,痿证则多由内及外。

《素问·痿论篇》是论痿的专篇。首先提出"五脏使人痿"因为五脏各有所上,"肺主身之皮毛,心主身之血脉,肝主身之筋膜,脾主身之肌肉,肾主身之骨髓",当五脏气热,津液干枯,不能濡养其所主,于是导致痿躄、脉痿、筋痿、肉痿、骨痿。由于肺为五脏之华盖,主一身之气。饮食物之津气,由脾上输于肺,由肺通过十二经脉,布全身,"熏肤、充身、泽毛,若雾露之溉"。肺脏受邪,肺热叶焦,不能很好地布敷津气,五脏因肺热叶焦,发为痿躄。"痿躄"是诸痿之统称。

历代医家诸论中对痿证有许多论述,可资学习。朱丹溪的《丹溪心法》论痿之病机,有湿热、湿痰、气虚、血虚、瘀血五种。颇合临床辨证所见下列诸病,可属痿证范围:重症肌无力、进行性肌缩、肌营养不良、急性脊髓炎、脊髓灰质炎后遗症、多发性神经炎,以及中枢神经系统疾病并发的瘫痪、后遗症等。

由于病情多样,发展多途,比较复杂;痹证与痿证亦不可决然分清。临床所见病因病机症状多有夹杂、兼见、转化。如类风湿关节炎、多发性神经炎等多种疾病,在某一阶段属痹证,日久也可发展为瘫痪而成痿证。因此仍需辨证论治。

(二)治咳心得

咳嗽是临床最常见的一种症状,不论男女老幼,都易患之。虽称小恙,但是对它的治疗,却往往很难收到药到病除的效果。每见迁延日久,反复发作,亦有顽固难愈,发展成为慢性支气管炎、哮喘者有之,进而成肺气肿、肺源性心脏病者亦有之。所以江南一带有俗语曰:"咳嗽,咳嗽,医家对头。"

历代文献中对咳嗽的论述,可谓丰富详尽,治疗咳嗽的灵方妙药,真是琳琅满目,勿庸多赘,这里只谈谈我临床治咳的点滴体会。

1. 正确对待"炎"字 咳嗽是肺系症状,其中最常见而人尽熟知的疾患当首推"气管炎"。不论急性或慢性,由于"炎"字当头,顾名思义,"炎"者火也,"火"者热也,于是很自然地把"消炎""清火",作为治疗气管炎的不二法门。不少医家,自病自医,因而治愈者果亦有之,但久治不愈,变生他病的,也屡见不鲜。究其原因,关键在于没有正确对待这个"炎"字。

"炎症"是西医的病理名词,是机体对有害刺激的一种自卫反应。炎症可以发生在身体的任何部分,有不同的种类和表现出不同的症状,而它们共同的主要特点是局部充血、水肿或渗出液。由于导致炎症的原因不一,各人机体情况差异,病程长短不同,从中医辨证,同样是炎症,却大有差别。既以表证、热证、实证为多,也不乏里证、寒证、虚证,绝不是清一色的火热证。

急性支气管炎大多属于外感咳嗽,一般有风寒,风热之分。肺主皮毛,开窍于鼻,通于天气,所以外感之邪,首先侵犯肺系。肺为娇脏,既畏寒,又畏热,而尤畏寒邪。所以《内经》说:"形寒饮冷则伤肺。"张景岳明确指出:"外感之嗽,无论四时,必皆因于寒邪。"临床所见风寒咳嗽多于风热咳嗽,冬季患咳者较多。

肺气本宜宣发,一旦风寒入客,寒则气收,肺气为风寒所束,失于宣散,于是气逆而咳。此时如果遽用寒凉,往往只能加重对肺气的遏抑,使痰稀难出,咳嗽增剧,胃纳减退。故凡风寒咳嗽,症见恶风畏寒,鼻寒声重,痰出如沫,舌苔薄白,脉见浮紧,不论有无发热,均宜辛温宣散,如荆芥、防风、前胡、紫苏叶、半夏、陈皮、生姜之类,风寒咳嗽的患者如见痰液由稀变稠,由白转黄,有化热趋向者,多是向愈之佳兆。

至于属于风热咳嗽的急性支气管炎,多有咽喉红肿疼痛,口渴舌红,咳痰黄稠或干咳少痰,出现一系列热性证候者,自当用寒凉清热之剂,以清肺中邪热,但在疾病初期,仍必须配合辛散宣肺的药物,使风热消散,肺气得宣。如果单纯应用大剂寒凉之品,亦可使肺气被抑,邪热不得宣散,咳亦难愈。麻杏石甘汤、定喘汤等,都是清热平喘咳之良方,前者用石膏,后者用黄芩,而都配麻黄以宣肺。余用鲜竹沥治痰热咳嗽,必加生姜汁若干滴,大可提高疗效。这是根据朱丹溪的治疗经验,亦有辛散宣肺之意。

慢性支气管炎多于秋冬遇寒发作,属痰饮咳嗽之类。更不可囿于"炎"字而肆用寒凉。只宜健脾益气,温化痰饮,痰湿化而咳自止。张仲景云:"病痰饮者当以温药和之。"所创小青龙汤、甘草干姜汤、苓桂术甘汤等宣肺健脾,温化痰饮,都是当前治痰饮咳嗽常用的有效方。

余邻里有一汤姓幼儿,出生4个月,患发热咳嗽,其父甫毕业于医学院,诊断为病毒性支气管肺炎,用多种抗生素治疗,历时月余,发热起伏而不退清,咳嗽反日益加剧。遂来余处要求中药调治。患儿发热 38.1℃(肛门),形体瘦小,面色苍白,四肢不温,痰声辘辘,微有喘息,咳嗽连连,其声不扬,呕吐痰涎,舌淡苔白。此外有寒邪,内有寒饮,患儿幼小,病程久延,正气已虚,乃为处方麻黄附子细辛汤合二陈汤加生姜三片,浓煎频喂。其父睹方后似有疑虑之色。余曰:病虽属炎症,但毫无热象于见,但服无妨。服 2 剂后咳减,3 剂而咳止,热退病愈。其父始信服"炎症"亦有属于虚寒者。

2. 治咳必求其本　"治病必求于本"是《内经》中的至理名言。治咳当不例外。

早在 20 世纪 60 年代初,余曾遇一男性病例,18 岁,干咳无痰已 1 年余。多方求医,中西药并进,未见寸效。经反复检查,肺部未发现异常。央余为其诊治,服药 1 月余,仍不见轻减,百思不得其解。一日,偶见余之大女儿挖耳垢引起咳嗽,忽有所悟,想起该患者曾诉说有耳鸣及听力减退的症状,当时未加注意。忆及李东垣曾云:"耳乃肾之体,而为肺之用。"患者长年干咳,找不出原因,会不会与耳病有关?次日便设法找到患者,只见两耳中全被耵聍塞满。便叮嘱他速去五官科清除耳垢。果然久治不愈的顽固咳嗽,竟不药而愈,而耳鸣及重听的现象也从此消失。这一病例虽时隔将近 30 年,印象极深。由此可见治咳求本的重要性。

"肺主咳",咳嗽总是肺的症状。但《素问·咳论篇》云:"五脏六腑皆令人咳,非独肺也。"说明人体内任何脏器的病变,如果影响及肺,也都可以引起咳嗽。这些脏器的病变,便是咳嗽的病本,病本不除,咳嗽便不可能治愈。例如"肝咳",多于情志不遂,大怒后引起咳嗽发作,症见两胁胀满隐痛,咳痰不多,或干咳无痰,咽喉干燥等。乃因肝气郁结,失于疏泄,致肝气、肝火上逆犯肺,影响肺气的宣发肃降而导致咳嗽。对此,余常用逍遥散、四逆散、黛蛤散、小柴胡汤、当归龙荟丸之类,酌加止咳化痰之品,同时配合劝导解释,每获良效。

见咳治咳,治标不治本,虽非误治,但在某些情况下,也有可能不见其功,反致其害。如因痰而致咳的,就不可多用镇咳止嗽的药物。因为咳嗽能帮助排出痰液,本属于一种保护性的反射动作。用镇咳药可使这种反射动作受到抑制,不能及时把积贮的痰液清除出去,结果只能使咳嗽加甚,甚至变生他病。所以历代医家都谆谆告诫,对咳嗽患者切不可过早地用五味、乌梅、罂粟壳、款冬花、诃子肉等酸涩止嗽的药物,确是经验之谈。故凡属痰多而引起的咳嗽,当以化痰为先,痰由脾虚而生的,尤当健脾以化痰,因火不生土而致脾虚生痰的,更应温肾以健脾。如此像抽丝剥茧,一追到底,务求从根本上进行治疗。

欲思治本,必先求本。余在临诊时,总是不厌其烦地详问病史,细察病情,发现疑问,便追踪检查,绝不以咳嗽为小病而掉以轻心,由此而及时地发现了好几例系统性红斑狼疮、心脏疾患、主动脉瘤和肺部肿瘤等严重疾病,使患者能不失时机地得到有效的治疗,这不能不算余治咳经验中的重要收获。当然,何止咳嗽一症,任何症状或疾病也莫不如此。

三、科普闲话

（一）吃人参不必忌萝卜

根据历代本草文献和名医临床经验,我认为人参可以与萝卜配伍,故吃人参不必忌萝卜。

长期以来许多人认为"萝卜能减人参功力,吃人参不能吃萝卜"。有些中医书和文章也认定此理,几乎已成为人们的共识。我认为这是一种误解。

人参作为药用,在我国已有几千年的历史,早在《神农本草经》就记载了人参有"补五脏、安精神、定魂魄、止惊悸、除邪气、明目、开心、久服轻身延年"等功效。以后历代本草书籍对人参的药效不断有所发展。如《名医别录》谓人参"调中、止消渴、令人不忘"。《珍珠囊补遗药性赋》谓人参"治肺胃阳气不足、肺气虚促、短气、少气、补中、缓中、止渴、生津液"。《本草纲目》谓人参"治男、妇一切虚证"。如此等等,不胜枚举。许多功效已为现代药理研究所验证。人参补气,被誉为补中之王。

萝卜既是蔬菜,又作水果,药名莱菔。种子名莱菔子,茎叶名莱菔英,在地里老而枯的名地枯萝,均入药。《本草纲目》引载历代药书论萝卜的药效有:"大下气,消谷和中,去痰癖,肥健人,生捣汁服止消渴。""利关节,理颜色,练五脏恶气,制面毒,行风气,去邪热气。""消痰止咳,治肺痿吐血,温中,补不足。""捣汁服治吐血衄血,宽胸膈,利大小便。生食止渴宽中,煮食化痰消导。""杀鱼腥气,治豆腐积。""主吞酸,化积滞,解酒毒,散瘀血甚效。""莱菔根叶同功,生食升气,熟食降气。生则噫气,熟则泄气。"

由此可见人参与萝卜都是气分药。人参补的是正气、元气;萝卜升、降、消、泄的是邪热气、恶气、风气、逆气、积滞气、痰浊气。邪去则正安,使气机调顺通利。正可以与人参之补气相辅相成。

在古籍中不乏人参与萝卜同用以治病的例子：如《本草纲目》转载《三因极一病证方论》用人参、黄芪研末，红皮大萝卜蘸食，治阴虚血尿，亦可治砂淋、石淋（泌尿系统结石）。明代名医傅青主以人参配萝卜治倒饱中满与气虚，食不消化等病。余在治疗老年性慢性支气管炎咳嗽、痰多、气喘者常用三子养心汤（莱菔子、白芥子、紫苏子），气虚者加党参或生晒参，还可以萝卜佐餐，效果较好。治疗肝硬化腹水，既用地枯萝、陈葫芦、牵牛子等泻水又加人参、黄芪、白术以益气。正如《本草新编》所说："人参得萝卜，其功更神。"所以我常嘱咐患者：吃人参不必忌萝卜。

（二）中药的煎法与疗效

在剂型完全改革之前，中药大多还是按传统的方法加水煎服。清代名医徐灵胎说："煎药之法，最宜深讲，药之效不效，全在乎此。"这话很有道理。煎中药要讲究科学。煎煮不当，不但可减低药效，有时甚至会危及生命，切不可轻视，对此，医生应向病家详细指点。

1. 煎药器具　传统多用砂锅或铜锅。砂锅耐高温，耐腐蚀，但有易破碎、易爆裂等缺点。铜锅市场已少见，为家常所不备。近来多用铝锅，但铝锅虽较轻便，却不宜用于煎药，因为铝质容易与酸、碱、盐类起化学作用，对人体健康不利。所以我常建议病家用搪瓷烧锅或不锈钢锅。搪瓷烧锅表面有一层"玻璃质"保护，较安全、牢固。不锈钢是含铬或锰的合金钢种，性能稳定，能耐酸、碱、盐、抗腐蚀、抗大气的氧化。对人无害，其中铬、锰等本是人体生命活动所必需的微量元素。锰在人的脑垂体中含量较多，垂体分泌生长激素，能激活 DNA 聚合酶，参与蛋白质的合成，关系到儿童的生长发育和心血管疾病的防治等。我国是一个低锰国，即使有极微量的锰摄入，也是有益无害，铬能增强人体胰岛素作用和糖的代谢，有利于糖尿病和冠心病患者。

2. 煎药用水　在煎煮之前先将中药饮片放入煎锅，加冷水浸泡些时候，使药物浸至湿透。头煎加水至离药面 1～3 cm（根据药量多少，药多水高），二煎加水到离水面 0.5～2 cm。现在医生处方有药味多、用量大的趋势。常见一剂药一大包，水加少了，上面的药煎不透；水加多了，患者吃不下。我建议用下列方法。

（1）将体积庞大的草药和吸水后体积膨胀的药物如丝瓜络（即丝瓜筋）、夏枯草等取出,放在锅中,多加些水,先煎 20 min,滤汁,再加水煎,两次滤汁代水煎其余的中药,即煎汤代水。

(2) 能饮者,以草药另煎滤汁代茶,余药加水,另煎二次,滤汁,分服。

(3) 分两锅煎。如此虽麻烦些,但药尽其用,对治病有好处。每煎药汁头煎以 200 ml 左右为宜。二煎可略少些。在锅里看到汁在滚动,但药面已无药汁,就差不多了。煎药次数多了,可以自己琢磨估计,积累经验。

3. 煎药火候 煎药不可用猛火。一般药用中火,或中火转小火。补益药用小火,时间长些,大多补益药质地较浓厚,要使药质尽量煎出。外感发热病用的解表发汗退热药,火力可稍大些,煎的时间要短些,先把药用水浸透,煮沸数滚即熄火,不揭盖,焖 10～15 min,待温滤汁顿服。头煎药汁多可分两次服,每次 200 ml 左右温服,第二次可稍加温再服,二煎可少些。芳香类药物,有挥发性,不宜久煎。如薄荷、沉香、葱白、砂仁、豆蔻(宜打碎)等应后下,医生在药方里一般都写明"后下"或"后入",即在熄火前 3～5 min 时投入。砂仁、豆蔻等药末亦可放在碗里用沸滚的药汁冲服或吞服。钩藤能平肝息风镇痉,降血压,但煮沸 20 min 以上时其有效成分已被破坏,所以亦应后下。生大黄通便,久煎后所含有泻下作用的蒽苷易被分解成苷元和糖,便失去泻下作用了,故亦应后下。番泻叶通便,只需开水冲泡便可服用,道理与生大黄同。矿石类如石膏、寒水石、磁石、紫石英、鹅管石,介类如珍珠母、生石决、生牡蛎,化石如龙骨、龙齿等,质地坚硬,难溶于水,需打碎先 0.5 h 再入他药同煮。鳖甲、龟甲、穿山甲等价较昂贵,饮片呈块状、质硬,一般煎不透便予丢弃,殊为浪费。我常旁注"另包",嘱病家自行打碎,使它与水的接触面增加千百倍,提高药效,节约用药。乌头、附子有良好的散寒止痛、温肾回阳的功效,但有毒性,虽经炮制,仍以先煎 1 h 为妥,以防乌头碱中毒。蛇六谷能消瘤散结,常用于痹症、脑瘤等,有毒性,需先煮 2 h,以免中毒。

4. 其他 胶类药物如阿胶、龟甲胶、鹿角胶、鳖甲胶等,可集中另外加水酒隔水蒸烊。放盛器内,冷却成膏状,每次取一茶匙,用好药汁冲服。亦可将药汁滤清后再加热,入膏(一剂的药量)溶化。蜂蜜、糖冲服勿煮。果仁类如酸枣仁、柏子仁、郁李仁等,外有包膜,质难煎出,必须打碎后入煎,红枣需剪开再煎。种子类如葶苈子细小轻浮,车前子含多量黏液质,海金沙是细小植物孢子,都应包煎。其他如粉末状药物:滑石、海蛤粉、生蒲黄,遇水成泥浆状的伏龙肝(灶心土)、夜明砂、晚蚕沙等以及有毛状的花、叶类如旋覆花、枇杷叶等,都必须包,以免药汁浑浊难咽和毛状刺激咽喉。贵重药物如野山人参、冬虫夏草、霍山石斛（枫斗）等，需另煎。

（三）中药也有副作用

现在有很多人认为西药有副作用，癌症患者用西药化疗，反应很大。中药是天然植物，没有副作用，这种说法是似是而非的。西药大多是化学合成的，用量小，剂量规定严格，每种药附有说明书，写明作用、适应证、禁忌证和有哪些副作用，以引起人们注意，不可胡乱随便服用。

中药有很悠久的发展史。古代药食同源，很多药物就是食物，谈不上什么副作用。中草结大多是天然药物，多数副作用小，或没有副作用。但是中药是不是完全没有副作用呢？不是！中药有几千种，其中也是"良莠不齐"。不分青红皂白地说"中药没有副作用"是错的，是误导。古书上写明："神农尝百草，一日遇七十毒。"可见我们的祖先在寻找发现治疗疾病的药物过程中，经常遇到毒性药物。历代医药学家在长期与疾病斗争中，反复研究各种药物炮制方法，用酒、醋、姜、麸、米泔水、水、盐等将药物进行浸、泡、漂、蒸、炒、煨、烘、煅、淬等，使减低毒性，改变药性，减少副作用。所以有些中药也有副作用。

中药的副作用究竟是怎样的呢？下面提出几点应予注意。

首先要明确一个原则：中药是用来治病的。凡是治病的药都有它独特的药性作用，没有药性作用的药就治不好病。药性如寒、热、温、凉、润燥、补、泻、升、降、固涩、通利、发散、收敛、活血、止血等，各有所偏。正常人体阴阳处于动态的平衡状态。一旦由于外来或内在的致病因素使机体某一方面失去平衡，使阴阳有偏，就应用药性之偏，以偏纠偏，使之恢复正常的动态平衡。例如因寒邪引起的感冒发热，要用温散的药物发汗祛寒，汗出热退而愈。因风热之邪引起的感冒发热，要用辛凉解表、清热解毒，热退而愈。反之，如果风寒感冒咳嗽，处方不用辛温解表发汗而用大剂寒凉药，结果邪郁肌腠，肺气不宣，使咳痰难出，咳嗽加剧，久延不愈。这是用药错误出现的副作用。

其次要明确中医的用药特点不是根据某一种病就用某种或某些药，而是辨证论治。同一种病在不同人身上可以出现不同的证候，治疗的药物就不尽相同。而不同的病种如果两人的辨证基本相同，则所用药物也就差异不大，这就是"同病异治，异病同治"。当然，某一种病有其共性的面，但对不同人的处方往往同中有异。例如便秘一病，有多种不同病机，如肠胃积热，气机郁滞，阴血亏虚，阴寒凝滞,气虚无力,肾虚肠燥。用药都不相同。辨证精确,对证用药,可以药到病除。如果温凉补泻误用,非但无效,反而有害。有些人看到别人吃药效果很好,自己的病与他相同,就去买来吃,结果效果不显,反而出现一些不良现象,这是不了解中医特点,药不对证而出现的副作用。所以中药一般没有固定的适应证,也没有肯定的副作用。

有的患者吃药感到效果良好,于是认定这张方,长期吃下去,久而久之,怎么不灵了。这是因为人的病理情况是在不断变化的,必须根据病情变化而变换处方。怎么能一直原方续服,以不变应万变,这样当然会出现证不对药的副作用了。所以任何药都不能吃得太久、太多。即使像人参这样的"补品之王",吃久了也会使人对它产生依赖性,从而抑制自身的生理功能;吃多了会出现心慌、头痛、血压上升等症状。称为"人参综合征"。

有些中药毒性很强,如砒霜、蟾酥、乌头、马钱子、甘遂、大戟、芫花等,用得恰当,药效如神,但药性猛烈,医生必须审慎应用,斟酌剂量,药后严密观察,以防意外。朱砂亦称辰砂,内服能安神镇静,外用能解毒杀菌,如朱砂安神丸、磁朱丸、安神定志丸、补心丹(即天王补心丹)等中成药里面都有朱砂,药店有售,有的病家常自己去买来服用。处方有辰(朱)麦冬,朱(辰)灯心等。朱砂的主要成分是硫化汞,不能服之过量,亦不可连续服用,最好不要超2~3周。久服有积蓄作用,可导致汞中毒。必须注意!

有些中药毒性极低,但吃多了也会出现副作用。例如众所周知的甘草,它的功用很多,如补中益气,清热解毒,解痉缓急,镇痛止咳,缓和药性等。现代研究:甘草有抗炎、抗菌、抗过敏、解痉李、解毒、保肝、抗消化性溃疡、镇咳、镇痛,和肾上腺皮质激素样作用。所以甘草是中医处方中最常用的一味药。汉代医圣张仲景著的《伤寒论》《金匮要略》两书是中医方书之祖,书中共256首方,其中154首方有甘草。现在临床用甘草,一般常用剂量,没有见到什么毒副作用。但如果剂量太大,也可能出现脘腹胀满、胃口不好、消化不良等现象。有人在用甘草流浸膏(甘草的浓缩剂)治疗胃及十二指肠溃疡时,有部分病例出现水肿、血压升高、血钠潴留、血钾降低等现象,这是甘草的副作用。所以即使对症的中草药也必须掌握用量和用药时间。

(四)谈谈冬令进补

冬令进补是一种传统的中华医学文化。我国古代医学家很早就认识到人与自然界的密切关系。人类生活在天地之间，宇宙万物是人的生命泉源，自然环境的变化，特别是四时季节气象物候的更迭，与人的生活、劳作、疾病、健康是息息相关的。因此人要生存，必须顺应自然界的变化规律。正如《内经》所说的"人与天地相参也，与日月相应也"（《灵枢·岁露论》）；"天覆地载，万物悉备，莫贵于人。人以天地之气生，四时之法成"（《素问·宝命全形论篇》）；"天食（音寺 sì，拿东西给人吃）人以五气，地食人以五味，气和而生，津液相成，神乃自生"（《素问·六节藏象论》）；"夫四时阴阳者，万物之根本也。所以圣人春夏养阳，秋冬养阴，以从其根。故与万物沉浮于生长之门"（《素问·四气调神大论篇》）。

我国自古以农立国。广大农民春夏辛勤耕耘，秋季忙于收获，冬季农事已毕，需要休养生息，这是符合生物界春生、夏长、秋收、冬藏的自然规律的。冬令天寒地冻，生物潜藏蛰伏。人们则家家丰收，也有条件增些营养、进些补品，贮藏些精力，以备来春劳动之需。富贵人家则请医生开药方，熬膏滋药，寒冬腊月，久存不腐，每日服用。于是"冬令进补"，流传至今，成为习俗。

时至今日，人们把进补称为"健康投资"。立冬以前，中药店生意就红火起来。各种补品五花八门，令人眼花缭乱，无所适从。看广告，看说明，听介绍，信好话，可谓盲目投资，只怕得益不多，甚至反受其害。

究竟什么是进补？怎样才能有效地进补？哪些人该进补，哪些人不该进补？这些都属于中医学的内容。应从中医的观点来理解。

"补"是中医治法之一。最简单的原则就是"虚则补之"。可是人体是非常复杂的，"虚"有阴虚、阳虚、气虚、血虚以及五脏之虚等。它们之间又有兼见、偏重、关联、因果等。必须通过四诊辨证才能确定。然后选择最确当的补法。所以进补一定要听从医生的指导。

补的目的是增强体质，保证健康，根据中医的观点，人体的脏腑、经络、气血、阴阳在动态消长中能保持平衡，就是健康。这种动态的平衡，在《内经》里称为"权衡"。"权"者变也，"权"为秤锤；"衡"者平也，"衡"为秤杆。秤物无论轻重，都可以移动秤锤使之达到平衡。人生活过程中，通过自身的不停地调节，以保持机体各部分的权衡，反映在寸口（桡动脉）的正常脉象。这就是《内经》所说的"气归于权衡，权衡以平，气口成寸，以决死生"（《素问·经脉别论篇》）。"气口成寸"指切脉处。如果年老体衰、精血亏损，由于劳累、饮食、精神及其他各种病因，破坏了机体的正常调节，使体内脏腑、经络、气血、阴阳失去平衡与协调，出现偏胜与偏衰,便是病态了。"此阴阳更胜之变,病之逆从也"(《素问·阴阳应象大论篇》)。治疗原则即以药性之偏来纠治病体之偏,使之恢复正常的"权衡以平"。即所谓"谨察阴阳所在而调之,以平为期"(《素问·至真要大论篇》),"平治于权衡"(《素问·汤液醪醴论篇》),"治在权衡相夺"(《素问·玉版论要篇》)。于是就保持健康。根据这个道理,"虚则补之""补其不足"只是"权衡以平"的一个方面。与之相反的另一方面是"实则泻之""损其有余",如祛除、排出、夺去、削减、化解、疏散、通利、散结、消癥都属于泻法的范畴。补与泻缺一不可,例如阳热过盛而导致阴虚的,可以补阴,更要抑阳;阴虚而导致阳盛的,则着重补阴。如煮夹生饭,如因水(阴)太少了,应当加水,如因火(阳)太旺,则必须釜底抽薪,道理是一样的。再如血瘀可以导致血虚,像《金匮要略》的"干血痨",症见身体消瘦,不思饮食,月经闭止,面色黧黑,肌肤甲错,骨蒸潮热。这是由于内有瘀血。"瘀血不去,新血不生",瘀则生热,热能伤津,津血不能外荣所致。治以大黄䗪虫丸,活血行瘀,清泄积热。瘀血去而新血生,积热除而津液保,而得病愈。犹河道淤塞,水流细小,疏浚淤塞,水流自然洪大。火盛水干,抑火保水。五脏通畅,人即安和。这里用的是"祛除""清泻"之法,却起到了"补益"的作用。即所谓"寓补于泻"。

由此可见,前面所说的冬令吃补药进补是不全面的。对于进补的含义,不能仅仅局限于虚则补之的范围。健康来自调法,调才能达到补益之目的。所以应该说"调补""调理"。

哪些人该补呢?首先是年老体弱的需要补。人过中年,随着年龄的增长,脏腑、组织、器官的功能逐渐老化、衰退,需要调补,像机器旧了,需要加油,修理保养。

现在的中年人工作繁忙,家庭负担重,奔走劳累,精力不济。《内经》说:"年四十而阴气自半也,起居衰矣。"(《素问·阴阳应象大论篇》)。全身的物质与功能开始由盛转衰。为了延缓衰老、补充精力,调补也是需要的。

有各种慢性病的人,身体某部分的疾病可以影响到全身。冬令吃些膏滋药,经医生辨证论治,有针对性地进行调补,既治病又健身,健身有利于疾病的康复,故最为相宜。

青壮年不必进补。

儿童除了有病者之外,一般不宜进补。当今的独生子女,养尊处优,营养丰厚,家长还唯恐不够,给各种补品,造成肥胖儿、早熟,不少女孩小学四五年级已月经来潮。这对孩子们是有害的。

冬令进补,流传至今。实际上调补也不必局限于冬令,一年四季都能进补。关键在于需要与否和因人而异。

(五)中医中药与美容

本文为1988年8月在香港召开的国际医学美容研讨会上我的发言稿,1991年1月发表于《上海中医药杂志》。今据该文作整理补充,介绍如下。

中医有几千年的历史,我们的祖先在与疾病作斗争的漫长过程中,对延缓衰老,驻颜回春和防治有损于美观的皮肤疾患等方面也积累了丰富的经验。中医美容不论在理论或方法上都具有特色。

1. 历代医家对美容的认识　早在2 000年前的《内经》一书中就已经有关于痤、黵、面衰、颜黑、面尘、眉堕、毛折、皮皱、唇揭、爪枯等皮肤病症病因病机的论述。

距今1 700年,由晋代葛洪原著,梁陶弘景增补的《肘后百一方》中,设《治面疱发秃身臭心惛鄙丑方》一章,乃是美容的专篇。收集了内服外治的方药97首,它们都是名医垂记,累世传良,博闻有验,自用得力的验方。其中有些方剂经后世医籍转辗传抄,流传至今。如治面生野(黯黑):"以生杏仁去皮捣,以鸡子白和,入夜洗面,干涂之,旦以水洗之,立愈。"此方是由《外台秘要》转引自《肘后备急方》的。据笔者经验,此方确有较好效果。

成书于公元610年的巢元方《诸病源候论》是我国第一部病因证候学专书。对不少面部皮肤病患的病因病机作了分析。如:"人面皮上或有如乌麻,或如雀卵上之色是也。此由风邪客于皮肤,痰饮渍于腑脏,故生黵。"(注:"黵"指雀斑,黑痣)"嗣面者(即粉刺),云面皮上有滓如米粒者也,此由肤腠受于风邪,搏于津液,津液之气,因虚作之也。""酒黵(酒糟鼻)候,此由饮酒,热势冲面,而遇风冷之气,相搏所生,故令鼻面生皶,赤炮匝匝然也。"病因病机的分析可为各该病症的治疗依据。

唐代孙思邈《千金要方》,专设"面药"一篇,选载治疗面野、黵黑,面无光泽,皮肉皱皴等,用以除疱、治黵、灭瘢、消印、润肤、增白、美面、悦色的美容方就达81种。此外,孙氏还首创调气法,乃气功疗法之一,据云此功练至一定程度,可使"人身体悦泽,面色光辉,鬓毛润泽,耳目精明",收到健而美的效果,也是值得研究的。

唐代王焘《外台秘要》载美容方 207 方,治疗各种头面疾患五十八门。

宋代以后,一些大型的方药医籍如《太平圣惠方》《圣济总录》《普济方》《本草纲目》《医宗金鉴》以及浩如烟海的医学书籍里,有关美容的方剂,更是何止千数。

历代皇宫后妃,争美斗妍,宫廷中多搜集各种美容秘方,为数不少。如宋代已有《御药院方》,亡佚后,至元代许国祯搜集金、元及其前之宫廷用方,重行编纂《御药院方》,内有洗手、洗面、刷牙、固齿、乌须、生发、驻颜、润肤诸方。

明清亦均有御院秘方。成百上千的验方、秘方,其效果如前人所述,虽不免有言过其实之处,需进一步通过临床验证,但其中当不乏值得研究的有效方药。

2. 医学美容不仅是局部问题　历代医家关于美容方面的研究,是多方面的。其中有一点值得提出的,即他们除了对局部处理外,很注意整个机体的调治,认识到美容不仅是一个局部问题。而当今现代医药美容术比较注重于容颜、五官、体态的修饰、治理和改造,较少考虑整体对局部的影响。两相比较,中医美容具有整体观的特色。中医学认为人是一个整体,任何一个局部,都是整体不可分割的一部分。局部的病变和异常,有可能是整体疾病的反映,那么必须通过整体的调整,才能从根本上治愈或改善局部的情况。医药美容问题也同样如此。在人的生过程中,皮肤从柔嫩、细腻、滋润、富有弹性,逐步变成粗糙、枯憔、皱瘪、松弛,乃是全身物质、功能渐渐老化的表现。如《内经》中云:"女子五七(35 岁),阳明脉衰,面始焦,发始堕;六七(42 岁),三阳脉衰于上,面皆焦,发始白。""丈夫六八(48 岁),阳气衰竭于上,面焦,发鬓颁白。"认识到容颜枯憔,须发斑白是生命过程的自然规律。人的"十二经脉,三百六十五络,其血气皆上于面而走空窍"。每一条经脉都分属于某一脏腑。当某个内脏有病变,或内脏之间关系失调,经脉气血运行不畅,络脉阻滞,或经脉气血不足,都可以由经脉反映到面部来。因此通过对经脉气血,脏腑功能关系的调治,可以达到却病强身,延缓衰老,以及驻颜美容之目的。中医学这种独特的理论和思维方法,必将对医学美容提供新的思路,指出新的研究方向,从而创立一些新的美容方法。下面举几种具体病症及治疗情况,作初步论证。

3. 几种病症的中医论治

(1)黄褐斑:又称"面尘""黑斑""黑䵟",多见于面颊、额、鼻、唇周,呈大小不等的色素斑,常左右对称,夏季日光照射,颜色加深,好发于妇女,有碍美观。其起病原因除与日光、遗传有关外,有的发生在怀孕期,少数在分娩后逐渐消退,有的在流产或人工流产、卵巢、子宫等妇科手术后出现；亦见于月经不调、痛经、慢性宫腔病、乳腺增生等患者，说明本病与妇女的特殊生理病理有密切关系。此外，黄褐斑还见于习惯性便秘、胃肠功能紊乱、肝胆病、肾脏病、结核病、疟疾、酒精中毒，以及甲状腺或垂体功能低下、肾上腺皮质肥厚、性激素异常等内分泌腺疾患。治疗黄褐斑，必须追踪以上各种病因，才能找到根治的办法。中医对本病的辨证，大多认为与肝郁，脾肾不足，阴亏火燥，血行瘀滞等有关。如司氏用滋阴、养血、健脾、疏肝的药物配合维生素C、维生素E，及耳穴压籽，外敷含人参、红花、三七的美容方等，治疗50例，治愈32例，显效6例，有效8例，无效1例（《云南中医杂志》1990年第2期）。刘氏用耳穴压籽及针刺的方法治疗71例，治愈28例，显效43例，总有效率100％（《上海针灸杂志》1989年第2期）。他们都属于整体性的辨证论治，效果是令人满意的。

（2）痤疮：又称"齇""粉刺""青春痘"，是一种毛囊皮脂腺炎症性皮肤病。好发于面部，多见于青年男女。由于皮脂分泌过多，不能排出，瘀积于毛囊中，形成稍高出于皮肤的细小疙瘩，上有小黑点者为黑头粉刺。用指甲挤压有针眼样大小的淡黄色脂粒或豆渣样物质，倘有感染便成红色小丘疹或小脓疱，导致皮肤高低不平，严重损害美观。中医认为本病的发生与青春期生理、饮食习惯、肠胃功能紊乱以及皮肤毛腠排泄障碍有关。青春期正是全身各方面生长发育开始旺盛的时期，肾气渐实，阳气有余。阳气有余便是火热，如果再加食多甘美、肥腻、辛辣，肠胃积热，或腠理失于疏泄，津液皮脂等湿浊郁滞，或心烦肝郁不得疏泄，以及劣质化妆品对皮肤的损害等，便容易导致痤疮发生。《内经》云"郁乃痤"。《诸病源候论》还说"因敷胡粉（注：古代敷面增白的美容粉，多含铅质）。而皮肤虚者，粉气入腠理化生之也"。可见痤疮的发生与内在外来的多种因素有关。所以治疗应针对病机内服清热、凉血、健脾、祛湿、泄浊、解毒、疏肝、清心、清利肠胃等。另可外用经验方颠倒散洗剂涂之（颠倒散：硫黄、生大黄各7.5g，研末，加入100ml石灰水中，混合）。临床治疗痤疮，有一定效果。张氏用凉血四物汤加减治48例，痤愈12例，显效17例，明显缓解14例，无效5例（《新中医》1984年第5期）。刘氏用凉血、活血、通腑、攻下等法治疗57例，显效22例，有效33例，无效2例（《北京中医》1986年第1期）。龚氏分肺热、热毒、脾胃湿热血瘀四型，治疗200例，治愈175例，有效21例，无效4例（《河北中医》1986年第6期）。张氏按月经周期服药，治疗女性88例，显效61例，有效15例，见效9例，无效3例

《乡村医学》1986年第9期)。此外,亦有以针刺及电针、耳穴贴压、耳背放血、针刺加拔罐等治疗方法,都取得比较满意的效果。

(3)白癜风:是一种色素障碍性皮肤病,全身都可发生,尤其好发于头面、手、颈等显露部位,甚至眉、睫毛、头发尽白。本病发生的原因尚不清楚,或谓与神经因素或自身免疫有关。中医认为主要由于风湿搏于皮肤,致令气血失和,血不荣肤而成。顾氏对6例患者,根据辨证,分别用祛风宣肺,调和气血,补益心脾,疏肝利气,开达郁闭,益气固表合祛风,补益肺肾,益气祛风等不同治则,内服外敷,都取得较为满意的效果。朱氏治疗232例,分为三组:A组100例,用利气、活血祛风法;B组51例,用糖皮质激素泼尼松;C组53例,用滋阴、活血、祛风之剂加糖皮质激素泼尼松。结果共治愈33例,显效72例(白斑恢复正常,色素面积占皮损面积60%),有效80例(白斑恢复正常,10%<色素面积占皮损面积<60%),无效47例。总有效率79.7%,多数在2～3周见效。痊愈多在5个月之内(《上海中医药杂志》1988年第11期)。

(4)秀发脱发、秃发,乃至"牛山",也是美容一忌。人的头发一般3年左右会自动脱落。每日梳头掉些头发本是新陈代谢的生理现象,不必大惊小怪。但如成片大把地脱落,就必须重视了。生发、美发也属于美容范围。《千金要方》卷十三用于乌发、生发、润发、染发的内服外治方就有53方,历代医案也有不少治疗秃发的验案。如金元时期,朱丹溪治胡氏子,年十七八,发脱不留一茎,伙食起居如常,脉微弦而涩,轻重(指按脉时用力轻重)皆同。此厚味成热,湿痰在膈间,复因多食梅酸味,以致湿热之痰,随上升之气至于头,熏蒸发根之血,渐成枯槁,遂一时尽脱。以补血升散之药,用防风通圣散,去芒硝,唯大黄三度酒炒,兼四物汤酒制合放,服2月余,诊其脉,湿热渐解,乃停药,淡味调养2年,发长如初。明代薛己治一儒者因饮食劳役,乃恼怒,眉发脱落,薛以劳伤精血,阴火上炎所致,用补中益气加麦冬、五味及六味地黄丸加五味子,眉发顿生如故(《清代沈源奇症汇·头》)。以上两案,一从湿热,一从虚治,皆效。按脱发有脂溢性的,干燥性的和症状性的。原因有先天不足、产后失调、贫血、全身消耗性疾病、内分泌因素、精神因素、药物因素以及癌症化疗反应等。大多与全身情况有关。据湖南省人民医院对456例脱发患者进行辨证分析,其中脾虚湿困型222例,多属于脂溢性,治以健脾、祛湿、行气、通络、养血、生发的方剂。肾虚血燥型148例,为干性脂溢性脱发。180例为斑秃,皆由于精血亏耗,血燥生风,治以补肾、滋阴、养血、安神、通络。气血虚损型 6 例,多见于症状性脱发,治以益气、健脾、养血、补肾、通络。以上均配合外搽。结果治愈 151 例,显效 128 例,有效 119 例,无效 58 例。治愈时间最长 212 日,最短 29 日,平均 81 日(《中医药国际学术会议论文集》)。此外,如张氏以针刺治疗全秃及脂溢性脱发,有一例全秃患者针 7 次长出绒状细发,四个疗程满头乌发(《上海针灸杂志》1984 年第 3 期)。阎氏以防老穴(百会穴后一寸)、健脑穴(风池穴下五分)为主穴,治疗脱发 108 例,其中 70 例斑秃,痊愈 55 例,好转 15 例;38 例脂溢性脱发,痊愈 32 例,好转 6 例(《中国针灸》1988 年第 4 期)。

近年来有关中医中药应用于医学美容方面的研究,报道很多,以上所举病种及例子仅是一隅而已。但由此可以充分说明这些病症虽都表现为局部的异常,而无不与全身脏腑功能、经脉气血有关。除局部治疗外,更必须从整体考虑,美容绝不是单纯的局部问题,体现了中医整体观的特色。

此外,许多可影响美容的皮肤病和其他疾病,与人的精神情绪亦常有不可分割的关系。根据中医理论,形体与精神也是一个整体,称为"形神合一"。人的思想意识,情志变化,与内脏功能活动息息相关。七情内伤,可导致内脏功能紊乱,经脉气血运行失常。因此保持愉快、开朗、乐观、安定的心情;避免忧郁、烦躁、愤怒、紧张等不良情绪,这也是中医学美容整体观的一个重要方面。

(六) 糖尿病患者的点心

糖尿病患者大多食欲旺盛,但由于必须限制米面粮食,因而常为饥饿而苦恼。这里介绍几种适合糖尿病患者的点心。

(1) 山药粥:将新鲜山药洗净,去皮,切成片或丁,加水煮成粥。亦可加些瘦肉末、青菜末、少量盐和味精,烧成菜粥。山药亦名薯芋,是一味治疗糖尿病的常用中药。功能健脾益气,养阴补肺,增强体力。神倦乏力、夜间尿多者,尤为相宜。

(2) 黑白木耳汤:黑白木耳各半,或以 3∶2 的比例,水浸发开,洗净,加水,煮至半酥,稍加酿制酱油、麻油等调味。亦可加香菇、金针菜、虾米等,味更鲜美。木耳是食用菌类,能滋阴益气,润肺强身。据近代研究,木耳还有抗癌作用,黑木耳能降低血液黏稠度,因而可预防脑血栓和心肌梗死。吃法方面,白木耳也可不必久烧煮,捞出用酱油麻油拌食质脆味美,胜过海蜇。黑木耳煮汤亦不需烧酥。

(3) 桃树胶粥:桃树胶 10 g 左右,水浸 1～2 日,变软呈透明胶状,剪成碎块如绿豆大,加水煮1～2 h,调味和吃法可参考山药粥、木耳汤,也可加鲜青豆同煮。桃树胶是桃树的树脂,也是一味中药。李时珍《本草纲目》写道"和血益血""保中不饥""治虚热作渴",临床用于治疗糖尿病。过去药店有售,现桃园里桃树上较多,采集后晒干贮藏。

(4) 鱼鳞膏：取青鱼、鲤鱼的鱼鳞,洗净,加水适量,约2 000 g大的鱼,一饭碗水,鱼小酌减。煮沸20 min,滤汁去渣。冷却后结成冻,用刀划成小方块,加少量酿制酱油麻油服食,味道极好。鱼鳞的营养价值颇高,能补脑益智,壮骨强筋。一般都丢弃不用,殊为可惜。余常咐家长们,制鱼鳞膏给幼儿补身,可助长发育。加些白糖果汁作为冷饮也,受儿童欢迎。

(5) 淡菜黄豆汤：取淡菜(南货店有干品)几只,水浸除去肠子和毛状物。煨汤,可加冬瓜、胡萝卜或萝卜,亦可加鲜蘑菇、黑木耳等,放少量盐、麻油。淡菜又名贻贝、壳菜,雅号"东海夫人",属海贝类,是一种高蛋白的营养保健品。家庭中常以它与猪肉同煮,味道鲜美。李时珍《本草纲目》载"烧食一顿能饱""煮熟食之能补五脏"。据现代研究,淡菜中含有一种人体内不能合成的必需脂肪酸——二十碳四烯酸,它对人的皮肤有保护作用。所以对糖尿病患者很有好处。

以上五种点心,既有助于治疗,又能果腹,一举两得。糖尿病患者,可以一试。此外,南瓜、黄鳝都有一些降糖作用,供选食。

第五章
名医工作室团队
跟师心得体会集萃

继承发扬中医药学术，中医薪火世相传

2017年9月22日一场特殊的学术会议"继承发扬中医药学术——暨沪上之星抗肿瘤促健康座谈会"在岳阳医院召开。本次座谈会之所以称之为特殊，与会人员除了中医界的多名专家、众多学生外，还特邀了20多名肿瘤患者。

会议在追思、怀念凌师的序幕中拉开，上海市名中医凌耀星学术经验传承工作室的成员也即是凌师的一众弟子向大家介绍了凌师的生平及学术经验。在座的与会学生和特邀的肿瘤患者也对凌师有了更全面的了解。生动的描述仿佛又把大家带回到了凌师教书育人，诲人不倦，奋斗在临床一线，刻苦钻研医学经典，撰写著作，终而成为一代大师的往昔时光。

作为中医大的教师，凌师可谓桃李满天下。时任上海中医药大学副校长何星海，曾聆听过凌师的《内经》教学，在提及凌师的授课时，何校长说："凌师虽然身材娇小，但一上起课来，就声如洪钟，面色通红，甚至能看到她怒张的颈静脉。"纪念一个人不仅仅是在形式上的怀念，而是这个人是否已经深深烙入了别人心中。凌师永远是学校（上海中医药大学）、学生、患者心中的凌师。我想何校长说出的正是大家的心声。

凌师学识渊博，一生精研《内经》《难经》，将中医学的经典理论融会贯通地应用于临床，治疗各种疑难杂病，往往能效如桴鼓。凌师老年时将主攻肿瘤作为学术阵地，提出了"攻、补、调、导"治疗肿瘤的四字大法。在学生眼里，治疗如此令人望而生畏的重大疾病，老师的方子看似平淡无奇，在临床上应用起来却往往能

如有神助而屡获奇效。正是这样的"魔力",需要工作室的成员们把她的学术思想传承下去,发扬光大。

原岳阳医院院长房敏曾与凌师有过深入的接触,每逢春节必去登门拜访。凌师在他心中就是一代大师:"不论用什么语言去赞美凌师都不为过。"她的一言一行中无不透露出大师的风范,这样的风范背后正是有着一颗宁静如水的心,"大师的心态值得大家去追求,而现在工作室传承人身上都多多少少看到了凌师的影子"。

工作室负责人、凌师的大弟子、岳阳医院吴士延教授,跟随凌师抄方学习30余年。吴士延采用"攻、补、调、导"四字大法施治肿瘤患者,大大地延长了肿瘤患者的生存期,提高了生活质量,为社会、患者及其家庭带来了福音。

但凡提到凌师,吴士延便会肃然起敬,对凌师的赞不绝口。吴士延常说:"我现在临证为患者治疗能有如此好的疗效,完全要归功于凌师,凌师不仅仅是我的恩师,更是我的长辈。"

确实,其他暂且不论,吴士延现在在临床上治疗患者万变不离其"宗","宗"就是凌师总结出来的治疗肿瘤的四字大法:攻、补、调、导。"攻""补""调"是肿瘤治疗用药的指导原则,而吴士延在临证中总不忘"导"字,且往往会很重视"导"在治疗过程中的地位。记得吴士延曾说过:"与凌师生前时常交流,提及'导'的重要性,攻、补、调三者只有与导相辅相成才能事半功倍,收到意想不到的临床疗效。"

张丽丽(化名)甲状腺癌术后,初病时心态极其不好,愁眉苦脸,在当时的她眼里天要塌下来了,心理上甚至已经不能再多承受一根鹅毛的重量。闲聊时听人说中药治疗能有效,把着试试看的心态,无意中来到了吴士延的门诊,经一番中医四诊,病情了解后,吴士延首先开出一剂"导"剂,用和蔼的态度对张某悉心劝导,举出数个有效病例。3剂汤药服后,症状有了很大的改善,第二周复诊时,张某进诊室即是笑脸相迎,像完全换了个人似的。现已坚持治疗5年,虽然还在坚持服用中药,但能参加各种社会活动,完全看不出得过肿瘤的痕迹。

古学明(化名)是一名胃癌患者,自全胃切除术后至今已超过了5年的生存期。他也一直服用吴士延的两种方药:汤剂和导剂。从领导岗位上退休下来的他刚开始很难接受这个事实,但自打他在吴士延这里接受中药治疗后,一直"戒"不掉"导"剂,每次来吴士延都会和他聊上十几分钟,多时甚至半个小时,刚开始时是吴士延找他聊,渐渐地他主动地找吴士延聊。最后,他是这么形容得:"医生要如热水瓶,温暖久保存,不能如电水壶,摸上去太烫,但过不多久就冷却了,让患者难以接近。吴医生你就是我的热水瓶。"

吴士延曾说:"凌师一帖'导'剂,为多少患者开启了重生之门。"凌师虽于2015年已仙逝,但她的治学精神和学术思想却是不朽的。正如上海中医药大学教授王庆其这样的描述:"泰山其颓,哲人其萎,国医风范,大师风范,宛若眼前。"

(凌耀星名医工作室)

校庆六十载,追忆恩师情

（一）构建中医肿瘤治疗新理念

当下,恶性肿瘤在疾病谱中的位置已悄然上升,是人类生命健康又一最重大危害,给社会、家庭和个人带来巨大的负担和痛苦,世人更是谈癌色变。因此,恶性肿瘤的防治问题已经是医学界最重要的研究课题之一。中国医学历史悠久,源远流长,早在商代甲骨文中就有"瘤"的出现,我国最早的医学专著《内经》中就有"积""癥""肥气""伏梁"等类似于现代医学恶性肿瘤的记载,"癌"则最早见于宋代东轩居士所著《卫济宝书》卷上,现代中医学对肿瘤的认识已从传统质朴的理论上升为与现代科学技术及方法相结合,以更全面深入地探讨肿瘤的病因病机、发生发展、辨证治疗、预后转归及预防等,并以此来指导抗癌治疗。

凌师于20世纪80年代初率先在中医院校及兄弟医院组织学习中医肿瘤学,自编讲义,亲自主讲,并带领吴士延等弟子授课,弥补了当时中医课程体系中肿瘤临床中医治疗不足。凌师家学渊源深厚,擅长运用《内经》理论治疗癌症及疑难杂病,经过长期探索,在肿瘤的治疗方面积累了丰富的经验,先后出版了《中医治癌秘诀》《中医治疗疑难病130例纪实》等两部以肿瘤中医治疗为主的临床研究学术专著。体现了凌师构建新理念的胆识与能力,突出了中医肿瘤医学的特点,强调了临床实用性。创新性地构建了肿瘤在临床上的论治体系,书中论述了常见恶性肿瘤的流行特点、病因病机、病理、临床表现及分期治疗等,着重论述了具有中医特点的各种抗癌方法,对我们后辈治学而言相当地难能可贵。

（二）深化研究,理论创新

凌师十分注重以《内经》为基础的传统理论指导医疗实践,扎根于临床,不断全面地推动中医肿瘤病事业与学术的发展。

为了征服癌症，多年来全世界医学和科学工作者，大力进行研究，取得空前进步，检测手段日新月异，如 B 超、CT、MRI、PET－CT 等，有助于早期诊断、早期治疗，从而有可能把癌症恶魔扼杀于萌芽状态。各种新的治疗技术、药物的使用使疗效不断提高，5 年生存率逐渐上升。在这浩浩荡荡的治癌大军中，中医药发挥了一定的作用。因中医具有整体调治、扶正祛邪、保护机体、改善机体内环境以及副作用小等独特的优势，其疗效常为西医所不及，大有潜力可发掘，为全世界所瞩目，是一支无可替代的生力军。凌师先后收治过数百例癌症患者，以无可置疑的事实告诉世人：从中医"扶正祛邪"原则出发治疗癌症所产生的效果，有时为西医所不及。

临床所见，几乎全身各个系统、任何脏腑器官都可能生癌，癌的性质、特点、经络来源等是不相同的，真可谓种类繁多，它们各有各的特殊性，中医治癌，独树一帜，那就是凌师经常提醒我们的一句话：首先在万变之中着重找出其不离之"宗"。知其要者，一言而终，不知其要，流之无穷。所谓"宗"，一言而蔽之，就是抓住癌症发病机制的共同特点，也就是共性，然后在共性的基础上再结合各个病种和具体患者的特殊性，挈其要领，明辨主次，而成竹于胸。凌师反复明确指出，癌症的共同特点是"局部为实、整体为虚"。"局部为实"是一切肿瘤的共性，癌症之所以不同于良性肿瘤，还有"整体为虚"。《内经》云："正气内存，邪不可干，邪之所凑，其气必虚。"凌师在认识癌症共性的同时，从不忽视各种癌症的特殊性，由于癌症发生的脏腑器官组织及其病理生理都不同，如肺癌、肝癌、鼻咽癌、淋巴癌、食管癌、骨癌、胃癌、卵巢癌等所出现的症状差异很大，同一病种在不同患者身上有年龄、体质、合并其他疾患等不同，亦有气血、阴阳、寒热、虚实等差别，即使同一个患者在病理的不同阶段也有不同情况，再如癌肿已否切除、原发、复发、继发、转移、扩散以及放疗、化疗等都会有各自的特殊性，千变万化囊括其中，通过辨证分析，选方用药进行整体调治。对此，凌师在中医治疗肿瘤方面就有独到见解，整体治疗以"攻、补、调、导"四字为原则。"攻"局部之实：根据"结者散之，留者攻之，坚者削之，客者除之"的治疗原则，针对气滞、血瘀、痰凝、湿聚、寒结、热毒的病机，采用利气、祛瘀、涤痰、化湿、软坚、散结、温阳、逐寒、清热、解毒等药物，辨证择宜而用；"补"整体之虚：人体抗病的能力称为"正气"，它根源于肾，生化于脾，布敷于肺，目前在癌症治疗中扶正固本首先是益气健脾补肾；"调"整体阴阳：所谓"谨察阴阳而调之，以平为期"。调治之法，辨证施治，拨乱反正，使整体阴阳恢复正常的协调和动态平衡，不论何种性能或作用的药物，只要辨证正确，使用适当，都能有助于脏腑经络气血的改善，从而起到提高免疫力和抗癌能力的扶正作用；思想劝"导"：中医一向重视人的心理精神因素，如《内经》所说："志意和则精神专直，魂魄不散，悔怒不起，五脏不受邪矣。""精神不进，志意不治，故病不可愈。"医生既要治病，更要治人。以上四个原则包括局部与整体，攻邪与扶正，心理与病理。但都是不可分割，相辅相成的。整体的调整有助于局部病变的控制，反过来对局部病变的攻治，也有利于整体的改善。

今天随着科学的发展，治疗方法不断更新，治疗经验不断积累，癌症的治愈率越来越高，生存期也越来越长。中西医结合提高癌症治疗效果，为广大医务工作者认可，是有目共睹的。当然人的寿命是有限的，生老病死是自然规律，人类的疾病何止千百，人们因各种疾病而死亡，岂独癌症。一张癌症诊断书，绝不等于死亡判决书，因为癌症也是可治之症。人类征服癌症的日子绝不会遥远。

（三）德尚术精，无私奉献

恩师凌师，医学造诣精深，医术精湛过人，善于发掘继承，锐意改善创新，对患者菩萨心肠，对弟子耐心教导，通过多年跟师学习、耳濡目染、朝夕相处，我们学到了老师高尚的医德医风，精湛高超的医术以及孜孜不倦为中医事业执着奋斗的精神。

凌师从不以"名医或御医十六代传人"自居，传道授业，桃李芬芳，其术可弘，其学可铭，其志可敬，时刻奉献着光和热，她始终以"大医仁术"的精神严格要求自己，立志于将中医事业发扬光大，为患者排忧解难。年有新论问世，周为病患祛疾，为医、为师、为人尽显一代风范。

我们跟随凌师学习、工作的数名弟子、研究生，至今难忘其音容笑貌，她中医学识渊博，《内经》之治犹如庖丁解牛，诊断医技丰富，中医辨证思维方法灵巧，临床疗效自然彰显，在我辈心中留下深刻烙印。凌师80高龄时，仍手不释卷，开口便言中医事业，毫无保留地传授学医体悟和诊疗经验，使得我们受益良多，受用终生。在《中国中医药报》上，她毫无保留地把自己治愈食管癌的验方贡献出来，让医家治疗有了新的方法。

凌师不顾高龄，在耄耋之年每周两次门诊、查房、带教，每年至少3次为校、院师生进行专题演讲，还应邀去外省校、国外讲学，指导中医工作与学术治验，参与各类中医评审工作。子女弟子们担忧她的身体，劝其多加休息，但她严词拒绝："只要我还在，还能去，我就有责任做好每日的中医工作，全力支持，能多做些就多做些。"多么朴素的语句，多么动人的话语，无不渗透出大无畏精神，"先天下之忧而忧"的忘我精神，是我们弟子后辈学习的垂范。

无私奉献，关爱后生，处处想着其身边的同志和学生，因此两次与"国医大师"的评选失之交臂，弟子们都深感痛惜，而她却坦然处之，常言："我是大花园中的一棵草。你们能把中医继承下来，发扬光大，就是对我最大的报答。"朴实而有力的措辞至今萦绕耳边。新闻媒体多次采访，她总是讲："我只是做了自己应该做的，功劳归于党的培养，是同道们共同努力的成果，拜托你们多关心一下中医药，这是国粹，千万不能丢。"

凌师虽已驾鹤西去半载，音容笑貌时常在弟子们的脑海中出现，每一个弟子的成长、进步，都离不开凌师的精心培育。我们以作为凌氏御医传人为傲，以受过凌师的熏陶为荣，在此借校庆六十载之际，再次感谢恩师，缅怀恩师，我们绝不辜负恩师对我们的谆谆教诲，一定会踏着恩师的脚步继续努力学习，披荆斩棘，追执着中医事业前进、前进、再前进。

（吴士延、姜凤依）

从脾胃论秋冬养阴

冬令膏方是依据"秋冬养阴"为原则的养生和疾病防治方法。凌师在膏方辨证施治的过程中，尤重脾胃，从《内经》理论出发证实了"脾胃"在"秋冬养阴"中占有主导地位。

凌师是明代御医凌云第十六代传人，她秉承家传，从医六十余年，积累了丰富的临床经验，在膏方施治中遵循辨证论治原则，"谨察阴阳所在而调之"以期"平治于权衡"，取得良好的临床疗效。笔者在凌耀星名老中医工作室学习期间，求得一隅，探讨如下。

整理近两年凌师膏方182首，发现其首发之药无离四味：人参、党参、黄芪、白术。其后则各分其属而用他药施治。按其方中出现频次，分别为人参169次（占92.86%），黄芪169次（占92.86%），白术155次（占85.16%），党参151次（占82.97%）。诸药均为补益剂中要品，共具益气健脾之效。尝请教凌师，此谓补虚当重脾肾两脏。元气秉受于先天,赖后天荣养而滋生,故有"人以水谷为本,故人绝水谷则死"(《素问·平人气象论篇》)。《灵枢·师传》指出:"脾者,主为卫,使之迎粮。"人体抗病的卫气亦生化于脾。然则,如何理解益气健脾与"秋冬养阴"的关系呢?

(一)"春夏养阳,秋冬养阴"之常解

"春夏养阳,秋冬养阴"语出《素问·四气调神大论篇》,谓:"夫四时阴阳者,万物之根本也。所以圣人春夏养阳,秋冬养阴,以从其根,故与万物沉浮于生长之门。逆其根,则伐其本,坏其真矣。故阴阳四时者,万物之终始也,死生之本也。逆之则灾害生,从之则苛疾不起,是谓得道。"此为四时调摄的宗旨,根据自然界和人体阴阳消长、五脏盛衰的不同时间特点而制定的四时养生原则。历代医家多有见解,从高士宗者奉其《素问直解》"春夏养阳,使少阳之气生,太阳之气长;秋冬养阴,使太阴之气收,少阴之气藏",认为在秋冬之时,万物敛藏,此时养生就应顺应自然界的收藏之势,收藏体内阴精,使精气内聚,以润养五脏。张志聪《素问集注》又言:"春夏之时,阳盛于外而虚于内;秋冬之时,阴盛于外而虚于内。故圣人春夏养阳,秋冬养阴,以从其根而培养之。"即在冬日阴虚于内,故要养阴,而防阴虚火旺,要从其根本来培养。张景岳《类经》道:"阴根于阳,阳根于阴,阴以阳生,阳以阴长。所以圣人春夏养阳,以为秋冬之地;秋冬则养阴,以为春夏之地,皆所以从其根也……有秋冬不能养阴者,每因纵欲过度,伤此阴气,以致春夏多患火,此阳盛之为病也。"意为阴阳互根的观点,因为养阳不能脱离阴,养阴不能脱离阳,即王冰所说"阳气根于阴,阴气根于阳,无阳则阴无以生,无阴则阳无以化"。是故一般认为"秋冬养阴"是秋冬养收藏之气,固护阴精,维持阴阳平衡,脏腑养阴则以肾为本,并养手太阴之肺与足少阴之肾。

(二)脾胃亦为"秋冬养阴"之要

1. 阴之所生,本在五味 《素问·生气通天论篇》曰:"阴之所生,本在五味,阴之五宫,伤在五味……谨和五味,骨正筋柔,气血以流,腠理以密,如是则骨气以精,谨道如法。"《素问·六节藏象论篇》又云:"天食人以五气,地食人以五味,五气入鼻,藏于心肺,上使五色修明,音声能彰。"由此可见饮食五味是阴之所生的根本,无五味则阴无以生,而五味所生、所藏又依赖脾胃的功能,正如《素问·灵兰秘典论篇》所说:"脾胃者,仓廪之官,五味出焉。"《素问·五脏别论篇》说:"胃者,水谷之海,六腑之大源也,五味入口,藏于胃,以养五脏气。"因此,脾胃为阴的功能发挥提供了物质保障。

2. 胃者五脏之本,胃因于脾乃得禀 《素问·玉机真脏论篇》曰:"五脏者,皆禀气于胃,胃者五脏之本也。"又有《灵枢·五味论》道:"胃者五脏六腑之海也,水谷皆入于胃,五脏六腑皆禀于胃。"脏为阴,腑为阳,五脏禀气于胃,缘于"饮入于胃,游溢精气,上输于脾,脾气散精,上归于肺,通调水道,下输膀胱,水精四布,五经并行,合于四时五脏、阴阳,揆度以为常也"(《素问·经脉别论篇》)。胃与脾相为表里,两者经气相通,功能互补,五谷入胃,脾主运化,能将饮食物消化吸收,进而化生水谷精微,一部分通过脾的升清作用上输心肺,在心肺作用下,化生气血,布散全身;另一部分,通过脾的散精作用,直接布敷全身,充养五脏,荣养五体,故胃气因于脾乃得禀。正如《素问·太阴阳明论篇》所说:"四支皆禀气于胃,而不得至经,必因于脾,乃得禀也。今脾病不能为胃行其津液,四支不得禀水谷气,气日以衰,脉道不利,筋骨肌肉,皆无气以生,故不用焉。"胃气不足则饮食失宜,诸脏失荣,出现各种病症,甚则导致脏腑功能衰竭,如《灵枢·海论》中"胃者水谷之海也……水谷之海有余则腹满,水谷之海不足则饥不受谷食"。又或是"平人之常气禀于胃,胃者平人之常气也,人无胃气曰逆,逆者死……人以水谷为本,故人绝水谷则死,脉无胃气,亦死"(《素问·平人气象论篇》)。由此可见,脾胃功能在人生命活动中占重要的地位,五脏本于胃气,养脏之阴当以脾胃为本。

3. 阳道实,阴道虚 《素问·太阴阳明论篇》中称:"阳者,天气也,主外;阴者,地气也,主内。故阳道实,阴道虚。故犯贼风虚邪者,阳受之;食饮不节,起居不时者,阴受之。阳受之,则入六腑;阴受之,则入五脏。"脾为中土,依地气而生,食饮不节,起居不时则伤脾,邪之所凑,其气必虚。《灵枢·邪客》论道:"五谷入于胃也,其糟粕、津液、宗气分为三隧。故宗气积于胸中,出于喉咙,以贯心脉,而行呼吸焉。营气者,泌其津液,注之于脉,化以为血,以荣四末,内注五脏六腑,以应刻数焉。卫气者,出其悍气之慓疾,而先行于四末、分肉、皮肤之间,而不休者也。"《灵枢·师传》指出:"脾者,主为卫。"卫气有防御外邪的作用,脾胃失健,荣卫失调,病所由生。张仲景《金匮要略·脏腑经络先后病》中也有"四季脾旺不受邪"之说。

4. 阴虚生内热,治当求脾胃 《素问·调经论篇》道:"帝曰:阴虚生内热,奈何?岐伯曰:有所劳倦,形气衰少,谷气不盛,上焦不行,下脘不通,胃气热,热气熏胸中,故内热……夫邪之生也,或生于阴,或生于阳。其生于阳者,得之风雨寒暑,其生于阴者,得之饮食、居处、阴阳、喜怒。"此阴虚内热之本,是脾胃气虚,也是李东垣"阴火论"之理论渊源,正如《脾胃论·脾胃虚实传变论》提出:"盖元气之充足,皆由脾胃之气无所伤,而后能滋味养脏腑。若胃气之本弱,饮食自倍,则肠胃之气既伤,而元气不能充,而诸病之所由生也。"故"饮食失节,寒温不适,脾胃乃伤,喜怒忧恐,损耗元气,资助心火。火与元气不两立,火胜则乘其土位,此所以病也"。因此,脾胃气虚可导致"阴火"内生,治当求诸脾胃,以补中益气为要。

综上所述,"脾胃"在"养阴"中占有主导地位。《慎斋遗书》云:"万物从土而生,亦从土而归。补肾不若补脾,此之谓也。治病不愈,寻到脾胃而愈者多。"非但养生与疗疾赖于脾胃,且药之效亦必赖脾土而后生,因此,凌师在膏方辨证施治的过程中,尤重脾胃,选药中除上述四味外,山药、黄精、饴糖、蜂蜜、大枣、太子参、甘草、谷芽、麦芽等亦常用之。对素有脾运不健者,处方择药当忌厚味滋腻之品,即应在健脾同时,配以消食导滞、行气助运之品,如山楂、六神曲、陈皮等。组方药性平和,且多获奇效。

(施晓芬、吴士延、李欣)

凌耀星学术经验于肝癌介入术后抗复发体会

如汤钊猷院士在《从肝癌看癌症临床研究》一文中所指出的:"所有实体瘤的手术切除、局部治疗或器官移植治疗均面临高转移率的问题,这是导致目前主要癌症患者生存率低的根本原因,因此转移研究是今后癌症研究的重点和难点。"迄今为止,对于中晚期肝癌患者来说,无论是西医还是中医均属于难治性肿瘤,进展快,易复发转移,预后差。然而亦如汤钊猷院士所说:"从生物学角度来看,癌症既是局部病变,更是全身病变,因此也需重视全身的综合治疗。同时,癌的侵袭和转移的生物学特性可以受到调控,因此针对'改邪归正'的综合治疗也将得到重视。"中医所强调的"治未病、整体观念、个体化治疗及辨证、辨病"等理念,正好可使其成为综合治疗中重要的一个环节,中医药参与综合治疗,中西医结合,长短互补,使肝癌的综合治疗更为有效。

近年来中医专家经验继承的工作,越来越受到了中医临床工作者的重视,继承名中医的经验,总结数据的研究已提上了中医经验传承工作的日程。目前进行中的中药现代研究与中医现代化研究亦可为肝癌治疗提供一些新思路。我们在师从凌师学习过程中,见她常应用《内经》理论治疗癌症取得佳效。凌师善以攻、补、调、导"治癌",其中"调"即为调全身之阴阳。凌师常教之《素问·至真要大论篇》有云:"谨察阴阳所在而调之,以平为期。"中医讲究阴阳平衡即注重生理功能的平衡,"善治病者,调阴阳而已"。我们依据中医有关肝癌的病因病机,依从凌师学术经验,运用健脾益气、通络散结、消肿抗癌解毒中药,对介入术后肝癌患者进行综合治疗。凌师用药既遵从中医传统本草精义,又常结合现代中药药理学的研究进展。如凌师治疗肝癌习用大剂量白术。白术一名山精,不仅健脾且能护肝,肝脏素喜润而恶刚燥。《神农药经》云:"白术苦温能燥,亦能滋润津液……万无伤阴之虞。故于慢性肝病余多委用之。"而现代中药药理学亦证实其能升高白蛋白,纠正白球蛋白比例倒置,有抗凝血和明显持久的利尿作用,并有保护肝脏,防止肝糖原减少以及抗癌的作用。同时,凌师配以养血柔肝之当归、枸杞及健脾益气之参、芪、苓、芍、草等,以求达到提高和调节患者机体免疫功能的作用,从而抑制癌细胞的生长。比如,败酱草中药药理学证实能促进肝细胞再生和防止肝细胞变性,石上柏可使肝癌模型小鼠明显延长生存期。全方调整气血阴阳平衡脏腑功能,具有扶正祛邪之功,从而扼杀机体内残存癌细胞,防止复发和转移的作用。肿瘤领域辨证论治的总目标是"欲救其死,勿伤其生",调节机体的各个方面,恢复机体的和谐有序。相对于现代的肿瘤理论而言,这是一种新的理论,对它的深入研究,有可能使用中医理论有一个"与时俱进"的发展,有利于我们扩展现代肿瘤的视野。通过临床观察,我们证实根据凌师学术经验所选用的健脾益气、通络散结、消肿抗癌解毒中药,应用于肝癌术后患者具有一定保护肝功能及抗复发转移作用,并可有效提高患者生存质量及延长生存期。

凌师的学术经验在临床应用所取得的疗效,使我们更充分认识到该病的辨证与辨病相结合治疗的重要性,认识到辨证的基础上选用那些经现代中药药理研究证实有抗癌,提高免疫功能作用的中药,或各学者的抗癌经验用药,根据肝癌的不同证型辨证处方,应是较合理的中医药治癌方法。即使是中药抗癌制剂、成药等也应辨证地应用于临床,应杜绝那些"见病用药"只要诊断肝癌就将有抗癌作用的中药罗列一些,从不分标本,寒热虚热等,避免将中药治癌引入歧途。

（吴士延、陈越、周惠清、施晓芬、李欣）

温潜法及运动改善癌症乏力、睡眠障碍体会

癌症相关性乏力为一种持续性的主观疲劳感觉,与癌症或癌症治疗相关而与近期的活动无关,并且干扰正常生活。与正常人的乏力相比,癌症相关性乏力程度更严重,更容易令人情绪低落,并且不可能通过休息来缓解。而睡眠障碍是经常成为引起乏力体验的七种因素之一,在临床上我们经常会发现乏力、寐差是癌症患者长期持续不能缓解的重要主诉,对于某些已近康复的癌症患者甚至是唯一主诉。中医对于此类疾病的治疗有着西医无可比拟的优势,但因为往往散见于不同肿瘤合并症的治疗中,而常被人忽视。随着人们对癌症患者生活质量的日益重视,美国国家综合癌症网络(NCCN,National Comprehensive Cancer Network)已将癌症相关性乏力作为独立的病名提出,治疗上也有相应的临床指引。

我们在师从凌师学习过程中,见凌师常应用《内经》理论治疗癌症取得佳效。凌师善以"攻、补、调、导"治癌,其中"调"即为调全身之阴阳,凌师常教之:"《素问·至真要大论篇》有云,'谨察阴阳所在而调之,以平为期'。中医讲究阴阳平衡,即注重生理功能的平衡,'善治病者,调阴阳而已'。"联系其他前辈医家的经验,如朱良春先生认为:"历代治失眠的名方,多着眼于两调阴阳,善治不寐者无非使阴阳归于相对平衡而已。"又如章次公验案中言:"有些失眠患者,单纯用养阴、安神、镇静药物效果不佳时,适当加入桂、附一类兴奋药,每收佳效。"更有祝味菊创立温潜法而治失眠,其认为:"大凡神经衰弱者,易于疲劳,又易于兴奋,滋阴清火之法,虽有缓解兴奋之效,然其滋柔阴腻之性,足戕贼元阳,非至善之道也。"并指出温潜法适用范围当为虚性失眠。结合我们临床观察所见,虽然温潜法并非常用中医失眠治法之一,但有不少癌症相关性乏力伴睡眠障碍患者的中医临床证候与之相符。此类患者或因肿瘤本身或因相应的西医抗肿瘤治疗而伤及正气,以致既具真阴不足之象,又有亡阳虚惫之证,出现脉软、肢冷、易疲乏、溺长或便溏,虚烦不宁,甚至彻夜不寐等现象。而温潜法以黄芪、淡附片、淫羊藿、龙骨、牡蛎、灵磁石等为主药,补气、温阳、益精、潜镇,动静结合,益气而不失于升浮,温阳而不失于燥烈,可使水火阴阳复其常态,对此类患者不失为一种好的治法。从本研究中可看出温潜法对癌症相关性乏力伴睡眠障碍患者睡眠质量指数

(PSQI)多项单项指标和总分均有改善作用,且同时对患者的乏力程度亦有改善作用。

然而临床上我们也常会发现部分辨证和用药并无不当的患者症状改善不明显,经分析发现此类患者身患癌症后,往往主动减少活动,卧床时间过长,反而影响了其睡眠质量。中医言久卧伤气,气损及阳,故虽用药温潜而效不彰。NCCN癌症相关性乏力临床指引中有关非药物疗法部分指出适量运动可使患者乏力和抑郁水平降低,睡眠障碍改善。运动对于缓解癌症相关性乏力有较强的作用,可降低乏力水平,改善生活质量。本研究也发现能够坚持适量运动的患者,临床症状的改善较单用温潜法药物治疗者更为明显。凌师在使用药物治疗癌症的同时,十分注重情志疏导,而我们发现运动也不失为疏导情志的一种好方法。适量运动可使人忘掉忧虑不快,使人产生愉快感觉;运动后人体内啡肽的含量增加,能使人获得镇静、镇痛的效果和舒适、欢快的情绪感觉体验;同时运动作为一种有效的情绪发泄方式,可将各种紧张、烦恼、不安的情绪发泄出来。而且癌症患者在参加运动过程中社会交往也会增加,从而增强抗肿瘤的信心。

(陈越、吴士延、孙贤俊、张微微、施晓芬、李欣)

调阴阳复平衡

更年期综合征(climacteric syndrome)系指由于更年期精神心理、神经内分泌和代谢变化,所引起的各器官系统的症状和体片综合征候群。绝经期前后的妇女,由于卵巢功能减退,垂体功能亢进,分泌过多的促性腺激素,引起自主神经功能紊乱,从而出现一系列程度不同的症状,如月经变化、面色潮红、心悸、失眠、乏力、抑郁、多虑、情绪不稳定、易激动、注意力难于集中等,称为"更年期综合征"。随着社会进步和发展,全球进入人口老龄化,女性在绝经前后的健康保健和疾病防治工作显得尤为重要。更年期综合征在中医学亦称"经断前后诸证"。凌师从医六十余载,其诊治的疑难杂病中,更年期综合征者不少,她精通《内经》理论,认为其发病机制多因妇女"天癸绝"的生理基础,先天肾气渐衰,任脉虚,太冲脉衰,天癸将竭,导致机体阴阳失衡,或肾阴不足,阳失潜藏;或肾阳虚衰,经脉失于温养而出现一系列脏腑功能紊乱的证候。她擅从《内经》理论论治,强调女子以调阴阳、补肝肾、理冲任为基本大法,探求机体平衡状态为中医治疗此证的精髓。所治病患取效甚夸,现以临床效案举隅分享。

陈某,女,52 岁。

初诊(2004 年 3 月 23 日)

近半年来无论冬夏均有汗出,汗后感冷,双颞侧阵发跳痛,来沪后感冒 2 周,汗出加重,口干甚,记忆力减退,大便时有欠利、偏烂,日行 2 次,或每日 3~4 次。易紧张,心烦易怒,寐短多梦,每日 4 h。经绝两年,膝关节炎史,否认其他慢性病史。舌苔薄腻,脉尚可。

证属肝失疏泄,冲任失养,阴阳失调。治拟疏肝理气,潜镇安神,平调阴阳。处方:

生甘草 12 g,淮小麦 40 g,郁金 12 g,柴胡 6 g,生铁落 30 g(先煎),苍龙齿 20 g,煅牡蛎 30 g,龙骨 20 g,五味子 9 g,麻黄根 9 g,石菖蒲 12 g,酸枣仁 12 g,柏子仁 12 g,大枣 10 枚。

上药水煎服,每日 2 次,每次 200 ml。

另予五倍子 5 g(水浸湿后加热至 40℃,外用敷脐。)

此方四诊后,患者诸症均减,无汗出,寐佳,情绪佳。

[按语] 此例患者当属目前该年龄段女性常见的更年期综合征,其中医称之为"绝经前后诸证"或"经断前后诸证"。妇女经断前后,值《内经》所谓"七七任脉虚,太冲脉衰少,天癸竭"的生理状况,发生肾气虚衰、阴阳失调的病理改变。凌师将张仲景经方柴胡桂枝加龙骨牡蛎汤与甘麦大枣汤合用,并辅以收涩敛汗之五倍子粉外用敷脐,取得良效。凌师擅于从《内经》调整全身阴阳角度治疗此类疑难杂症,并谙于经方。妇女肝为先天,肝体阴用阳,具有刚柔曲直之性,且能斡旋敷布一身之阴阳气血之功。凌师取柴胡加龙骨牡蛎汤加减,柴胡和解枢机,配以龙骨、牡蛎、生铁落重镇安神,和解、潜镇、攻补兼施,可使郁滞之机得畅,横姿之势得柔。平调阴阳,以达到阴阳平衡。兼用甘麦大枣汤以养血安神。正如付义等在《仲景学说的平衡状态辨治思维探析》中指出:"平衡状态是中医学所探求的中正、平和的状态。""运用综合调理的方法,不偏不倚,切中肯綮,以调节失衡状态,使之恢复为和谐、平衡的状态。""调阴阳,复平衡"正是对此类病证治疗的最佳手段,亦是最佳治疗结果。

(李欣、吴士延、陈越)

附　录

附录一　凌耀星发表论文、撰写著作题录

发表论文

[1]　凌耀星,胡建华.在劳动中锻炼改造自己[J].上海中医药杂志,1958(2).

[2]　凌耀星.在社会主义新医学新卫生新教育的旗帜下下乡针灸速成教学的点滴体会[J].上海中医药杂志,1959(3).

[3]　凌耀星.略论张景岳的温补学说[J].上海中医药杂志,1962(11).

[4]　上海中医学院内经教研组.对"从脏腑学说来看祖国医学的理论体系"一文的商榷[J].中医杂志,1962(10).

[5]　凌耀星.参加全国中医学院中医教材第二版修订审查会议的体会[J].中医杂志,1963(8).

[6]　凌耀星.虚劳[J].中医杂志,1963(11).

[7]　何传毅,凌耀星.点按、指拨"颈臂穴"治疗"手麻"[J].赤脚医生杂志,1974(6).

[8]　凌耀星.耳穴菜籽压迫法[J].上海赤脚医生杂志,1977.

[9]　凌耀星.《素问·举痛论》备课笔记[J].浙江中医学院学报,1979(5).

[10]　凌耀星.探宝与挑疵文理与医理——如何学习《黄帝内经》[J].上海中医药杂志,1979(3).

[11]　凌耀星.张景岳的八略与八阵[J].上海中医药杂志,1980(1).

[12]　裘沛然,王玉润,凌耀星,等.祖国医学的继承、渗透和发展(一)[J].新中医,1980(4).

[13] 裘沛然,王玉润,凌耀星,等.祖国医学的继承、渗透和发展(二)[J].新中医,1980(5).

[14] 凌耀星,刘善锁.祖国医学对癌症的认识和治疗[J].吉林中医药,1980(2).

[15] 凌耀星.论三焦的两个系统[J].上海中医药杂志,1981(10).

[16] 凌耀星.脏腑虚实的补泻规律——《素问·五脏别论》小议[J].浙江中医学院学报,1981(4).

[17] 凌耀星.对《内经》阴阳学说的一些体会[J].云南中医杂志,1981(1).

[18] 凌耀星.教学《内经》的体会[J].山东中医药大学学报,1981(4).

[19] 凌耀星.《内经》析疑四则[J].上海中医药杂志,1982(3).

[20] 凌耀星.剖析《黄帝内经》的唯物论观点[J].医学与哲学(人文社会医学版),1982(8).

[21] 刘善锁,凌耀星.论"阴火"[J].辽宁中医杂志,1983(3).

[22] 凌耀星,胡文骏.《难经》《难经本义》《类经》介绍[J].中医杂志,1984(6).

[23] 凌耀星.十二经病候对辨证论治的启示[J].新中医,1984(10).

[24] 凌耀星."肝不弦,肾不石"解惑[J].上海中医药杂志,1986(6).

[25] 凌耀星.《黄帝内经》中的互文[J].中医药文化,1986(1).

[26] 凌耀星.《黄帝内经》中的互文见义[J].天津中医学院学报,1986(Z1).

[27] 凌耀星.《医林拔萃》评[J].贵阳中医学院学报,1986.

[28] 凌耀星.《黄帝内经》句读质疑[J].天津中医学院学报,1987(2).

[29] 凌耀星.古籍简介[J].中医杂志,1987.

[30] 凌耀星.《内经》韵校两例[J].上海中医药杂志,1988(1).

[31] 胡文骏,凌耀星.体质分型研究——194例青年体质原形调查[J].湖南中医学院学报,1987(2).

[32] 凌耀星.也谈《内经》血海有余与不足——与王心好同志商榷[J].上海中医药杂志,1988(11).

[33] 凌耀星.中医名词术语辨析[J].光明中医,1988.

[34] 凌耀星.《内经》中虚实的含义[J].光明中医,1988.

[35] 凌耀星."一日一夜一万三千五百息"的启示[J].医古文知识,1988.

[36] 凌耀星.《难经》原文训释一则[J].上海中医药杂志,1989(12).

[37] 凌耀星,刘淑英.精神分裂症一例[J].上海中医药杂志,1989(6).

[38] 凌耀星.《内经》中"气"与"火"的基本概念[J].光明中医,1989.

[39] 凌耀星.中医治疗肝硬化失代偿期[J].光明中医,1989.

[40] 凌耀星.《黄帝八十一难经》的学术思想[J].上海中医药杂志,1990(5).

[41] 凌耀星.治咳心得[J].上海中医药杂志,1990(7).

[42] 凌耀星.血箭一例[J].光明中医,1990.

[43] 凌耀星.饮茶为什么能减肥[N].茶报,1990.

[44] 凌耀星.《内经》对脏腑辨证的启示[J].上海中医药杂志,1991(6).

[45] 凌耀星.《内经》对脏腑辨证的启示(续)[J].上海中医药杂志,1991(8).

[46] 凌耀星.中医美容探析[J].上海中医药杂志,1991(5).

[47] 凌耀星.譬喻与通感:《内经》的两种修辞手法[J].中医药文化,1991(1).

[48] 凌耀星.茶叶与医疗保健[N].茶报,1991.

[49] 凌耀星.《内经》对脏腑辨证的启示[J].上海中医药杂志,1991(6).

[50] 杨国华,凌耀星.精神活动调节中的心肝肾轴现象[J].江苏中医药,1992(2).

[51] 凌耀星.我的健脑养生法[J].中医药文化,1995(3).

[52] 凌耀星.21世纪是人类战胜癌症的时代[J].上海中医药杂志,2001,35(9).

[53] 凌耀星.记解放前的一次全国性中医考试[J].中医药文化,2001,18(1).

[54] 凌耀星.《黄帝内经》与我的健脑养生法[N].上海中医药报,2002.

[55] 凌耀星.吃人参不必忌萝卜[J].上海中医药杂志,2003,37(12).

[56] 凌耀星.菜籽压耳穴,简便又管用[N].上海中医药报,2003.

[57] 凌耀星.养生贵在健脑[N].人民政协报,2003.

[58] 凌耀星.为什么总是动个不停——心肝肾认识儿童多动症[N].上海中医药报,2003.

[59] 凌耀星,吴士延,施晓芬,等.应用《内经》理论治疗癌症的临证体会[J].上海中医药大学学报,2005(3).

撰写著作

[1] 凌耀星.内经讲义[M].北京:人民卫生出版社,1960.

［2］　凌耀星. 内经讲义［M］. 上海：上海科学技术出版社，1964.

［3］　凌耀星. 内经选读［M］. 上海：上海科学技术出版社，1978.

［4］　凌耀星. 内经讲义［M］. 上海：上海科学技术出版社，1984.

［5］　凌耀星. 实用中医内科学［M］. 上海：上海科学技术出版社，1986.

［6］　凌耀星. 高等中医研究参考丛书. 内经［M］. 台北：知音出版社，1990.

［7］　凌耀星. 上海名医学术精华［M］. 上海：上海中医学院出版社，1990.

［8］　凌耀星. 儿童多动症临床治疗学［M］. 北京：中国医药科技出版社，1990.

［9］　凌耀星. 难经校注［M］. 北京：人民卫生出版社，1991.

［10］　凌耀星. 难经语译［M］. 北京：人民卫生出版社，1991.

［11］　凌耀星. 中国古籍选读［M］. 上海：上海科学技术出版社，1994.

［12］　凌耀星. 实用内经词句辞典［M］. 上海：上海中医药大学出版社，1994.

［13］　凌耀星. 中医治癌秘诀［M］. 上海：文汇出版社，1995.

［14］　凌耀星. 中医治疗疑难病130例纪实［M］. 上海：上海三联书店，2002.

［15］　凌耀星. 凌耀星内经讲稿［M］. 北京：人民卫生出版社，2003.

［16］　凌耀星. 凌耀星讲中医经典理论［M］. 北京：科学出版社，2013.

［17］　凌耀星. 中医古籍整理丛书重刊. 难经语译［M］. 北京：人民卫生出版社，2013.

［18］　凌耀星. 中医古新整现以书重刊. 难经校注［M］. 北京：人民卫生出版社，2013.

附录二　凌耀星所作序言、后跋

（一）《疑难病诊治探幽》

顾丕荣著，汤叔良编（天津科学技术出版社，1992，附图1）。

顾丕荣（1912—2009），是沪上著名老中医，年近百岁，行医70多年，擅长治疗各类慢性肝病和疑难病。早年行医乡里（江苏启东、海门等地），28岁时即以"顾小郎中"名闻遐迩，后为避战乱悬壶沪上。1956年后任上海市第四人民医院（现上海市第一人民医院分院）中医科主任、主任医师。顾丕荣一生精研岐黄之术，勤奋好学，终身手不释卷，博采精思，斟古酌今，学验俱丰。顾丕荣年岁上大于凌耀星,行医时间也颇早,于肝癌的治疗和疑难杂病的治疗颇有心得。凌耀星于各类癌症的治疗上及疑难病的诊治上颇有建树,凌耀星素慕顾老之医道,曾共事数年。

序

为医难,为良医更难。顾丕荣先生当今良医也,早岁即以"顾小郎中"蜚声大江南北。余素仰先生医道精湛,医德高尚,经验丰富,造诣深邃。有幸于 20 世纪 50 年代初共事 3 年,惜同地不同时,晤谈不多。后因教学医务工作繁忙,欲思请教一二,苦无机会。今先生以大作《疑难病诊治探幽》见示,征求意见,并邀作序,不失学习良机,欣然同意所嘱。始而浏览,继而

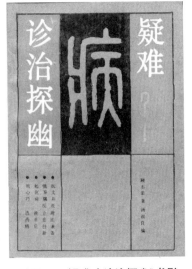

附图 1 《疑难病诊治探幽》书影

精读,终而拍案赞叹,如此好书,实不多见,捧读之余,自感获益匪浅。是书集丕荣先生 60 年学习心得,经验结晶,医文并茂,理法兼备;勤求古训,参酌新知;对医经警句、前贤名言,融会贯通,古为今用;对他山之石,验方验法,借鉴隅反,立意创新。起沉疴于不治,挽生命于垂危。其涉猎之广,思辨之深,用心之巧,选药之精,令人信服。苟非勤学苦练,事事留心,广泛实践,精益求精,焉克臻此境界。书成付梓,广为流传,千秋万代,造福病家,抑且为中医学术发展做出贡献。是为序。

凌耀星

于上海中医学院

1991 年 10 月

(二)《校注经学会宗》

盛燮荪、李栋森、李锄校注(人民卫生出版社,1995,附图2)。

盛燮荪,1934 年 10 月出生,主任中医师,第三批全国老中医药专家学术经验继承工作指导老师。从事中医临床 50 余年,擅长应用传统针灸结合中药治疗肝病、胃病、妇科杂病和风湿病,在针刺手法和辨证取穴方面有较深研究和创新,享有较高的群众信誉。现任浙江省针灸学会副会长,浙江省中学会理事,嘉兴市针灸学会会长,嘉兴市中医学会副会长。

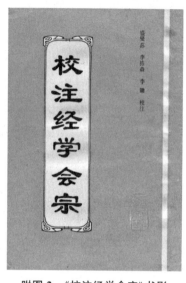

附图2 《校注经学会宗》书影

《经学会宗》为凌氏医学家传著书，惜未见梓行传世，盛燮荪与李鋤等人通过搜集各类针灸古本，以凌耀星家藏《针灸经穴真传》之《步穴歌诀》为主，征求凌耀星意见，使泯湮数百年之凌氏针灸学术得以重彰。

序

余十六世祖明代御医凌云，字汉章，号卧岩，归安人。精针灸医术，起沉疴，救垂亡，当时海内称针法者，每曰归安凌氏，事迹散见多种史籍。遗著有《经学会宗》《流注辨惑》等，惜未见梓行传世。

500余年来，凌氏世医支系繁衍，散居苏浙等地。余高祖涵春公，号竹西，为汉章公十二世孙，于清乾嘉间迁居青浦县城，医术精良，著有声望(见《青浦县志杂记补遗》)；先父禹声公，字鉴冰，为十五世孙，所用方笺上即印有[一十五世名家]字样；余与长兄梦夔承父业，梦夔在青浦行医，余随先父迁居上海，遂潜心习医。侍诊伊始，先父授余《经学会宗》手抄本一卷，叮咛再四：此乃传家之宝，须妥善保存。封面已陈旧不堪，开卷视之，则为人体十四经穴图文及歌括，图像清晰精细，书法娟秀整齐，朱笔圈批，读之爱不忍释，乃每日临摹，是为余青年时代之手抄复本，与原手抄本并珍藏至今。

1991年，南京中医学院李鋤教授来访，谈及其与盛燮荪医师拟校注《经学会宗》事，并以《中医图书目录》所载南京图书棺藏本之影印本示余，以与余所藏珍本相较，则内容迥异，唯余藏本之《经穴分寸歌诀》，与凌氏十五世浙江桐乡凌煦之遗稿《针灸经穴真传》之《步穴歌诀》中者相同，而煦之乃依据汉章公遗本，据此，则余之藏本当亦系《经学会宗》之真传遗卷无疑矣。

李鋤教授为访求针灸古本不辞劳，此书问世，使泯湮数百年之凌氏针灸学术得以重彰，造福病家，功垂后世。余一凌氏后裔，既深感佩，复为之序。

1993年春凌耀星书于上海

时年七十有四

(三)《素问全元起本研究与辑复》

段逸山著(上海科学技术出版社，2001，附图3)。

段逸山,1940 年 7 月 16 日出生于上海市,1965 年 7 月毕业于复旦大学汉语言文学专业。现为上海中医药大学教授、博士生导师,曾任上海中医药大学医古文教研室主任、中医文献信息室主任,兼任《医古文知识》杂志编委会主任、全国医古文研究会副主任委员、中国中医药文化研究会常务委员、普通高等教育中医药类规划教材编审委员会委员、全国高等教育自学考试指导委员会委员。多次主编全国医古文教材与医古文教学参考丛书,发表论文百余篇。曾获上海市科学技术进步奖与宝钢教育基金优秀教师奖,载入英国剑桥世界名人传记中心《世界名人录》。段逸山为凌耀星晚辈,亦为上海中医

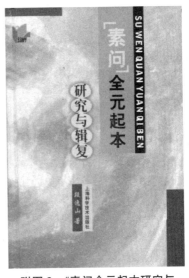

附图 3 《素问全元起本研究与辑复》书影

药大学同事,段逸山于医古文领域建树颇高,从医古文角度对《内经》的研究也较深,故与凌耀星在学术上常有交流。

序

我中华民族有上下五千年的文化历史。早在 3 700 年前殷商年代起已有甲骨文。据统计,被发现的单字达 4 500 个左右,这是我国最早的文字体系。公元前最早的目录学专书《七略》编校时,有各种图书包括经传、诸子、诗赋、兵书、术数、方技等六大类。中医古籍列入方技类(《黄帝内经太素》收入"诸子略、阴阳类")。此后诸书目被收录在《汉书·艺文志》医学类的,就有医经、经方、房中、神仙等 4 种,计 36 部,800 多卷。其他散在民间被收藏而未收入书目的,亦当不少。这么多先秦以前的古籍,反映了我国古代的灿烂文化,是宝贵的文化遗产。

然而,最早形成的书籍均系手写手刻的帛书、简书,数量不多,流传不广,保存不易。加之自然灾害、战乱及其他人为因素,年长日久,许多古籍已告亡散。如《汉书·艺文志》"方技类"所收录 800 多卷医书,现存者仅《内经》的几种残缺传本。所幸者,不少失传书籍的内容被抄录、转引在现存书籍中而得到保存。宋代起许多学者有鉴于此,进行亡书的辑佚工作,如《神农本草经》古传本及早期传本均已失传,经几代学者辑复,使此珍贵药学专书得以流传至今。由此可见,古籍辑佚是保护文化遗产之救亡工作,具有重要历史意义和科学价值,是功垂千古的重要任务。

　　《内经》是阐述医学理论与临床法则的经典医籍，它构成了中医独特的理论体系，为我国医学发展奠定了基础，历代医家奉之为圭臬，尊其为医书之宗。

　　《素问》为《内经》之组成部分，原书早已失传。训解《素问》之第一人全元起，是南朝齐梁间(6世纪)人。其注本以当时尚存之早期传本《素问》九卷为祖本。其时第七卷已亡佚，故实为八卷，共70篇。全元起注本基本保全了早期《素问》之原貌，对《素问》一书的研究具有不可替代的学术价值。惜在北宋林亿新校正后，未见流传，而告亡佚。

　　现在通行的《重广补注黄帝内经素问》乃唐代王冰(762年注本)，是经北宋校正书局林亿等(1056—1067)校勘而定型的。宋代以后各种《素问》刊本均以此本为依据。

　　王冰注本是在全元起注本基础上进行的。他在自序中云："世本纰缪，篇目重叠，前后不伦，文义悬隔。"其所言"世本"主要指全元起注本，亦旁及其他《素问》传本。王冰在整理改编时，凡属"讹误"之处，便大刀阔斧地进行拆并、迁改、增删。补人所谓"旧藏之卷"——7篇大论和已亡第七卷中的两篇篇目，全书调整改编为24卷81篇，并加注释。王冰注本保全了《素问》早期传本的正文资料。但是改动过大，以致失去了古本的本来面目，给后世学者的校勘研究工作增添了困难。可谓有功有过。

　　数十年来，余从事《内经》教学工作，亦曾承担《黄帝八十一难》的校注研究任务。每当读到《素问》通行本篇目下及注文中新校正提及全元起本的条文时，常喟然叹息。爱书画者求真迹，研古籍者重原貌。何时才能见到全元起本之辑复本？自惭无能而心向往之。

　　日前段君逸山以《素问》全元起本研究与辑复一书书稿示余，并索序文。此乃余欲试而未果，久盼而未得者，竟从天而降。欣喜之情，莫可名状。

　　《素问》全元起本全书的辑复是一项难度甚大的科研工作。书稿显示研究方法合理，所据资料可靠。作者借鉴近2个世纪来中日学者的科研成果，在深入考察《素问》王冰注与新校正的基础上，充分利用新校正所提供的可信资料，运用训诂、校勘等手段，参校《素问》早期传本《太素》《甲乙经》和其他有关古籍，对全元起本的卷目、篇次、内容及注文逐字、逐句、逐段、逐篇进行比照，对王冰的改编手法，反其道而行之：增者削之，倒者正之，改者复之，迁者归之，合者分之，析者并之，做到无据不更，有稽必纠。从而尽可能使全元起注本之原貌再现。

是书确是成功之作。问世后,必将大有助于中医理论之研究,为中医学之继承发展做出贡献。为此乐为之序。

上海中医药大学凌耀星
2000 年 9 月

（四）《医保时代家庭医疗保健必备》

杨佩兰主编(学林出版社,2002,附图 4)。

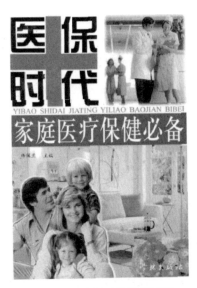

杨佩兰,女,主任医师,1983 年毕业于上海中医学院临床医疗系,硕士生导师,现任上海市中医药学会呼吸病分会副主任委员,上海市中医药学会内科分会委员,上海市中西医结合学会呼吸病专业委员会委员。

序

生老病死是世界上任何生物(包括人在内)的生命自然规律。死是不可避免的,不老长生只是梦想,多少古代帝王利用权势千方百计觅求长生不老药,无一不以失败告终。人究竟能活多少岁? 按照生物学的原理,哺乳动物的寿命是它生长期的 5～7 倍。人的生长期用最后

附图 4 《医保时代家庭医疗保健必备》书影

一颗牙齿长出时即 20～50 岁计算应该是 100～175 岁,公认应该是 120 岁。现在人类已进入 21 世纪,科学发达,经济繁荣,物资丰富,生活条件不断改善,人的寿命比以前"人生五十不为夭""人生七十古来稀"的时代已经大大地提高了,甚至出现老龄化的现象。不少人已活到 80 以上,可是如果与应有的生理寿命相比,仍只是"短寿命"。这是人们关注的生命科学问题。

对于这个问题,早在 2 000 年以前《内经》就有不少精辟的见解,这里选录其中的一些片段:

"余闻上古之人,春秋皆度百岁(王冰注:度百岁谓至一百二十岁也。《尚书·洪范》曰:一曰寿百二十岁也),而动作不衰。今时之人,年半百而动作皆衰者,时世异耶? 将人失之耶? 岐伯对曰:上古之人,其知道者,法于阴阳,和于术数,食饮有节,起居有常,不妄作劳,故能形与神俱,而尽终其天年,度百岁乃去。今时之人,不然也,以酒为浆,以妄为常,醉以入房,以欲竭其精,以耗散其真,不

知持满，不时御神，务快其心，逆于生乐，起居无节，故半百而衰也。夫上古圣人之教下也，皆谓之虚邪贼风，避之有时，恬惔虚无，真气从之，精神内守，病安从来！是以志闲而少欲，心安而不惧，形劳而不倦，气从以顺，各从其欲，皆得所愿……所以能年皆度百岁，而动作不衰者，以其德全不危也。"

"故圣人不治已病治未病，不治已乱治未乱，夫病已成而后药之，乱已成而后治之，譬犹渴而穿井，斗而铸锥，不亦晚乎。"

以上短短100多字，见于《内经》开宗名义第一篇之篇首。分析内容如下。

（1）人的自然寿命可以活到120岁而且动作不衰，而且是"形与神俱"，即不但在形体生理上健康，而且精神心理上也健康，才是真正的全面的健康。这是那些懂得养生之道的人。

（2）那些年不到半百而早衰早夭的人的生活状态，完全违背了自然规律，他们胡作非为，恣意享乐，称快一时，自我断伤，完全与养生之道背道而驰，终于自食其果，这完全是人为的，与时世无关。人们应引以为戒。

（3）短寿夭折的主要原因是疾病。疾病可以损伤机体，破坏健康乃至夺人性命。所以高明的医生除了治病以外，更重要的任务是"治未病"，即防止疾病的发生。应牢牢树立预防为主的思想。

（4）据调查，近年全世界死于心脑血管病的有1 550万人，占总死亡人数的四分之一。世界卫生组织总干事说："只要采取预防措施，死亡人数可以减少一半。"说明这些人不是死于疾病，而是死于对自我保健医学常识的无知。所以要做好疾病预防，必须提高人民群众的医学知识水平，加强群众的自我保健意识，懂得如何避邪避毒，保精守真，扶护正气，使"正气存内，邪不可干，避其毒气"。这也是高明医生"治未病"的一个重要方面，那就是"教下也"，开展群众的医学教育，宣传医学科普知识，把保健祛病的方法交到群众的手里，让他们自己掌握和履行，这是最有效的防病措施。

（5）原文中特别强调精神的问题。人有思想情志，生活在复杂的社会之中，处处都可引起精神情志的变化，而精神情志变化与疾病的发生、发展、预后、康复有极为重要的关系。重视精神因素是中医理论的重要内容，也是传统中医学的一大特色。时至今日，近一世纪以来现代医学已从单纯的生物医学向社会—心理—生理医学相结合的模式转化，这是医学上的重要发展，也是中西医学理论在逐渐靠拢。回首重温《内经》的字字句句，深感其中宝贵的科学内涵，至今仍有重要的指导价值和现实意义。

综观本书的编写宗旨,很好地体现了上述《内经》养生之道的精神和要求。本书内容广泛,资料丰富,博采众长,作者们以较大篇幅,叙述了人体十一大系统的 48 种常见病与多发病的基本知识和养生方法,包括情志养生法、生活起居养生法、饮食养生法以及药物、运动、气功、按摩、食疗方等多种保健法,内容翔实。此外,还有人们对各种病症认识上的误区一栏,使读者辨析是非,分别宜忌。如糖尿病篇中有"糖尿病是否一定要药物治疗""尿糖阴性能否诊为非糖尿病""糖尿病者进食是否越少越好""糖尿病是富贵病,只有生活条件好的人才会患糖尿病""2 型糖尿病患者不需用胰岛素治疗"等都是患者必须纠正的误区,读后既知其然,又知其所以然。此外,本书还介绍了 44 种临床各科的非处方用药,内容有"适应证""用量及服法"等,方便病家自病自医。另有"注意事项"内容,有用药禁忌及服药后可能出现的情况处理,免生意外;还介绍了突发急性病及意外事件的家庭急救方法及处理,应为家家所必备。

本书通俗易懂,融科学性、知识性、实用性于一体。一册在手,获益匪浅,的确是一本自我保健的医药科普好书。

长寿来自健康,愿读者健康长寿,享受生命的幸福!

凌耀星

2002 年 6 月 1 日

(五)《内经临证发微》

王庆其主编(上海科学技术出版社,2007,附图 5)。

王庆其,上海市名中医,上海中医药大学名师、教授、主任医师、博士生导师。1944 年出生于上海中医世家,1981 年毕业于中国中医研究院,获医学硕士学位。曾先后师承著名中医学家方药中、裘沛然。从事中医内科临床 40 年,擅长治疗脾胃病及心身疾病等。从事《内经》教学 20 余年,曾任教研室主任、研究生部主任。发表学术论文 150 余篇,主编或副主编学术著作 25 部。获国家中医药管理局科技成果二等

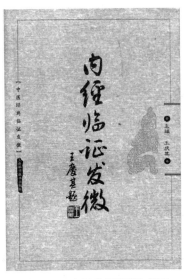

附图 5 《内经临证发微》书影

奖、国家新闻出版总署一等奖、中华中医药学会科技进步二等奖。现兼任《辞海》中医学科主编、中华中医药学会《内经》专业委员会副主任委员、上海市中医药学会内科分会副主任委员等。王庆其是凌耀星的晚辈，也是凌耀星内经教研室的同事，同时也曾担任内经教研室主任，二人是亦师亦友的关系。

凌序

《内经》为我国现存最早之医学典籍。它总结了秦汉以前我华夏先民在同疾病斗争中积累之医学知识、经验教训以及文献记载（统计有 20 余种），并结合古代先进之哲学思想和自然科学成就。《内经》问世，形成中华医学独特完整之医学理论体系，成为后世医者必读之临证宝典。历代医家遵循《内经》之指导，治病救人，成名成家，著书立说，维护中华民族繁衍昌盛，推进中医学术不断提高发展。如汉代名医张仲景著《伤寒杂病论》，对后世临床医学之发展影响深远，人们尊为医圣。仲景在该书自序中明言："撰用《素问》《九卷》（即《灵枢》）。"明代著名医学家张景岳深研《内经》四十载，所著《景岳全书》至今仍为中医内科临床医师重要参考书。书中有《伤寒典》两卷、《杂症谟》二十八卷，阐述内科病症之理法方药 73 种，在每一病症开端均有"经义"节，详列《内经》对该病症之有关原文。余临床治病时常遇久治不愈之顽固病症，多求助于《内经》，每能扩展思路，另觅蹊径而获效，深感学习《内经》，受用无穷。正如金元时期名医张子和所言："《内经》是一部临床之法书。"但近 30 年来有些人认为，《内经》是一部阐述中医学理论之书，完全无视于《内经》对临床治病之指导价值。如此误导后学，何谈全面继承，何谈提高发扬，其不良影响与后果实堪深虑。

王庆其教授亦有鉴于此，根据其多年教研《内经》及临床实践中用《内经》的经验撰写成文，并征集当代医家在《内经》指导下之临床验案，阐发对《内经》学术之心得体会，编撰成册，书名《内经临证发微》。实践是检验真理的标准，以临床事实讲话，通过临床实践宏扬《内经》学术，对此余举双手赞成，并欣为之序。

凌耀星

2005 年 8 月

（六）《金匮要略明义》

刘蔼韵著、宇都真理子编纂（三煌社，2009，附图 6）。

刘蔼韵，女，上海中医药大学附属龙华医院教授，研究员。1962 年（首届）毕业于上海中医学院医疗系，先后参加中医临床及教学工作 40 余年。先后担任金匮要略教研室教师、副主任及主任，曾撰写文章70余篇（包括临床、教学及科普）发表于国内外相关报刊，参加编写《中医内科学》《中医防治学总论》及《珍本医书集成》等。

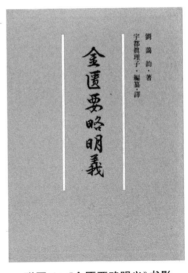

附图6 《金匮要略明义》书影

序

我国东汉杰出医学家张机，字仲景，于公元3世纪初撰写《伤寒杂病论》，经晋王叔和及宋校正书局编校厘定成《金匮要略》《伤寒论》两书，为中医辨证论治奠定基础，流传至今。其首创方剂，药约而多验，诸多名方，至今仍为临床所习用，称为经方。历代医家尊两书为方书之祖。

《金匮要略》所论以内科为主，兼及妇科、外科等，病种繁多，涉及范围广泛，加之原文简约难通，唐宋年代未见注释，明兴始有论者。迄今《金匮》注本远较《伤寒论》注本为少。于此亦足见本书之难读难解。

刘蔼韵教授为上海中医药大学首届毕业生。1962年起从事中医内科临床工作。1978年以来专研《金匮》，担任本科及研究生《金匮》课程教学。20年来，孜孜兀兀，遍阅各种注本，深感其中虽不乏真知灼见，然望文生义，以误传误，有悖仲景原旨者亦复不少。究其原因，发现关键在于训解与修辞法。欲探求本义，必须从文理入手，以临床验证。乃着意从仲景之修辞手法进行研究。如肺痈病中"风中于卫，呼气不入；热过于营，吸而不出"四句，若随文解释，实难理解。以互文视之，当为"风热侵入营卫，则呼吸难出难入"，再联系上文问句"病咳逆"，则文义豁然矣。从而悟出读仲景书必须活读活解，将一篇之上下段，一段之前后句，相互呼应、对比、补充，视为整体，乃得其真。正如清唐容川注释《金匮》时所云："汉人文法，不如后人之板也……是书或就此以明彼，或即彼以申此。""若不知言在意外，而徒死于句下，则大乖本旨矣。"临床方面刘教授善用仲景方治病。如用泻心汤治消化道出血症43例，用防己地黄汤加减治急性风湿性关节炎50例，均获良好疗效，从而验证仲景脉证方药之精确。

日本学者宇都真理子，1976年毕业于日本药科大学，任药剂师工作10年。自幼酷爱文学，曾专修英德等外国文学。在上海外国语学院学习汉语1年，后在上海中医药大学进修中医课程 3 年。1991 年仲景学术国际研讨会在河南南阳召开,宇都女士陪同日本汉方协会代表团出席大会,并担任翻译。适刘教授有两篇论文作大会发言。两人不期而遇,一见如故,相见恨晚。回沪后,即列席聆听刘老师为研究生讲授之金匮课。深为其剖析入微,发蒙解惑之生动讲解所折服。而宇都认真笔记,好学多问,刻苦钻研之精神,亦深深感到彼此志同道合,殊途同归,遂萌发写书、翻译、出版之思路。于是悬念迭起,浮想联翩,一拍即合,心情迫切,激动不已,当即拟定编写计划,明确目的要求,体例格式。以刘老师之备课笔记、讲课内容,及发表于国内外杂志有关《金匮》之论文为基础,广泛收集《金匮》注本,和其他历代医籍中有关《金匮》之论述,以及训诂、校勘、文字、修辞学等有关文学书籍。从着手编写起,即夜以继日,废寝忘食,两人促膝而坐,面对面,切磋琢磨,反复研讨,字斟句酌,一丝不苟。边编写,边查核,边修正,边翻译,三易寒暑,三易书稿,终告完成。1993 年首篇部分内容刊登于《汉方の临床》杂志。获当代日本汉方泰斗矢数道明先生之赞赏、推崇与支持。

综观本书有如下特点:其一为求全。历代注本因疑最后三篇非仲景文,故注者罕见,附方亦多删除。本书中原著二十五篇附方俱全,内容不删减,次序不更动,书末还附"金匮方药炮制释义",使读者能窥其全貌。其二为求真。校注讹误,复原貌之真也。本书以元刻邓珍本《新编金匮要略方论》为底本。以俞桥本、徐镕本、赵开美本为对校。旁参《伤寒论》《金匮玉函经》《脉经》《肘后方》《诸病源候论》《千金要方》等,逐字认真校勘。又《金匮》为汉时书,某些字义与今义不尽相同,且常一字多义。如以今义释古文,则非仲景之言矣。训诂释词,求字义之真也。如"烦"字金匮中多见。本书中根据上下文意,别为多种训解。如"劳之为病,其脉浮大,手足烦",训作热;"风湿相搏,身体疼烦,不能自转侧",训为剧;他如"烦咳"为咳剧;"烦渴"为甚渴;"烦喘"为喘剧,"烦重"为甚重。"妇人乳中虚,烦乱呕逆",烦训作"乱、扰动";"少气烦冤",烦与冤为同义复词,均训"闷"。其三为求博。本书设选注一项,广收历代注本包括现代中国医学权威程门雪先生之《金匮讲话》等百余种书目,凡有精湛之见解,悉予罗致。一书在手,百家纷呈。其四为求明。除每篇有概要、解说、训释、语译外,注重阐明互文、借代、相形、连及、双关、避复、省略、错综、分承、顶真等修辞手法,此实为仲景书之一大特色。得其法而入其门,义自明而理自通矣。本书书名《金匮要略名义》其信然也。

本书两位作者译者,珠联璧合,辛勤耕耘,付出多年心血,终于完成共同心愿。本书问世，堪称中日两国友谊与文化交流之楷模，必将为汉方医学之发扬光大做出贡献。

凌耀星

1998 年 5 月于上海中医药大学

（七）《S 中医发蒙》

韦刃著（中医古籍出版社，2013，附图 7）

韦刃，1937 年生。早年习文，因酷爱中医于 1961 年从师学医，在继承古典中医"环"理论的基础上，将其精华（气、环、脉）与现代科学技术融为一体。韦刃曾一度学习于上海中医学院，对中医理论苦思冥想而不得其解，当时凌耀星担任《内经》的教学工作，韦刃在教研室进修学习期间，听了凌耀星的讲课，感触颇深。在进修的这段时间韦刃创立了 S（读振荡）中医，一鼓作气而成此大作，相信此书的写成与凌耀星的启迪密切相关。

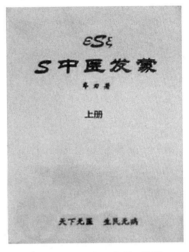

附图 7　《S 中医发蒙》书影

序

当今医学理论可大致分别为两大系统：一是现代医学，主要是从微观分析的研究方法；一是中医学，主要是从宏观整体能动的思维方法。两者各有特点，不能偏废。但在探索人体生命奥秘的问题上，科学的思维方法，尤其是首先要解决的根本性问题。韦刃同志在长期的医疗实践中，能以运用最先进的辩证唯物主义思维方法，以中医理论为指导，摸索到一些行之有效的诊疗方法。这次来我院学习期间，又进一步在此基础上进行提炼、总结，在理论上获得很大提高，理病理脉诊治疗等，已基本形成一套较为系统的设想。这充分说明韦刃同志对古典中医理论的精髓已能深刻地把握住了，这不仅为他今后医疗工作打下扎实的理论基础，且将对整个中医学的继承与发扬亦有一定参考价值。

凌耀星

1986 年 8 月 1 日

参考文献

［1］　万斯同.明史［M］.北京：中华书局,1974.

［2］　凌耀星.凌耀星内经讲稿［M］.北京：人民卫生出版社,2008.

［3］　凌耀星.中医治疗疑难病 130 例纪实［M］.上海：上海三联书店,2001.

［4］　龚柏顺.星耀杏林：御医后裔的巾帼传奇［J］.上海滩,2011（293）：30－36.

［5］　张景岳.景岳全书［M］.北京：中国医药科技出版社,2011.

［6］　佚名.黄帝内经［M］.北京：中医古籍出版社.2011.

［7］　凌耀星.难经语译［M］.北京：人民卫生出版社.2013.

［8］　冷方南,王远任,凌耀星,等.儿童多动症临床治疗学［M］.北京：中国医药科技出版社,1990.